Dinah Rodrigues

Hormon-Yoga

Natürliche Balance in den Wechseljahren

Schirner Verlag

Originaltitel: Terapia Hormonal para Menopausa

ISBN 978-3-89767-220-8

Dinah Rodrigues:
Hormon-Yoga
Übersetzung aus dem brasilianischen Portugiesisch:
Dr. Rainer Domschke

Umschlag: Murat Karaçay
Fotografien: Pedro Paulo Vasconcellos, Murat Karaçay
Redaktion & Satz: Kirsten Glück
Herstellung: Reyhani Druck & Verlag, Darmstadt
Printed in Germany

www.schirner.com

6. Auflage 2007

Der Verlag dankt der Firma Swing Ballettbedarf, Mannheim, für die freundliche Zusammenarbeit.

Inhaltsverzeichnis

Widmung

Dieses Buch ist den Frauen gewidmet, die in die Wechseljahre kommen, deren Symptome spüren und sich im Hinblick auf diese neue Lebensphase vielleicht auch etwas unsicher fühlen. Meine Absicht ist es, Informationen dazu und vor allem eine Lösung für die Probleme dieser Phase vorzustellen, die auf der Linie der natürlichen Medizin liegen.

Das Buch wird auch für Frauen nützlich sein, die schon vor 15 oder 20 Jahren in die Wechseljahre gekommen sind. Denn die hierin beschriebene Therapie stärkt ihre Gesundheit und Vitalität und, wie meine Erfahrung gezeigt hat, reaktiviert die Hormonerzeugung.

Ich habe auch an die jüngeren Frauen gedacht, bei denen die Wechseljahre verfrüht eingesetzt haben und die vorzeitig die Symptome spüren und Schwierigkeiten haben, schwanger zu werden. Ich möchte ihnen Hoffnung geben, eine neue Möglichkeit zeigen, deren Erfolg nur davon abhängig ist, ob sie die Übungen regelmäßig und mit Ausdauer machen.

Um auch die skeptischeren LeserInnen zu motivieren, habe ich eine qualitative und quantitative Auswertung der Ergebnisse durchgeführt, die ich bei den Teilnehmerinnen meiner Kurse verzeichnen konnte, woraus ich am Ende des Buches Beispiele vorstellen werde.

Und schließlich widme ich dieses Buch allen Yoga-Lehrerinnen, die Hormon-Yoga unterrichten wollen: Ich stehe Ihnen gern zur Verfügung, wenn Sie mit mir Kontakt aufzunehmen wollen, um sich optimal vorzubereiten und breitere sowie tiefergehende Informationen zu erhalten.

Dinah Rodrigues

Bitte beachten Sie:
Die hier zur Verfügung gestellten Informationen sollen Ihnen als Unterstützung dienen, damit Sie – zusammen mit Ihrem Arzt oder Heilpraktiker – eigenverantwortliche Entscheidungen in Gesundheitsfragen treffen können. Bei gesundheitlichen Störungen sollten Sie die vorgestellten Methoden erst nach Absprache mit Ihrem Arzt oder Heilpraktiker anwenden, sie bieten keinen Ersatz für eine von diesem verordnete Behandlung. Weder Autorin noch Verlag übernehmen für eventuelle Schäden, die aus den im Buch erteilten Hinweisen entstehen, eine Haftung.

Vorwort

Das Buch »Hormon-Yoga – Natürliche Balance in den Wechseljahren« von Dinah Rodrigues besticht durch seine bündige Klarheit, durch die methodische Strenge bei der Forschungsarbeit, auf die es sich stützt, und durch die didaktische Einfachheit der Sprache – ohne daß diese Einfachheit die von der Autorin ausgewählten Yoga-Techniken zu bloßen Gymnastikübungen reduziert. Im Gegenteil, Dinah Rodrigues meistert die schwierige Aufgabe, aktuelle wissenschaftliche Kenntnisse mit der jahrtausendealten Wissenschaft des Yoga zu einem genauen und harmonischen Ganzen zusammenzuführen.

Jean Pierre Bastiou
Sablé sur Sartre,
Frankreich

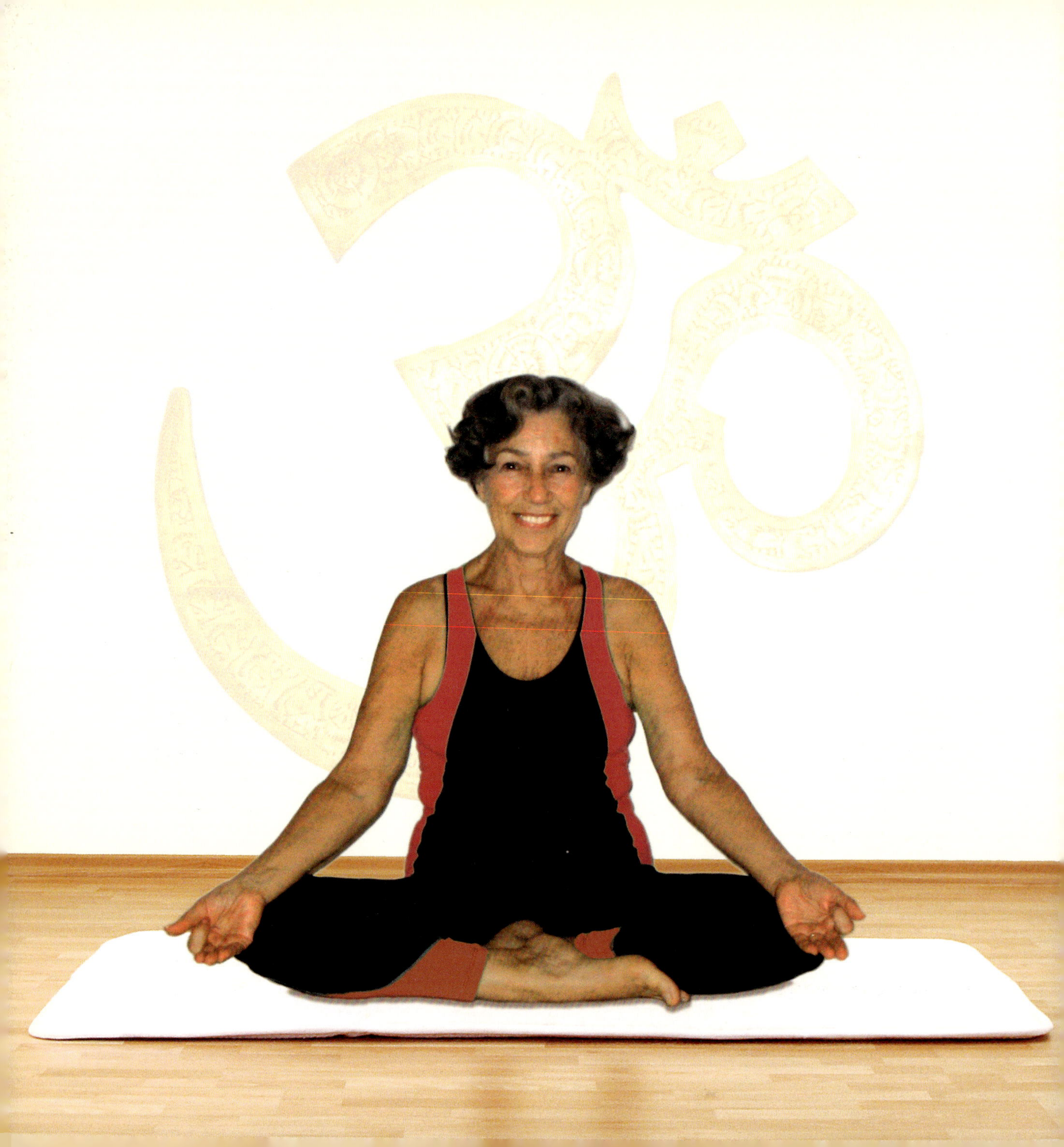

Einführung

Die Wechseljahre sind eine Phase bedeutender Veränderungen im Leben einer Frau. Während dieser Zeit kommt es zu Hormonschwankungen, und oft beginnen sich recht unangenehme Symptome zu zeigen:
Ohne erkennbaren Grund kommt es zu einer konstanten Gereiztheit, die die Ruhe des Alltags stört, oder eine Hitzewelle steigt einem ins Gesicht und verursacht Erröten. Ein anderes sehr häufiges Symptom ist Schlaflosigkeit; diese beginnt allmählich mit gelegentlichen Schwierigkeiten beim Einschlafen und wird dann zu einer alltäglichen Erscheinung, die starke Müdigkeit verursacht.
Diese zuvor unbekannten Befindlichkeiten bringen Unsicherheit und Ratlosigkeit mit sich. Indem eine Frau wahrnimmt, daß sich ihre Reaktionen verändern, wird sie unsicher, sie ist pessimistischer und ungeduldiger. Manchmal glaubt sie sogar, die Menschen, die sie umgeben, seien nicht mehr so sympathisch wie früher. Es entstehen Niedergeschlagenheit und eine konstante Gereiztheit allen gegenüber.
Was wird wohl morgen oder übermorgen noch hinzukommen?
Es ist sehr wichtig, über das, was in dieser Zeit der Wandlung geschieht, Bescheid zu wissen. Doch die Wechseljahre äußern sich nicht bei allen Frauen mit den gleichen Merkmalen. Studien haben ergeben, daß die Wechseljahre in verschiedenen soziokulturellen Umgebungen in unterschiedlicher Weise erlebt und empfunden werden.

Und selbst innerhalb einer Gruppe weisen die Wechseljahre sehr verschiedene Merkmale auf, und zwar in Abhängigkeit von gewissen Faktoren, die wir noch analysieren werden.
In Japan z.B., wo das Alter als Lebensabschnitt der Weisheit respektiert wird, akzeptieren die Frauen die Wechseljahre ohne Probleme und beklagen sich über relativ wenige Symptome.
Auch in Indien zeigen sich bei den Frauen wenige Symptome, und sie erwarten die Wechseljahre mit Freude, denn dadurch gewinnen sie größere Freiheit. (Sie brauchen nicht mehr zurückgezogen zu leben, können sich freier kleiden und müssen keinen Schleier mehr tragen.)
Dasselbe geschieht bei einer Gruppe von arabischen Frauen, über die in Israel eine Studie durchgeführt wurde. (2) [Die in Klammern stehenden Zahlen verweisen auf die Bibliographie, die Sie am Ende des Buches aufgelistet finden.]
Auch bei einigen Gruppen in Afrika wird den Wechseljahren mit Freude entgegengesehen, denn diese markieren den Beginn der sexuellen Freiheit für die Frauen.
Allerdings wissen wir nicht, ob diese beobachteten Reaktionen die Folge von kulturellen

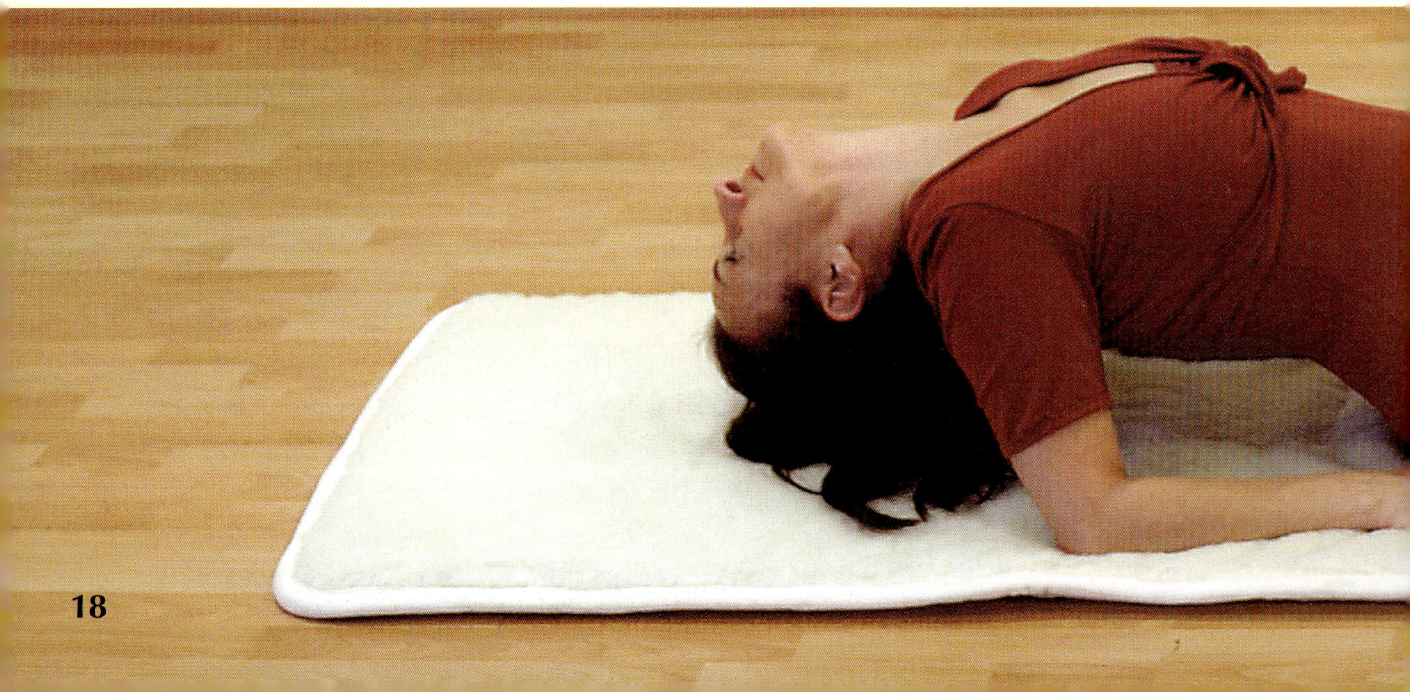

Faktoren sind oder ob auch physiologische Unterschiede existieren, die ethnisch bedingt sind. Über vergleichende Studien des Hormonrückgangs bei den verschiedenen untersuchten ethnischen Gruppen ist nichts bekannt.
Über die Wechseljahre wurden schon viele Untersuchungen durchgeführt, und in den meisten von ihnen werden üblicherweise nur die negativen Aspekte hervorgehoben, wie z.B. die mit dem Hormonrückgang verbundenen Symptome und Krankheiten. Dies ist eine Haltung, die charakteristisch für unsere westlichen Gesellschaften ist, wo der Jugend und der Fruchtbarkeit sehr großer Wert beigemessen wird. Frauen geraten dadurch oft in emotionale Krisen, auch wenn für sie das Thema »Kinderkriegen« entweder bereits abgeschlossen ist oder sie nie den Wunsch nach Kindern hatten. Das Gefühl des »Aus und vorbei« ist für einige Frauen schwer zu akzeptieren. Sie glauben, nun schneller zu altern, und versuchen schließlich, mit einer Hormonbehandlung diesen gefürchteten und verhaßten Prozeß hinauszuzögern. (3)
Dieses Buch richtet sich ausschließlich an Frauen, doch auch Männer kommen in die Wechseljahre. Bitte scheuen Sie sich nicht, mich zu kontaktieren, ich habe auch schon eine Hormon-Yoga-Übungsreihe speziell für Männer konzipiert.

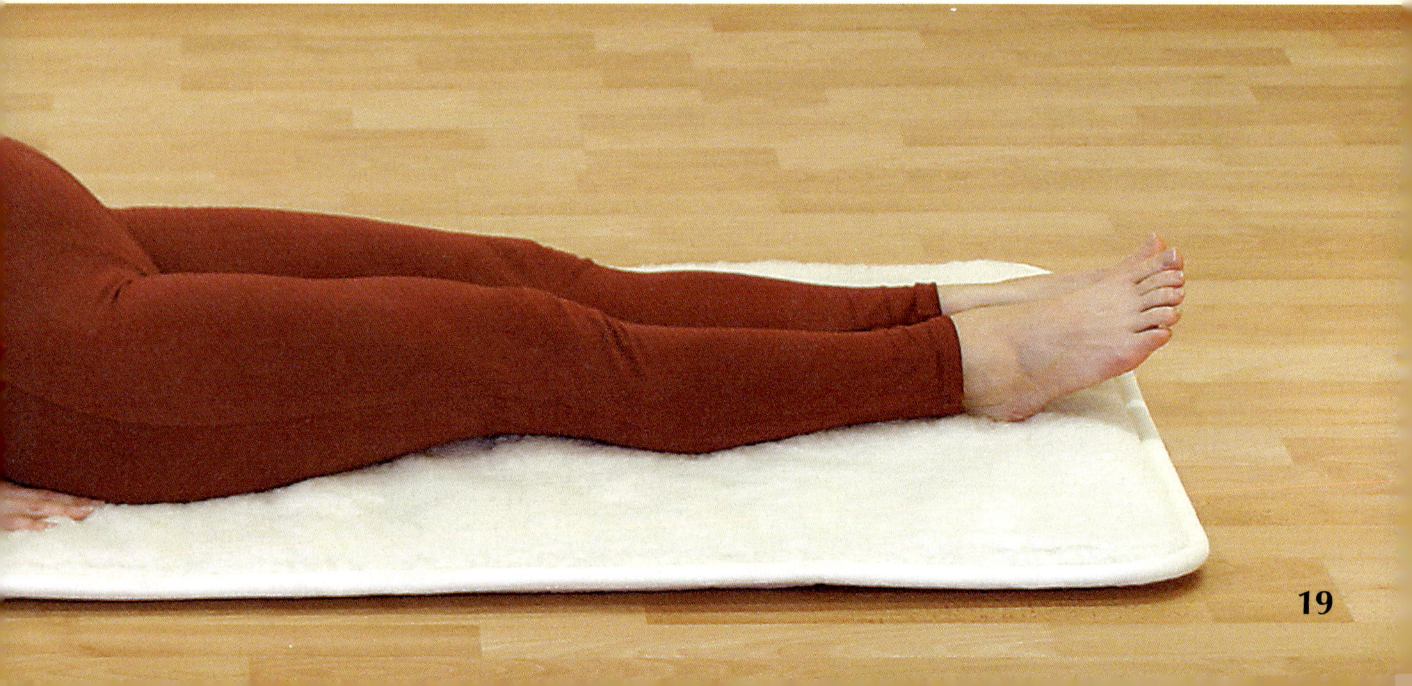

Die Vorteile dieser Lebensphase nutzen

Wie im vorangegangenen Abschnitt beschrieben, betrachten einige Frauen-Gruppen die Wechseljahre als eine gewinnbringende Phase. Und Sie können sicher sein, daß die Wechseljahre auch für uns im Westen eine positive Seite haben. Sie fallen zusammen mit einer ruhigeren Lebensphase, in der die Kinder schon erwachsen sind und in der die materielle Situation wahrscheinlich stabiler ist.
Viele Wege eröffnen sich in dieser Zeit, und wir sollten darauf achten, sie zu nutzen. In dieser Phase nämlich haben wir Frauen die Möglichkeit, mehr Aufmerksamkeit auf uns selbst zu richten, uns neuen Aktivitäten zuzuwenden oder diejenigen wieder aufzunehmen, die wir aus Zeitmangel aufgegeben haben. Einige setzen ein einstmals begonnenes Studium fort oder besuchen Kurse, die sie abgebrochen hatten, als sie schwanger wurden; andere entschließen sich, Mal- oder Musikunterricht zu nehmen. Machen auch Sie neue Pläne, und nutzen Sie diese Chance.
Wenn Sie Interesse an spirituellen Themen haben, dann werden Sie nun mehr Zeit haben, sich der Lektüre und tieferen Studien zu widmen sowie Orientierung zu finden und Meditationstechniken zu erlernen. Dies wird sich sehr wohltuend auf die emotionalen Symptome der Wechseljahre auswirken, wie z.B. Schlaflosigkeit, Unruhe usw.

Es ist sehr wichtig für uns Frauen, über die Bedeutung der Bezeichnungen und Begriffe, die sich auf die Wechseljahre beziehen, informiert zu sein. Auch ist es wichtig, zu erfahren, was in dieser Phase geschehen kann, um verbreitete Meinungen und Vorurteile ausschalten und die gebotenen Vorbereitungen treffen zu können. Dadurch verhindern wir, daß Unannehmlichkeiten auftreten, und können sogar ein Gefühl der Erneuerung erleben.

Beginnen wir damit, die Bedeutung der Bezeichnungen für die Wechseljahre zu klären:

- Die *Menarche* ist der Moment der ersten Menstruation. In den ersten Monaten kann die Dauer der Zyklen noch unregelmäßig sein, doch danach, in der reproduktiven Phase, stabilisiert sie sich im allgemeinen.
- Die *Menopause* ist ein Zeitpunkt in der reproduktiven Phase im Leben der Frau. Der Definition nach enden in diesem Augenblick für immer die Monatsblutungen aufgrund des Verlusts der follikulären [eizellenbildenden] Aktivität der Eierstöcke, was zur Verminderung der Hormonproduktion führt. Die Menopause markiert das Ende der reproduktiven Lebensphase, wobei diesem Einschnitt in vielen Fällen Unregelmäßigkeiten im Menstruationszyklus vorangehen; deshalb ist der wirkliche Zeitpunkt erst durch die ersten zwölf Monate ohne Menstruation gegeben. (1) Der Mangel an Östrogen kann unangenehme Folgen haben, die das Wohlbefinden der Frauen während der Zeit zwischen dem 45. und 60. Lebensjahr oder noch darüber hinaus beeinträchtigen und in einigen Fällen schwerwiegende Auswirkungen auf die Gesundheit haben.
- Die *Perimenopause*, auch *Klimakterium* genannt, ist die Phase, die die Zeit ab etwa drei Jahren vor der Menopause und all die Jahre danach umfaßt. In dieser Zeit können die Menstruationszyklen unregelmäßig werden, wobei aufgrund von anormalen Hormonschwankungen entweder verstärkte Blutungen auftreten oder die Menstruation ausbleibt. (5) Doch bereits ab dem 45. Lebensjahr beginnt die Eierstockaktivität abzunehmen, und die Produktion der beiden hauptsächlichen weiblichen Hormone Östrogen und Progesteron vermindert sich. Wenn der Hormonpegel unter eine be-

stimmte Schwelle sinkt, vermindert sich auch die Zahl der Eierstockbläschen (Follikel), die Zyklen beginnen, anovulatorisch [d.h. in ihnen wird keine fruchtbare Eizelle produziert] zu werden, und die Unfruchtbarkeit setzt ein.

- Die *Postmenopause* beginnt mit der letzten Menstruation.
- Daneben gibt es auch die *verfrühte Menopause*, die mit einer gewissen Häufigkeit auftritt. In diesem Fall enden die Monatsblutungen weit früher als normal (kurz nach dem 30. Lebensjahr oder sogar noch früher), wodurch es zu Unfruchtbarkeit, Hirsutismus [vermehrte Behaarung], Symptomen des Klimakteriums und psychischen Problemen kommt. Die verfrühte Menopause kann verschiedene Ursachen haben, wie z.B. Eierstockzysten, Tumoren usw., doch oft liegt die Ursache in einem Übermaß an körperlichem Training, Streß oder einem emotionalen Trauma.

Begriffe rund um die Wechseljahre:

MENARCHE: 1. Menstruation

MENOPAUSE: Moment des endgültigen Ausbleibens der Menstruation aufgrund des Verlustes der follikulären Aktivität; ab 12 Monaten ohne Menstruation gegeben

PERIMENOPAUSE (oder KLIMAKTERIUM): Dauer: ab etwa 3 Jahren vor der Menopause (Prämenopause) bis zur Phase der Postmenopause.

VERFRÜHTE MENOPAUSE: verfrühtes Ausbleiben der Menstruation; in einigen Fällen irreversibel.

Bis vor kurzem gab es in unserer Gesellschaft noch eine gewisse Scham, über die Wechseljahre zu sprechen (es war fast ein Tabu), und bis heute wird diese Phase als der Beginn des körperlichen und geistigen Verfalls angesehen. Doch dies ist ein Irrglaube; die Menopause leitet keinesfalls den Alterungs- und Verfallsprozeß ein.

Unser Organismus durchläuft ständig Veränderungen, und es liegt an uns, dem gegenüber eine positive Haltung einzunehmen und Bedingungen zu schaffen, die es uns ermöglichen, die Hormonsenkung in sanfter Weise geschehen zu lassen. Wir sollten gerade in dieser Anpassungsphase darauf achten, unsere Gesundheit und unser Wohlbefinden zu unterstützen.

Hormonelle Yoga-Therapie – eine natürliche Lösung

In diesem Buch wird Ihnen eine natürliche Therapie auf der Basis des Yoga vorgeschlagen, mit der Sie die Hormonproduktion reaktivieren können – die Hormonelle Yoga-Therapie, auch Hormon-Yoga genannt.
Die Hormonelle Yoga-Therapie ist eine Art dynamisches Yoga, das sehr schnell zu Ergebnissen führt und das, obgleich es speziellere Übungen und Techniken verwendet als das Hatha-Yoga, doch einfach zu erlernen und zu praktizieren ist. Die Ergebnisse sind motivierend, denn die Therapie bewirkt nicht nur einen Anstieg des Hormonspiegels, sondern führt auch zu einer starken Besserung der mit der Menopause verbundenen Symptome.
In Fällen von nicht durch Operation bedingter verfrühter Menopause hat die Hormonelle Yoga-Therapie sehr gute Ergebnisse erbracht. Die Hormonerzeugung wurde reaktiviert und in vielen Fällen wurde sogar die Fruchtbarkeit wiederhergestellt (s. Kapitel »Fallberichte«).

Unterschiede zwischen Hatha-Yoga und Hormon-Yoga

Die bekannteste Art des Yoga ist das Hatha-Yoga. Hatha-Yoga ist eine Übungspraxis zur Erhaltung der Gesundheit. Es steigert unsere Lebensqualität, Motivation und Vitalität, indem es unsere Muskeln und Knochen, unser Nervensystem und unseren Organismus im Ganzen stärkt. Zusammenfassend kann man sagen, daß Hatha-Yoga aus Körperhaltungen, Bewegungen und Pranayamas (Atemübungen) besteht, begleitet von Entspannungsphasen und einer Steigerung des Körperbewußtseins. Beim Hatha-Yoga liegt der Nachdruck auf der Dauer und nicht auf der Wiederholung.
Eine regelmäßige Praxis des Hatha-Yoga ist sehr wohltuend, denn sie erhält unsere Gesundheit und unser körperliches, emotionales und psychisches Gleichgewicht. Hatha-Yoga wird zur Yoga-Therapie, wenn es darauf ausgerichtet wird, einen mangelhaften Gesundheitszustand zu korrigieren, wie z.B.:

- Probleme an der Wirbelsäule
- Probleme an den Gelenken
- Probleme der Atemwege (Asthma, Nasenschleimhautentzündung, Emphysem etc.)
- Streß, Depression und einige andere Probleme des Nervensystems
- Diabetes etc.

Bei der therapeutischen Arbeit mit Yoga stellt man üblicherweise eine Reihe von speziellen Übungen zusammen, um das zu behandelnde Problem zu korrigieren oder zu beheben. Entsprechend dient die Hormonelle Yoga-Therapie der Behebung der Probleme während der Wechseljahre. Sie ist darauf ausgerichtet, dem Rückgang der Erzeugung weiblicher Hormone entgegenzuwirken, der charakteristisch für die Wechseljahre ist, und die damit verbundenen Symptome zu lindern.
Um unsere Therapie wirksamer zu machen, habe ich für die Übungsreihen einige Techniken aus anderen Zweigen des Yoga ausgewählt:

- Energetisches Yoga
- Kundalini-Yoga (von Swami Sivananda)
- Tibetische Energetisierungstechniken

Die Hormonelle Yoga-Therapie unterscheidet sich vom traditionellen Hatha-Yoga dadurch, daß sie dynamischer ist und den Energiekörper nachhaltiger bearbeitet.
Diese Lebensenergie wird im Yoga Prana genannt. Sie zirkuliert beständig in unserem Körper und hält ihn so gesund. Prana erhalten wir aus unserer Nahrung, aus dem Wasser, von der Sonne und aus vielen anderen Quellen der Natur, doch hauptsächlich aus der Luft, die wir atmen. Aus diesem Grund praktizieren wir in unserer Übungsreihe intensive Atemtechniken.
Die Hormonelle Yoga-Therapie verstärkt die Aufnahme von Prana, aktiviert das individuelle Prana, das in unserem Körper vorhanden ist, und lenkt es zu den Organen, die für die Erzeugung weiblicher Hormone zuständig sind. Sie ist eine natürliche Lösung für die meisten Probleme während der Wechseljahre.
Zusammenfassend können wir sagen, daß in diesem Buch eine natürliche und ganzheitliche Behandlung vorgeschlagen wird, die durch innere Massage und Lenkung der individuellen Lebensenergie die für die Hormonerzeugung verantwortlichen Organe und Drüsen anregt und dadurch die Symptome der Wechseljahre beseitigt oder zumindest mildert.

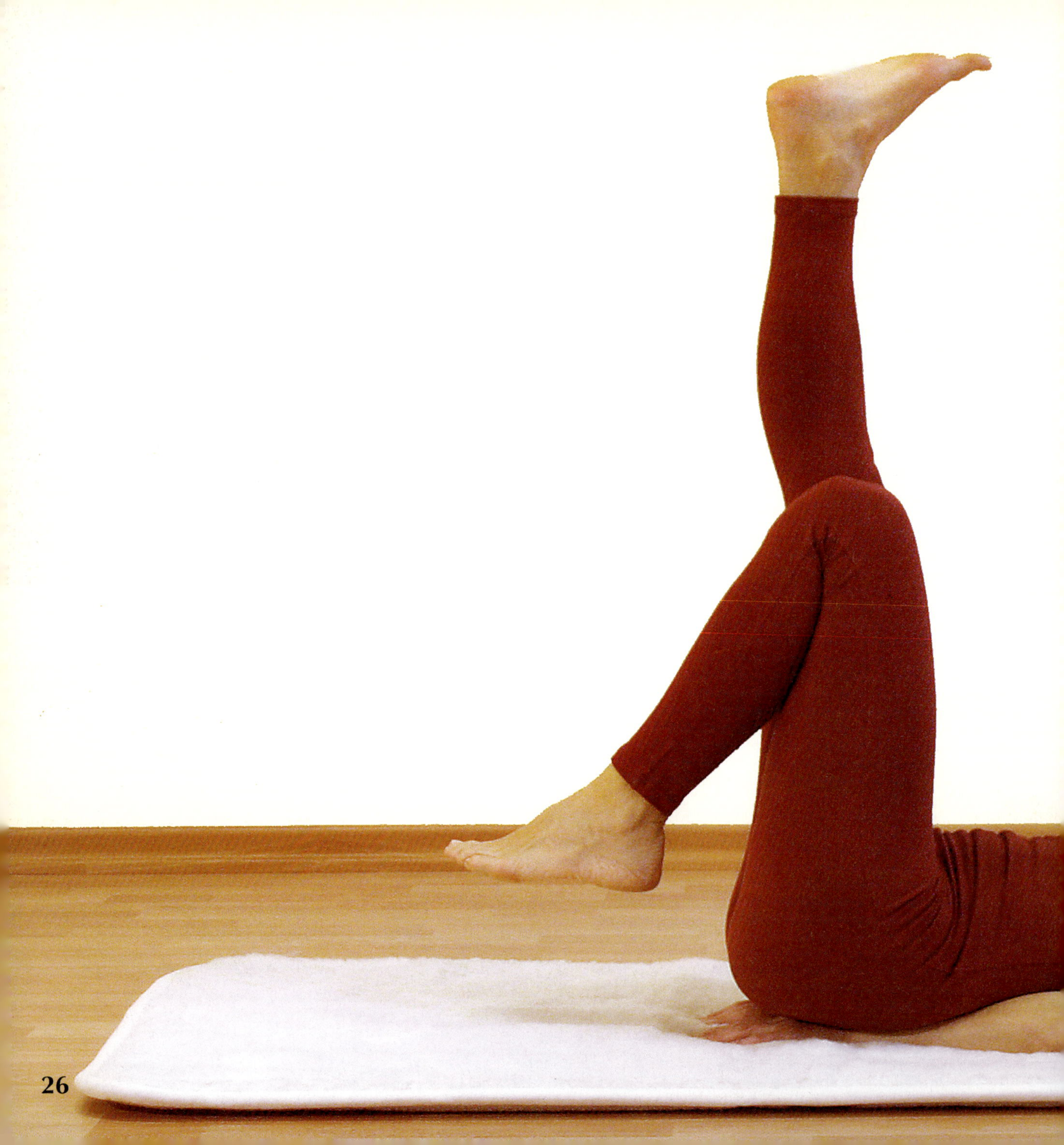

Grundlagen

Grundlegende Erklärungen zur Physiologie der weiblichen Fortpflanzungsorgane und der Menopause

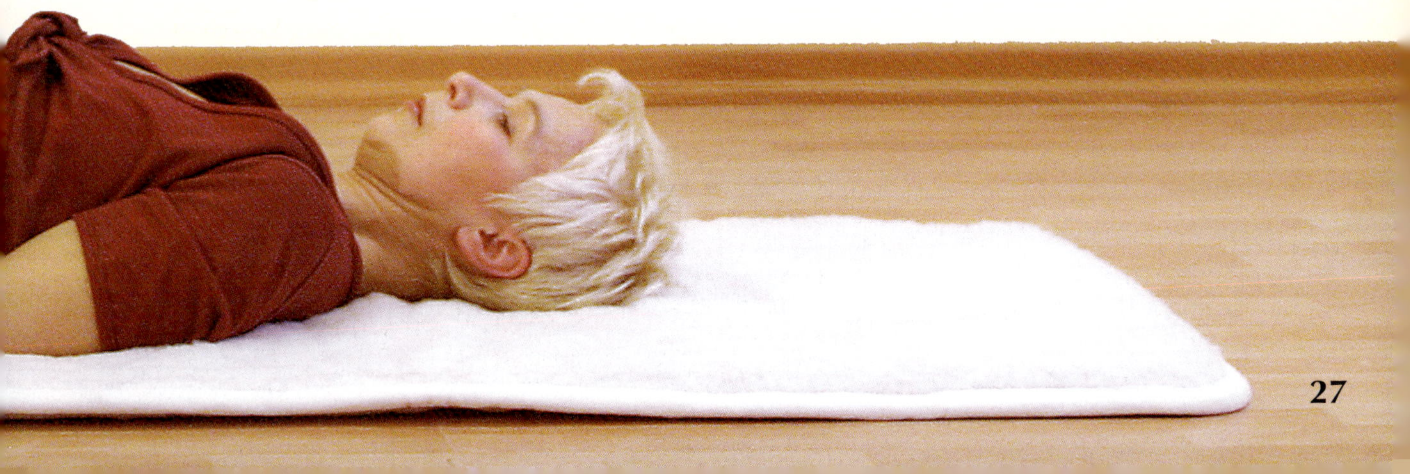

Die Hormone und Phasen im reproduktiven Leben der Frau

Das Leben einer Frau durchläuft hinsichtlich der Hormontätigkeit klar definierte Phasen:

- Um das neunte Lebensjahr herum erreicht die Hormontätigkeit schon ein deutliches Niveau, was zu einigen körperlichen und emotionalen Veränderungen führt. Rundungen beginnen sich zu formen, die Brüste entwickeln sich allmählich, die Schambehaarung fängt an zu wachsen und einige Verhaltensänderungen treten auf.
- Durch die Erhöhung der Hormontätigkeit kommt es zur ersten Menstruation, dies geschieht um das 13. Lebensjahr herum. Damit beginnt die reproduktive Phase, während der die Hormonerzeugung ihr höchstes Niveau erreicht.
- Danach nimmt sie wieder ab und hört schließlich in der Menopause (um das 50. Lebensjahr) fast völlig auf.

Diese Veränderungen des Hormonspiegels werden von körperlichen und psychologischen Veränderungen begleitet. Menarche und Menopause sind in psychologischer Hinsicht sehr markant, doch wie wir an der Grafik der Abbildung 1 sehen, beschreibt die Hormonerzeugung eine gleichmäßige Kurve, die in der Pubertät beginnt, dann ansteigt und im Klimakterium abfällt, ohne daß es notwendigerweise zu drastischen Änderungen kommt.

Wenn im Klimakterium die Erzeugung von Östrogen und Progesteron abzunehmen beginnt, treten die ersten Symptome des Hormonmangels auf. Ist der Abfall drastisch, sind die Symptome heftiger, und in einigen Fällen kommt es zu ernsten Folgen für die Gesundheit, wie z.B. zu Osteoporose[1]. Auch andere Folgen wie erhöhter Cholesterinspiegel und eine dadurch bedingte Anfälligkeit für Herz- und Gefäßerkrankungen werden auf die Hormonsenkung zurückgeführt[2]. Es gibt auch Autoren wie Neugarten und Kraines, die 41 durch die Menopause bedingte Symptome aufführen.

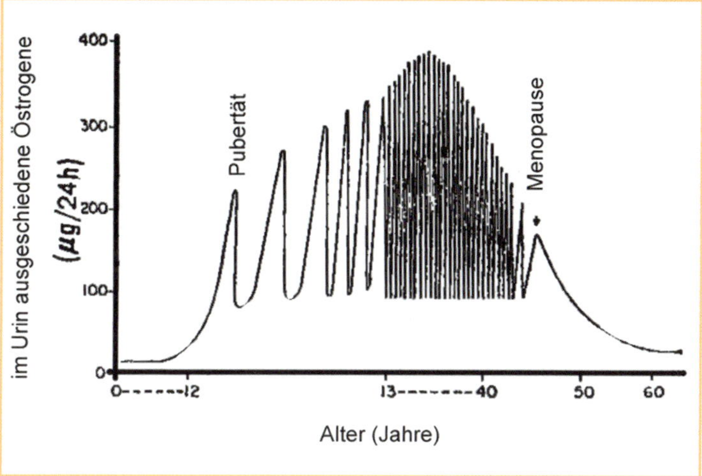

Abb. 1: Grafische Darstellung des Hormonspiegels in den verschiedenen Lebensabschnitten der Frau

Physiologie der Hormone

Hormone sind chemische Botenstoffe, die von speziellen Drüsen erzeugt werden. Die Eierstöcke sind die Haupterzeuger der beiden wichtigsten weiblichen Hormone: Östrogen und Progesteron. Während der reproduktiven Lebensphase unterliegen diese Hormone einem biologischen Rhythmus von 28 Tagen, der ihre Erzeugung aktiviert oder bremst und so den Menstruationszyklus bedingt.
Die meisten Hormonsysteme werden durch einen doppelten Feedback-Mechanismus gesteuert, wie im Fall der Wechselwirkung zwischen Hypophyse und Eierstöcken oder zwischen Hypophyse, Schilddrüse und Eierstöcken.

1 Utian (21)
2 Dr. Miriam Stoppard MD, H.M. Parrish und andere

Die Hypophyse erzeugt das follikelstimulierende Hormon FSH, das die Hormonerzeugung der Eierstöcke anregt (Abb. 2). Wenn der Östrogenspiegel sinkt, erhöht die Hypophyse den FSH-Spiegel, und wenn der Östrogenspiegel steigt, sinkt in der Regel der FSH-Spiegel.
Es gibt auch eine wichtige Wechselwirkung zwischen Hypophyse, Schilddrüse und Eierstockaktivität (Abb. 2): Die Hypophyse erzeugt das Thyreotropin, ein Hormon, das die Thyroxinerzeugung der Schilddrüse anregt, was wiederum die Aktivität der Eierstöcke erhöht.

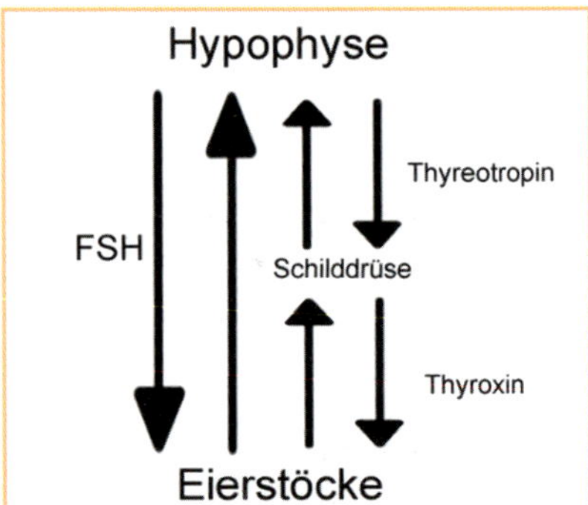

Abb. 2: Wechselwirkungen zwischen Hypophyse, Schilddrüse und Eierstockaktivität

Wir wissen, daß die Physiologie der Hormone recht komplex ist und daß ihr Gleichgewicht vom richtigen Funktionieren nicht nur der Eierstöcke, sondern verschiedener anderer Organe und Systeme unseres Körpers abhängt. Deshalb gehen wir bei der Hormonellen Yoga-Therapie von einem ganzheitlichen Konzept der Gesundheit aus.
Unsere Übungen wirken auf den ganzen Körper, jedoch insbesondere auf:

- die Eierstöcke.
- die Hypophyse und
- die Schilddrüse.

Neben diesen wichtigsten Drüsen werden auch die Nebennieren aktiviert, die zwar bei der Hormonerzeugung nur eine zweitrangige Rolle spielen, doch denjenigen Frauen helfen werden, die sich die Eierstöcke entfernen lassen mußten.

Faktoren, die zur Verringerung der Eierstockaktivität führen

Es gibt gewisse äußere Faktoren, die die Hormonerzeugung beeinflussen und aus dem Gleichgewicht bringen:

- sitzende Lebensweise: verlangsamt den Stoffwechsel
- Streß und emotionale Traumata: beschleunigen die natürliche Östrogensenkung und können sogar die verfrühte Menopause auslösen*
- falsche Ernährung
- Rauchen: beeinträchtigt die Hormonproduktion sehr stark. Es gibt Untersuchungen, deren Ergebnisse das Rauchen mit dem vorzeitigen Einsetzen der Menopause in Verbindung bringen. Forschungen zeigen, daß Raucherinnen üblicherweise einen niedrigeren Östrogenspiegel haben als Nichtraucherinnen (32)
- Übermäßiger Kaffee- und Alkoholkonsum: wirken sich negativ auf die Hormonerzeugung aus (29).
- Übermäßige Magerkeit und zu intensives Körpertraining: beides ist sehr schädlich, denn durch das Übermaß und die Erschöpfung gerät das Verhältnis von Muskeln und Fettgewebe aus dem Gleichgewicht, und der Organismus reagiert darauf mit einer Reduktion der Östrogenerzeugung. (Auch diese Faktoren können eine verfrühte Menopause verursachen.)

Die Übungen der Hormonellen Yoga-Therapie wirken sich auf den gesamten Körper aus, jedoch insbesondere auf:

- die Eierstöcke,
- die Hypophyse und
- die Schilddrüse.

Es gibt auch einige Krankheiten, die die Hormonerzeugung stören:

- Schilddrüsenunterfunktion
- Schilddrüsenüberfunktion
- Tumoren usw.
- Lupus (Autoimmunkrankheit – greift die Eierstöcke an)
- Polyzystische Eierstöcke [Eierstöcke mit mehreren Zysten]

*(Dr. Miriam Stoppard u.a.)

Diese Krankheiten erfordern eine ärztliche Diagnose und in den meisten Fällen auch eine ärztliche Behandlung.
Polyzystische Eierstöcke sind die Folge eines gestörten Gleichgewichts von Östrogen und Progesteron und werden zu einem störenden Faktor für die Hormonerzeugung. In der Regel werden polyzystische Eierstöcke mit der Hormonergänzungstherapie (Medikation) behandelt. Doch hat die Hormonelle Yoga-Therapie hierbei positive Ergebnisse gebracht. Durch Reaktivierung der natürlichen Erzeugung der weiblichen Hormone konnte in einigen Fällen schließlich auf eine Medikation verzichtet und die Fruchtbarkeit sogar wiederhergestellt werden. Bei 6 Frauen mit polyzystischen Eierstöcken, die die Hormonelle Yoga-Therapie praktizierten, erhöhte sich der Hormonspiegel, und das Eierstockgewebe normalisierte sich. Bei drei von ihnen stellte sich die Menstruation wieder ein, und bei zweien, die selbst mit Medikation Schwierigkeiten hatten, schwanger zu werden, konnte nach 6 Monaten eine Schwangerschaft nachgewiesen werden (siehe Fallbeispiele).

Faktoren, welche die Hormonerzeugung anregen

Ganz allgemein läßt sich sagen, daß gesunde Lebensgewohnheiten Faktoren sind, die die Hormonerzeugung anregen. Die Hauptfaktoren sind:

- mäßige, aber regelmäßige Bewegung, z.B. eine halbe Stunde pro Tag laufen oder schwimmen;
- Klimawechsel (Strand und Meer);
- richtige Ernährung;
- nicht rauchen;
- reduzierter Kaffee-, Tee- und Alkoholkonsum;
- Pflege einer positiven Lebenseinstellung und Vermeidung von Streß;
- und ich füge hinzu: das Praktizieren von Hormon-Yoga.

Menopause – Information ist wichtig

Viele Menschen haben eine falsche Vorstellung von den Wechseljahren. Sie sehen darin den Beginn des Altwerdens, des geistigen Verfalls und des Verlustes der Weiblichkeit. So erschreckt das Wort Wechseljahre viele Frauen vor allem, weil es mit negativen Assoziationen verbunden ist. Es erinnert an reizbare und übellaunige ältere Damen, die sich, unter Hitzewallungen leidend, Luft zufächeln. Man zeichnet meist ein buchstäblich lächerliches und zuweilen auch komisches Bild von Frauen in dieser Phase.
Für uns Frauen ist es deshalb wichtig, richtig informiert zu sein. Es handelt sich bei den Wechseljahren lediglich um eine Phase, in der aufgrund der Senkung des Hormonspiegels einige ungewohnte Symptome und Reaktionen auftreten, welche Unsicherheit verursachen können.
Hierzu ein paar Beispiele: Eine Hitzewelle an sich stört Sie vielleicht gar nicht, doch wenn sie unverhofft auftritt, etwa während Sie unter Menschen sind, und mit starkem Schwitzen und Erröten der Haut einhergeht, kann es Sie sehr verwirren und ratlos machen. Es kann auch sein, daß Ihre gewöhnlich gute Laune verschwindet und von einer Gereiztheit allem und jedem gegenüber abgelöst wird – eine Gereiztheit, wie Sie sie vorher noch nie erlebt haben und die Sie zu einem nervenschwachen und unangenehmen Menschen werden läßt. Ebenso kann es zu Apathie, Antriebslosigkeit und allgemeiner Interesselosigkeit kommen.

Wenn Sie sich bewußt werden, daß dies Symptome der Wechseljahre sind, die durch Hormonmangel verursacht werden, sind Sie bereits auf dem richtigen Weg. Sie werden dann vielleicht einen Arzt aufsuchen, um sich besser über ihre Situation zu informieren.

Allgemeines zu den Symptomen der Menopause

Zahlreiche Untersuchungen sind durchgeführt worden, um die Ursachen gewisser Symptome zu ergründen, die im allgemeinen als typisch für die Wechseljahre angesehen werden. Eine Frage dabei war: Werden sie durch den Hormonrückgang verursacht oder durch das Alter?

Für viele Symptome lassen die bis heute vorliegenden Untersuchungen keine wissenschaftlich fundierten Schlüsse zu. Hitzewallungen, Atrophie (Rückbildung) der urogenitalen Schleimhäute, Osteoporose und Arteriosklerose (Fettablagerungen an den Gefäßwänden) wurden von der Wissenschaft nachweislich als Folge des niedrigen Östrogenspiegels erkannt.

Bei der Arteriosklerose beispielsweise reduziert der Östrogenmangel die Rezeptoren der Lipoproteine niedriger Dichte und verursacht am Ende die Bildung von Fettablagerungen in den Arterien (30).

In bezug auf die Trockenheit der Schleimhäute (Scheide) und der Haut sind noch keine epidemiologischen Untersuchungen zu den Ursachen gemacht worden. Doch einige Forscher sind davon überzeugt, daß die Ursache in der Hormonsenkung liegt; sie stützen sich dabei auf die positive Wirkung des Östrogens, auf die Erzeugung, Synthese und Reifung des Kollagens (23, 24).

Neben dem Östrogen ist das Kollagen von wesentlicher Bedeutung, denn ein Mangel führt zur Atrophie der Haut (25). Bei einer Forschungsuntersuchung hat die Behandlung mit Östrogen die Regeneration der Haut und der Epidermis bewirkt (26, 27), die vaginale Trockenheit vermindert und den Zustand der Harnwege verbessert. Daraus

läßt sich schließen, daß die für die Wechseljahre typische Trockenheit der Schleimhäute durch den niedrigen Östrogenspiegel verursacht wird.
Nach Utian (21) sieht die Wissenschaft nur diejenigen Symptome als Symptome der Menopause an, die nachweislich mit dem Östrogen zusammenhängen: Hitzewallungen, Atrophie der Scheide, Osteoporose und Arteriosklerose. Relevant scheint mir in dieser Hinsicht der Punkt, daß die meisten dieser Untersuchungen die Altersgruppe 45 bis 55 Jahre als Grundlage nehmen und nicht Labortests des Östrogenspiegels. Diese Methode könnte die Ergebnisse verzerrt haben, denn es gibt deutliche individuelle Unterschiede bei der Intensität des Östrogenrückgangs in der untersuchten Altersgruppe.
Indessen können wir von der Feststellung ausgehen, daß üblicherweise in der Perimenopause, d.h. in der Zeit von zwei oder drei Jahren vor der Menopause, und bis etwa acht Jahre danach die Symptome der Wechseljahre auftreten, die im allgemeinen der Hormonsenkung zugeschrieben werden. Diese Symptome mögen nun altersbedingt sein oder vom Östrogenrückgang verursacht werden, doch was ich bei meiner Untersuchung beobachten kann, ist, daß das Praktizieren von Hormon-Yoga diese Symptome zum Verschwinden bringt oder zumindest eine deutliche Verringerung ihrer Intensität bewirkt (s. Kapitel »Fallberichte«).

Die Symptome

Hitzewallungen

Das Symptom der Hitzewallungen tritt bei ca. 75% der Frauen auf und kann in ernsteren Fällen bis viele Jahre nach der Menopause andauern. Verursacht werden die Hitzewallungen durch den Östrogenrückgang, der das wärmeregulierende System unseres Organismus aus dem Gleichgewicht bringt. Dabei registriert das System für bestimmte Körperzonen falsche Temperaturen, was wiederum das vasomotorische System akti-

viert, welches die Arterien weitet, um die Durchblutung zur Wiederherstellung des thermischen Gleichgewichts zu erhöhen – so wird eine Hitzewelle ausgelöst.
Die Häufigkeit dieser Hitzewallungen variiert zwischen Pausenintervallen von mehreren Tagen bis zu 7 Hitzewellen pro Tag. Erröten der Haut ist ebenso eine Begleiterscheinung wie starkes Schwitzen. Die Hitzewallung geht einher mit erhöhtem Puls und erhöhter Durchblutung und kann in ernsteren Fällen Herzklopfen, Schlaflosigkeit und körperliche Ermattung verursachen.
Untersuchungen zufolge haben Frauen mit chirurgisch bedingter Menopause eine stärkere Neigung zu Hitzewellen, insbesondere in den ersten Monaten nach der operativen Entfernung der Eierstöcke (Oophorektomie) (11).

Trockenheit der Scheidenschleimhaut

Eines der ersten Symptome des Hormonrückgangs ist die Trockenheit der Scheide. Zu diesem Symptom wurden bisher wenige Untersuchungen gemacht, obwohl es starkes Unbehagen verursacht und einige Folgen für die Gesundheit des urogenitalen Bereichs hat.
Doch worin liegt die Ursache dieser Trockenheit? In den Geschlechtsorganen und im Bereich der Harnwege gibt es zahlreiche Östrogenrezeptoren. Über diese hält das Östrogen die Schleimhäute der beiden Bereiche intakt. Mit dem Östrogenrückgang kommt es zu einer Reduktion der Rezeptoren, und auch die Kollagenerzeugung sinkt. Der Mangel dieser beiden bedingt die Atrophie der Haut und der Epidermis und verursacht die Trockenheit der urogenitalen Schleimhäute, verbunden mit Juckreiz und Unbehagen (25). Durch die Austrocknung wird der Bereich von Scheide und Harnweg anfälliger für Infektionen; Frauen neigen dann häufiger zu Blasenentzündung.

Haut – Haar – Nägel

Mit dem Absinken des Östrogenspiegels haben die Kollagenfasern die Tendenz, sich zu zersetzen, wodurch die Haut dünner und weniger elastisch wird. In den Wechseljahren besteht zudem eine Neigung zur Verringerung der Durchblutung der Haut und der subkutanen [unter der Haut liegenden] Gewebe, was zur Erschlaffung und zur Faltenbildung beiträgt.
Durch den Östrogenrückgang verändern sich auch Stärke und Vitalität des Haares, der Nägel, des Zahnfleisches usw.

Emotionale und geistige Symptome

Emotionale Symptome wie Labilität, Reizbarkeit, häufiges Weinen, Unruhe, Beklemmungsgefühle, Depressionen und Schlaflosigkeit können in jeder Lebensphase auftreten, sind jedoch in den Tagen vor der Menstruation und in den Wechseljahren sehr viel häufiger, wenn auch mit unterschiedlicher Intensität.
Wie wir gesehen haben, liegt die Ursache für die emotionalen Probleme, die in den Wechseljahren oft auftreten, in den Hormonschwankungen und nicht notwendigerweise in den äußeren Umständen. Es ist wichtig, daß wir Frauen uns dessen bewußt sind, um nicht zuzulassen, daß dadurch unser familiäres und soziales Zusammenleben gefährdet wird.
Das Auftreten dieser Wechseljahrsymptome können wir anhand von neueren Untersuchungen zu den vielfältigen Funktionen den Östrogen- und Progesteronrezeptoren im Gehirn erklären. Der Östrogenrückgang stört das Gleichgewicht des Gehirnbereichs, der für unsere emotionalen und geistigen Reaktionen verantwortlich

Faktoren, die eine depressive Krise auslösen können:
- finanzielle und soziale Probleme
- Einsamkeit, Trennung, Tod des Ehepartners
- Einschränkung der Bewegungsfreiheit
- ärztliche Diagnose schwerer Krankheiten
- andere Situationen emotionaler Krisen (9, 10)

ist, und beeinflußt so das Gedächtnis, die kognitiven Funktionen und die Fähigkeit zur Anpassung an neue Situationen. Die Progesteronrezeptoren im Gehirn wirken in die entgegengesetzte Richtung, indem sie negative Gemütszustände hervorrufen. Diese können Antriebslosigkeit, geringe Selbstachtung, Apathie und Depression (29) sein. Meiner Ansicht nach sollten Beklemmung, Antriebslosigkeit und Apathie behandelt werden, sobald sie auftreten, damit eine Verschlimmerung verhindert werden kann, denn sie können zu depressiven Krisen führen. Diese Krisen erfordern dann starke Medikamente, die zwar notwendig sind, aber gewöhnlich unerwünschte Nebenwirkungen haben. Eine depressive Krise sollte aber in jedem Fall behandelt werden, um ernstere Folgen zu vermeiden, die oft sogar bis zum Selbstmord führen können. Sie werden jedoch nicht zwangsläufig zum Opfer von Depressionen, nur weil Sie in den Wechseljahren sind. Untersuchungen zufolge, die bei 2500 Frauen im Alter zwischen 45 und 55 Jahren gemacht wurden, reicht Östrogenmangel allein nicht dazu aus, Depressionen hervorzurufen.

Kopfschmerzen und Migräne

Kopfschmerzen werden häufig durch Muskelverspannungen und Störungen der Sauerstoffversorgung des Gehirns verursacht. In den Wechseljahren sind schwache und häufig auftretende Kopfschmerzen sehr verbreitet. In einigen Fällen werden sie von pochenden Schmerzen, einem Druck hinter den Augen und dem Gefühl, daß »einem der Kopf platzt« begleitet. Dies ist oft der Beginn eines Migräneanfalls.
Die Migräne ist ein starker und wiederkehrender Kopfschmerz, der mit visuellen Störungen und Magen-Darm-Symptomen einhergeht. Entgegen ihres aus dem Französischen stammenden Namens, der einen Schmerz auf einer Hälfte des Kopfes bezeichnet, ist die Migräne nicht unbedingt immer einseitig – sie kann sich auch auf beide Hirnhälften erstrecken.
Die Wissenschaft definiert die Migräne als eine Gefäßzusammenziehung, auf die eine Gefäßerweiterung und Ödeme der Blutgefäße folgen, was schließlich zu einer Reizung der

Nervenenden führt. Doch was ist die Ursache für die Gefäßerweiterung? Die Wissenschaftler nehmen an, daß es die Serotoninsenkung ist. Manche Autoren führen auch Streß, Depression, Unruhe, Hormonschwankungen und sogar einen Gendefekt am Chromosom 19 als mögliche Ursachen an.
Die Migräne tritt am häufigsten in der Pubertät, in den prämenstruellen Phasen und in den Wechseljahren auf, was die These bestärkt, daß Migräne mit Hormonschwankungen zusammenhängt.
Migräne verursacht starke Schmerzen, und in vielen Fällen verhindert sie die Verrichtung der normalen Tätigkeit. Deshalb sind Vorbeugung und Behandlung notwendig. Diese sollte ganzheitlich sein, d.h. die Migräne auf allen Ebenen behandeln – dem körperlichen, mentalen und emotionalen Bereich.
Nach Ansicht von Dr. Bradley Galer vom Schmerzzentrum der Universität Seattle in Washington ist übermäßige Verabreichung von Medikamenten ein Fehler, denn sie beeinträchtigt die Wirkung anderer Alternativen der Behandlung wie Psychotherapie, Entspannungstechniken usw. Die Praxis des Hormon-Yoga hat in diesem Bereich ermutigende Ergebnisse gezeigt, die ich Ihnen im Kapitel Fallbeispiele vorstellen werde.

Gelenkschmerzen

Bei weniger sportlichen Frauen können in den Wechseljahren Schmerzen in den Gelenken und Schwierigkeiten beim Bewegen auftreten. Dies kann verschiedene Ursachen haben, wie z.B. eine beginnende Arthritis oder Osteoporose, wobei letztere durch die Senkung des Östrogens und Kollagens verursacht wird. Dabei sind Übergewicht und Wasseransammlung häufig Faktoren, die diese Schmerzen verstärken, besonders in der Wirbelsäule und den Knien.
Ich wiederhole nochmals, daß eine ärztliche Betreuung in bestimmten Fällen notwendig ist. Das sollte Sie jedoch nicht daran hindern, die Hormonelle Yoga-Therapie zu praktizieren. Sie wird Ihnen helfen, Ihren Hormonhaushalt zu aktivieren und dadurch die Beschwerden zu lindern und in vielen Fällen sogar die Probleme zu beseitigen.

Gewichtszunahme und Umverteilung der Fettpolster

Für die Menopause ist charakteristisch:

- Zunahme des Taillen- und Bauchumfangs
- Zunahme der Brustgröße

In der Pubertät verändert sich durch den Anstieg des Östrogenspiegels die Körperform. Die Hüften werden runder, die Taille schmaler, und die Brüste beginnen sich herauszubilden.
Im Verlauf der Jahre nimmt die Frau normalerweise ein paar Kilo zu. Diese Tendenz verstärkt sich im Klimakterium, wenn der niedrige Östrogenspiegel den Stoffwechsel langsamer werden läßt und die Verteilung der Fettpolster beeinflußt. Ohne die steuernde Wirkung des Östrogens verändern sich die Körperformen.

Obwohl diese Veränderungen normal sind, können Sie sie doch mit speziellen Übungen für jede Zone und mit der Yoga-Therapie zur Reaktivierung der Hormonerzeugung kontrollieren. Doch sollten Sie auch immer daran denken, daß das Fett die Funktion hat, kleine Östrogenmengen freizusetzen. Versuchen Sie deshalb also nicht, übermäßig mager zu sein.

Folgen des Hormonrückgangs

Neben den Symptomen der Hormonsenkung treten auch Folgebeschwerden auf. Die Medizin definiert als Folgen des Hormonrückgangs gewisse Krankheiten, die üblicherweise am häufigsten in der Phase der Menopause auftreten, wie z.B. Osteoporose, erhöhter Cholesterinspiegel usw. Doch nicht alle Frauen werden notwendigerweise Opfer dieser Krankheiten. Gewisse Risikofaktoren wie genetische Veranlagung, Körpertyp (Ethnie), Fettleibigkeit usw. können diese Folgebeschwerden begünstigen.

Osteoporose

Osteoporose bedeutet niedrige Knochendichte. Die Knochenmasse wächst bis ca. zum 35. Lebensjahr und bleibt dann bis zur Menopause, wenn die Senkung des Östrogen- und Progesteronspiegels beginnt, konstant. Anschließend verlieren die Knochen pro Jahr etwa 0,4% ihrer Dichte. Der Hauptgrund dieses Schwundes ist der niedrige Östrogenspiegel. Das Östrogen steuert die Zellen, die für die Aufnahme des Kalziums und die Knochenerhaltung verantwortlich sind. Im Klimakterium sollte die Knochendichte regelmäßig kontrolliert werden, denn in schwerwiegenden Fällen kann eine medikamentöse Behandlung (29) und vielleicht eine Kalziumergänzung erforderlich sein.

Erhöhtes Cholesterin und Herzgefäßprobleme

Bis zur Menopause sind wir Frauen durch das Östrogen geschützt, das von unseren Eierstöcken erzeugt wird und den HDL-Spiegel erhöht (positiv wirkendes Cholesterin, das die Arterien freihält). Daneben erhält das Östrogen die Fähigkeit zur Gefäßerweiterung, was eine gute Durchblutung des Herzens in Streßmomenten garantiert. Mit der Menopause geht dieser Schutz in dem Maße verloren, wie der Östrogenspiegel sinkt. Von da an werden wir Frauen anfälliger für Herzgefäßerkrankungen (36).
Sinkt der Östrogenspiegel, steigt im allgemeinen der Cholesterinspiegel. Erreicht das Cholesterin sehr hohe Werte, greift die traditionelle Medizin gewöhnlich zur Hormonergänzung, um den Östrogen- und HDL-Spiegel anzuheben. Meiner Ansicht nach ist es zu empfehlen, an der Wurzel des Problems anzusetzen und zu versuchen, die Östrogenerzeugung des Organismus selbst zu reaktivieren, was in Verbindung mit anderen Faktoren (Bewegung und Ernährung) dann die Senkung des Cholesterinspiegels nach sich zieht.

Risikofaktoren, welche die Entstehung von Herzgefäßproblemen fördern:

- Familiengeschichte
- sitzende Lebensweise
- falsche Ernährung
- Bewegungsmangel etc.
- Streß
- Übergewicht
- Rauchen

Die drei Arten der Menopause

Nicht bei allen Frauen äußern sich die Symptome mit der gleichen Heftigkeit und den gleichen Folgen für die Gesundheit. Meiner Erfahrung nach lassen sich drei Arten der Menopause unterscheiden:

1. Gruppe – allgemeine Merkmale:

- drastische Senkung des Hormonspiegels
- heftige Symptome und schwerwiegende Begleiterkrankungen (Osteoporose, erhöhter Cholesterinwert etc.)
- Risiko für Herzgefäßprobleme

2. Gruppe – allgemeine Merkmale:

- Hormonspiegel auf mittlerem Niveau
- Symptome von mittlerer oder starker Intensität
- keine Folgebeschwerden

3. Gruppe – allgemeine Merkmale:

- leichte Senkung des Hormonspiegels
- unmerkliche Symptome
- keine Folgebeschwerden
- problemlose Menopause (lediglich Ausbleiben der Menstruation)

Dr. M. Stoppard zufolge haben fast alle der oben angeführten Symptome und Folgebeschwerden eine gemeinsame Ursache: den Rückgang der Hormonerzeugung, wie er für das Klimakterium charakteristisch ist.
Wichtig ist meiner Meinung nach, hier vorbeugend zu handeln, um den Hormonspiegel anzuheben, und zwar vorzugsweise auf dem Weg der Naturheilkunde. Bei Folgebeschwerden durch den Hormonrückgang muß die Praxis des Hormon-Yoga an jeden einzelnen Fall angepaßt werden, wobei die Grenzen jeder Patientin berücksichtigt werden müssen,

beispielsweise bei Problemen mit der Wirbelsäule, Arthrose, Diabetes, Herzbeschwerden, Labyrinthitis etc. Doch selbst eine solchermaßen angepaßte Übungspraxis ist nach meinen Erfahrungen aufgrund der Erhöhung des Östrogenspiegels von großem Nutzen, denn dadurch verbessert sich der allgemeine Gesundheitszustand, und das Fortschreiten der Erkrankungen kann verhindert oder zumindest verzögert werden.

Die Bedeutung der ärztlichen Betreuung

Wenn wir ein gesundheitliches Problem haben, so ist es das beste, es direkt anzugehen, es zu untersuchen und Maßnahmen zu ergreifen, es zu minimieren. Leider gibt es nur wenige Frauen, die es sich zur Gewohnheit gemacht haben, ihren Östrogenspiegel bestimmen zu lassen, und oft geben sie sich einfach mit der Einschätzung ihres Frauenarztes zufrieden: »Für Ihr Alter ist Ihr Östrogenspiegel gut«, oder auch: »Die Menopause hat bei Ihnen nun eingesetzt, und ich werde Ihnen ein paar Hormone verschreiben.« Doch jede von uns sollte bestrebt sein, den Zustand ihres Hormonhaushalts selbst zu kennen, um die Kontrolle über die Situation zu behalten.
Wenn der Östrogenrückgang einzusetzen beginnt (oft um das 40. Lebensjahr oder sogar früher), sei es in der Menopause oder nicht, denke ich, daß es das beste ist, sofort etwas zu unternehmen. Wenn möglich, sollten Sie keine Hormone einnehmen. Sie sollten vielmehr Bedingungen schaffen, die geeignet sind, Ihre körpereigene Hormonerzeugung zu reaktivieren. Ich möchte hier auch jene Frauen für die Problematik sensibilisieren, die sich, weil sie sich gesund fühlen, nicht sonderlich um derlei Dinge kümmern und über Jahre hinweg keinen Frauenarzt aufsuchen.
Zu Beginn des Hormonrückgangs treten vielleicht noch keine Symptome auf, doch selbst wenn Sie keine Veränderungen spüren, ist die ärztliche Betreuung wichtig, damit Sie zumindest über Ihren Hormonspiegel Bescheid wissen. Ideal wäre es, wenn Sie sich immer von demselben Arzt betreuen ließen, der, da er Ihren Organismus kennt, besser in der Lage ist, jede kleinere Veränderung, die ein beginnendes Problem andeu-

tet, gleich zu erkennen, Sie darüber in Kenntnis zu setzen und Maßnahmen zu ergreifen, damit es sich nicht verschlimmert. Dies sollte wenigstens einmal pro Jahr geschehen oder sooft Ihr Arzt es für nötig hält.
Die Wechseljahre sind ein Lebensabschnitt physiologischer und emotionaler Veränderungen, die Ihre spezielle Aufmerksamkeit verlangen. In derselben Weise, wie wir bei einem Jugendlichen in der Wachstumsphase darauf achten, daß wir ihm eine richtige Ernährung geben, daß er genügend Schlaf bekommt, lernt, sich vergnügt und Sport treibt, so sollten auch wir Frauen in den Wechseljahren die notwendigen Bedingungen dafür schaffen, daß unser Organismus in dieser Anpassungsphase sein Gleichgewicht hält und wir gesund und vital bleiben. So kann die Menopause eine ruhige und problemlose Übergangszeit sein.

Was in der Menopause geschieht

Durch Veränderungen im Stoffwechsel können sich in der Menopause die Nahrungsbedürfnisse des Organismus ändern, Gewichtszunahme (33) und Schwund der Muskel- und Knochenmasse verursacht werden (34). Symptome wie emotionale Labilität, Antriebslosigkeit, Apathie, Depression und andererseits schlechte Laune, Beklemmungen und Streß- und Panikkrisen sind während der Menopause häufig, verursachen Leiden und können die Gesundheit erschüttern. Folglich ist die ärztliche Betreuung unerläßlich, um unsere Gesundheit in dieser Phase regelmäßig zu überprüfen.
Darüber hinaus fällt die Menopause in eine in emotionaler Hinsicht schwierige Zeit – im allgemeinen ist es dieselbe Zeit, in der die Kinder selbständiger werden, in eine andere Stadt ziehen, um zu studieren oder zu arbeiten, und das Elternpaar, das zuvor seine Kräfte darauf konzentrierte, die Familie zu erhalten und die Kinder zu erziehen, verliert nun diese Aufgabe. Es entsteht dann, besonders bei Frauen, eine große Leere, ein Gefühl der Ziellosigkeit und sogar des Zurückgewiesenseins. Es ist das Syndrom des leeren Nests, das bei emotional schwächeren Menschen zur Depression führen kann.

Die weitaus meisten Frauen beginnen erst, an die Menopause zu denken, wenn sie sich dem 50. Lebensjahr nähern und sich eine emotionale Verfassung der Unsicherheit, Unruhe und Labilität einstellt, die bereits auf die beginnenden Hormonschwankungen hinweist. Ideal wäre, wenn wir Frauen uns früher auf diese Phase vorbereiten würden, etwa ab dem 40. Lebensjahr, so daß wir unseren Organismus schon auf eine mehr oder weniger problemlose Menopause einstellen können.

Sollten Sie Interesse daran haben, die Hormonelle Yoga-Therapie zu unterrichten, so ist es angebracht, selbst wenn Sie schon Yoga-Lehrerin sind, die 2. und 3. Etappe des Kurses zu machen, um Ihre Kenntnisse im Hormonbereich zu erweitern. Außerdem werden Sie damit in die Lage versetzt, die Übungen an jeden individuellen Fall anzupassen und für jeden zu variieren, ohne daß die therapeutische Wirkung beeinträchtigt wird. Unterrichten heißt Verantwortung übernehmen. Es wird auch Fälle geben, wo Sie vom Praktizieren bestimmter Übungen abraten müssen.

Wenn Sie fortgeschrittene Kurse in Hormon-Yoga erteilen wollen, setzen Sie sich bitte mit mir in Verbindung:

Dinah Rodrigues
Telefon: (00 55) 11 3742 1167
E-mail: Yogaterapiahormonal@dinahrodrigues.com.br
Website: www.dinahrodrigues.com.br

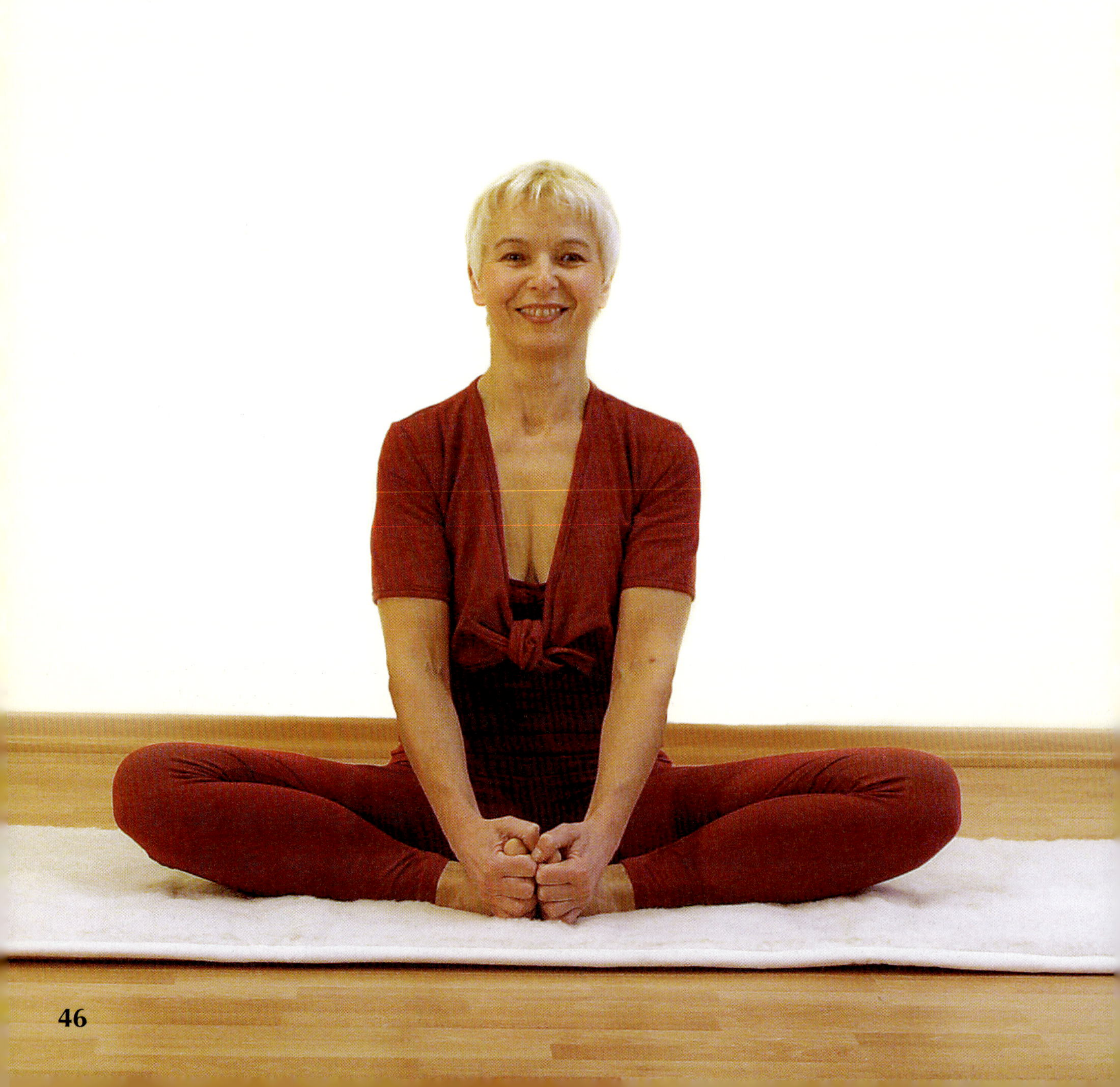

Wie die allopathische Medizin die Wechseljahre behandelt

Wurde ein niedriger Östrogenspiegel – ob mit oder ohne Symptome und Folgebeschwerden – festgestellt, gibt es zwei Behandlungsweisen: diejenige der traditionellen Medizin mit der Therapie der Hormonergänzung und diejenige der Naturheilkunde.

Die traditionelle Medizin und die Therapie der Hormonergänzung

Die am häufigsten angewandte Behandlung für die Menopause besteht in der Verabreichung von Hormonen, d.h. in der Therapie der Hormonergänzung. Sie basiert auf Untersuchungen über die Lebenserwartung von Frauen.
Im Gegensatz zu früheren Einschätzungen betrachtet man auf dieser Linie die Wechseljahre nicht als einen natürlichen Zustand. Für die traditionelle Medizin stellt das Klimakterium eine durch Hormonmangel bedingte Krankheit dar, die medikamentös behandelt werden muß. Man geht dabei von der Feststellung aus, daß eine Frau in urzuständlichen Zeiten meist nicht über die reproduktive Lebensspanne hinaus lebte und nur selten die Menopause erreichte. Mit dem Fortschritt der Wissenschaft ging eine Erhöhung der Lebenserwartung um etwa 40 Jahre einher, und als Folge dieser

Lebensverlängerung muß nun der weibliche Organismus über lange Jahre hinweg mit dem Hormonrückgang und seinen Auswirkungen leben (28).
Schon um das 45. Lebensjahr herum beginnen die Eierstöcke in ihrer Aktivität nachzulassen, und die Erzeugung von Östrogen und Progesteron verringert sich. Für die traditionelle Medizin ergibt sich daraus die medizinische Folge, die Frau im Klimakterium genauso wie einen Diabetiker zu behandeln, der Insulingaben erhält, die das Hormon ergänzen, das von seiner Bauchspeicheldrüse nicht in ausreichender Menge erzeugt wird. Dieser Linie folgend besteht die Lösung für die Probleme des Klimakteriums in der Therapie der Hormonergänzung.
Viele allopathisch praktizierende Gynäkologen und Kardiologen befürworten die Therapie der Hormonergänzung – nicht nur zur Linderung der unangenehmen Symptome, sondern auch als Medikation zur Vorbeugung gegen das Auftreten ernsterer Beschwerden wie Osteoporose, hoher Cholesterinspiegel und Herzgefäßerkrankungen.
Die Therapie der Hormonergänzung bietet zahlreiche Möglichkeiten zur Auswahl an: z.B. Medikamente zum Einnehmen oder zum Spritzen, Cremes zum Auftragen auf die Haut, Implantate, Scheidencremes, Pflaster und viele andere. Doch die Risiken dieser Therapie sind wohlbekannt – nämlich die höhere Wahrscheinlichkeit, an Brust- oder Gebärmutterkrebs zu erkranken. Einige Studien behaupten, dies sei ein kalkulierbares Risiko, das durch die positiven Auswirkungen auf die Knochendichte (29), das Cholesterin usw. kompensiert werde. Doch wer möchte ein kalkulierbares Risiko eingehen, wenn es zu vermeiden ist? Ob man Hormone einnimmt oder nicht, das hängt vom Gesundheitszustand jeder einzelnen Frau ab, aber auch von der persönlichen Entscheidung.
Im Fall eines hohen Cholesterinspiegels glaubt man in der Allopathie, daß die Behandlung mit Östrogen seinen Wert sinken läßt (30). Um das Risiko der Erkrankung an Gebärmutterkrebs zu reduzieren, wird es allerdings nach einer gewissen Zeit der Östrogenzuführung notwendig, auch Progesteron zu verabreichen. Dieses aber hebt die gesundheitsfördernde Wirkung des Östrogens auf den HDL-Spiegel auf, und der Cholesterinwert steigt wieder.
Daneben hat diese Therapie noch andere Nebenwirkungen, die nicht gefährlich, aber unangenehm sind. Bei einigen Frauen bilden sich als Reaktion auf die Hormonergän-

zung dunkle Flecken auf der Haut, ähnlich den typischen Pigmentflecken während der Schwangerschaft. Andere häufige Reaktionen bestehen in einem vagen Unwohlsein, Übelkeit, Schmerzen in den Brüsten und Gewichtszunahme (bis zu 8 Kilo). Dies geschieht aufgrund der starken Wirkungen der Hormone auf den Stoffwechsel (31).

Argumente gegen die Therapie der Hormonergänzung

Ist die Therapie der Hormonergänzung für alle Frauen in den Wechseljahren tatsächlich notwendig? Untersuchungen zufolge, die in verschiedenen Ländern durchgeführt wurden, weisen 20% aller Frauen in den Wechseljahren einen Hormonrückgang ohne Symptome oder Folgebeschwerden während der Menopause auf. Sie durchleben diese Phase ungestört und ohne Probleme.

Wie bereits zuvor dargelegt, können wir 3 Gruppen von Frauen unterscheiden:

1. Gruppe: schwer beeinträchtigt

Frauen, deren Gesundheit sogleich durch einen heftigen Hormonrückgang, zahlreiche Symptome und ernste Probleme (geringe Knochendichte, hoher Cholesterinspiegel usw.) beeinträchtigt wird.

Diese Gruppe braucht zweifellos eine ärztliche Betreuung, wahrscheinlich mit Verabreichung von Hormonen, Kalzium oder anderen Medikationen, je nach Schwere und Art der auftretenden Symptome. Doch neben der Behandlung mit hormonellen Medikamenten sollten diese Frauen versuchen, ihre körpereigene Hormonproduktion zu *reaktivieren,* was zweifellos die bessere Lösung ist. Und dies erreicht man meiner Erfahrung nach in den meisten Fällen mit der Hormonellen Yoga-Therapie (im Durchschnitt Erhöhung des Hormonspiegels um 254% in 4 Monaten).

2. Gruppe: mäßig betroffen

Frauen mit einer mittleren Hormonsenkung, die die Symptome der Menopause spüren, deren Gesundheit jedoch nicht durch Osteoporose, hohen Cholesterinwert usw. beeinträchtigt wird.

Frauen mit diesen Merkmalen benötigen keine Hormonbehandlung, doch oft erhalten sie schließlich diese Medikation mit dem Ziel, die unangenehmen Symptome zu lindern und »die Jugendlichkeit zu erhalten«. Sie könnten ohne weiteres mit natürlichen Therapien wie dem Hormon-Yoga behandelt werden, wodurch die Eierstockfunktionen reaktiviert, der Hormonspiegel erhöht und die Symptome fast vollkommen beseitigt werden.

3. Gruppe: unbeeinträchtigt

Analysieren wir nun die dritte Gruppe, die uns am meisten interessiert: Wer sind die Glücklichen, die auf sanfte Weise durch die Menopause gehen, ohne eines der charakteristischen Merkmale zu spüren? Was können wir von ihnen lernen?

Durch Untersuchungen des Hormonspiegels können wir feststellen, daß bei ihnen selbst nach der Menopause die Hormonerzeugung nur allmählich sinkt. Die Eierstöcke bleiben weiter aktiv und erzeugen eine Hormonmenge, die zur Erhaltung ihres Wohlbefindens, ihres Aussehens und ihrer Jugendlichkeit ausreicht. Bei einigen von ihnen kann der Östrogenspiegel noch bis zum 70. Lebensjahr relativ gute Werte behalten (39,6 ng/dl); siehe Fallberichte.

Warum ist bei dieser Gruppe der Hormonrückgang geringer, und was ist die Ursache für das Ausbleiben der Symptome? Bei einer Reihe von Autoren kann man nachlesen, daß zwar die Symptome der Menopause durch den Hormonrückgang verursacht werden, es jedoch gewisse Faktoren gibt, die einen großen Einfluß sowohl auf die Eierstockaktivität wie auch direkt auf die Intensität der Symptome ausüben. Die zu dieser Gruppe gehörenden Frauen führen ein gesundes und aktives Leben, haben ein ruhiges und ausgeglichenes Temperament und bewältigen Streßsituationen gut. Ihre Ernährungsweise ist gesund und ausgeglichen. Sie treiben in der Regel Sport, machen Spaziergän-

ge und Wanderungen, jedoch ohne zu übertreiben. In dieser Gruppe findet man häufig Frauen, die Hatha-Yoga praktizieren.
Bei dieser Gruppe werden die Übungen des Hormon-Yoga zu dem Zweck empfohlen, die Hormonerzeugung (die sicherlich schon zu sinken beginnt), zu reaktivieren und die Gesundheit und Vitalität zu steigern.

Ergebnisse meiner Forschungsarbeit

- Häufigkeit (Tage pro Monat) und Dauer (Monate insgesamt) der Praxis des Hormon-Yoga stehen in direktem Verhältnis zum Anstieg des Hormonspiegels
- Nach durchschnittlich 4 Monaten Praxis der Hormonellen Yoga-Therapie mit unterschiedlicher Übungshäufigkeit: Besserung der Symptome

Ein ganzheitliches Verständnis der Menopause

Prinzipien der Hormonellen Yoga-Therapie

Die ganzheitliche Medizin basiert auf anderen Prinzipien als die traditionelle allopathische Medizin: Sie behandelt den Organismus als eine funktionale Gesamtheit, deren Harmonie erhalten werden muß. Dabei ist man der Ansicht, daß die meisten natürlichen Behandlungen weniger invasiv [eindringend] sind und weniger Nebenwirkungen haben. Vielleicht erwecken sie aus diesem Grund ein so großes Interesse. Andere betrachten indessen die Naturheilkunde als zweite Wahl, weil sie langsamer wirkt und in akuten Situationen, wie z.B. Lebensgefahr, nicht angebracht ist. In der Tat gibt es Fälle, bei denen man nicht das Risiko einer langsam wirkenden Behandlung eingehen kann. Man kann also sagen, daß die traditionelle Medizin und die Naturheilkunde ihr jeweils eigenes Wirkungsfeld haben und daß sich diese in einigen Fällen überschneiden können. Innerhalb der Naturheilkunde gibt es viele Alternativen, angefangen bei Homöopathie, Akupunktur, Shiatsu, Do-In usw., bis hin zu traditionellen Therapien, wie z.B. der chinesischen Medizin, mit ihren Behandlungen auf der Grundlage von Kräutern, Massagen usw.
Hinsichtlich der Hormonprobleme ist in den letzten Jahren ein großes Interesse an alternativen Behandlungsmethoden entstanden. Man sucht nach einem natürlichen Weg, um die Probleme der Wechseljahre zu lösen. Das ist vor allem dann der Fall, wenn – je

nach dem allgemeinen Gesundheitszustand – für die Therapie der Hormonergänzung eine Kontraindikation [Gegenanzeige] besteht. Es gibt zudem auch Frauen, die aus Überzeugung die Einnahme von Hormonen ablehnen.
Doch ist es möglich, innerhalb der Naturheilkunde eine Lösung für die Probleme der Wechseljahre zu finden? Gibt es ein Mittel zur Reaktivierung der Eierstöcke, die schon »träge« geworden sind?

Hatha-Yoga und Hormon-Yoga

Oft begegnen wir Frauen, die gesund, gut gelaunt, unternehmungslustig und voller Energie sind, und erfahren dann, daß sie seit vielen Jahren Hatha-Yoga praktizieren. Dessen Praxis fördert die Gesundheit von Körper, Geist und Seele in vielerlei Hinsicht: Sie stärkt die Wirbelsäule und verbessert die Körperhaltung, bearbeitet den Atmungs- und den Verdauungsapparat, hält das Nerven- und Kreislaufsystem im Gleichgewicht usw. Hatha-Yoga erhält also unseren Organismus gesund und bringt unser Gemüt ins Gleichgewicht. Zusammenfassend können wir sagen, daß die Praxis des Hatha-Yoga hauptsächlich darauf gerichtet ist, die Gesundheit zu erhalten und Krankheiten vorzubeugen.
Die Hormonelle Yoga-Therapie hat, wie der Name schon sagt, eine therapeutische Funktion, d.h., ihr Zweck besteht darin, etwas zu korrigieren, was nicht gut funktioniert, einen Mangel oder Fehler wie Atmungsprobleme, Diabetes, Deformationen der Wirbelsäule oder Rückgang des Hormonspiegels zu beheben.

Die Entwicklung des Hormon-Yoga

Als ich begann, eine Yoga-Therapie für die Wechseljahre zu entwickeln, war ich zunächst darauf bedacht – wie auch bei anderen Projekten, bei denen Yoga zu Therapiezwecken eingesetzt wird –, mich hinsichtlich der Menopause zunächst auf die Kenntnisse der Schulmedizin zu stützen, um danach innerhalb des Yoga nach einer angemessenen Behandlung zu suchen.
Zu diesem Zweck habe ich verschiedene Abhandlungen zur medizinischen Physiologie herangezogen, doch meine Hauptinformationsquelle waren wissenschaftliche Forschungsarbeiten. Mit diesen Informationen als Grundlage habe ich begonnen, eine angemessene Yoga-Therapie-Technik zu entwickeln, die gleichzeitig den physischen und den energetischen Körper bearbeitet. Hierzu habe ich Belehrung sowohl bei den großen Meistern des traditionellen indischen und tibetischen Yoga, als auch bei anderen neueren Lehrern in Europa, den USA und Brasilien gesucht.
Um bei der Hormonellen Yoga-Therapie zu effektiveren und schnelleren Ergebnissen zu kommen, verwende ich in der Regel Techniken, die sich von denen des Hatha-Yoga und anderer Yoga-Therapien allgemein unterscheiden. Die Asanas (Körperübungen) werden in dynamischer Weise ausgeführt, begleitet von besonderen Pranayamas (Atemübungen), die eine intensive innere Massage bewirken. Wir wenden dabei fast die ganze Zeit das feurige Pranayama an (dem Bhastrika ähnlich), mit Nachdruck auf der Bauchregion (Agni mandal), dem Hauptzentrum der individuellen Prana-Energie.
Ein anderer sehr wichtiger Aspekt der Hormonellen Yoga-Therapie sind die traditionellen Techniken der Energielenkung, die ich im Abschnitt »Praxis des Hormon-Yoga« beschreibe.

Die Zielsetzung der Hormonellen Yoga-Therapie

Die Hormonelle Yoga-Therapie (Hormon-Yoga) bearbeitet – wie jede andere Art von Yoga auch – den Organismus als Ganzes und wirkt dabei auf verschiedenen Ebenen.

Wirkung auf physischer Ebene:

- Kräftigung der Muskulatur
- Haltungskorrektur
- Erhöhung der Flexibilität und Bewegungsfreiheit
- Körpermodellierung
- Kräftigung der Knochen

Wirkung auf physiologischer Ebene:

- Aktivierung der Hormonerzeugung und folglich
- Verringerung der Intensität der Wechseljahrsymptome
- Vorbeugung gegen Krankheiten, die durch den Hormonrückgang verursacht werden
- Harmonisierung der Funktionen des Organismus im ganzen

Wirkung auf psychischer Ebene:

- Bekämpfung von Streß, Depressionen und Schlaflosigkeit und anderen häufigen Problemen in den Wechseljahren

Wirkung auf energetischer Ebene:

- Aktivierung der individuellen Energie (Chakras)
- Verbesserung der Aufnahme und Verteilung des Prana
- Revitalisierung der für die Hormonerzeugung verantwortlichen Organe.
- Steigerung der Vitalität und des Wohlbefindens.

Zusammenfassend können wir sagen, daß die Hormonelle Yoga-Therapie eine ganzheitliche und verjüngende Technik ist, die zum Ziel hat, durch revitalisierende Übungen die Bildung der weiblichen Hormone in den Eierstöcken, der Schilddrüse, der Hypophyse und den Nebennieren zu reaktivieren. Die Ergebnisse der von mir durchgeführten wissenschaftlichen Untersuchung beweisen, daß durch die Hormonelle Yoga-Therapie nicht nur eine Erhöhung des Hormonspiegels (im Durchschnitt 254% in 4 Monaten), erzielt werden konnte, sondern auch, daß sich das Praktizieren von Hormon-Yoga in starkem Maße positiv auf die Symptome des Hormonrückgangs auswirkt. Dabei wurden die meisten Symptome beseitigt, andere gemildert und das Wohlbefinden wiederhergestellt (41).

Hormon-Yoga: Arbeit am physischen Körper und am Energiekörper

Die Hormonelle Yoga-Therapie wirkt hauptsächlich in zwei Bereichen:

- im physischen Körper
- im Prana-Körper

Gemäß der Auffassung des Yoga sind der physische Körper und der energetische Körper (= Prana-Körper) eng miteinander verbunden und bilden eine Ganzheit. Den physischen Körper kennen wir alle, und die meisten Leute identifizieren sich lediglich mit diesem. Fragen wir jemanden: Wer bist du? Erhalten wir meist eine Antwort nach folgendem Muster: Name, Alter, und eine Beschreibung der körperlichen Erscheinung, mit Angaben wie Größe, Farbe der Haut, der Haare, der Augen usw. Das heißt, die Person identifiziert sich mit dem physischen Körper und fügt noch einige Informationen wie Beruf und Familienstand hinzu.
Der physische Körper besteht aus Haut, Muskeln und Sehnen, Skelett, inneren Organen, Arterien und Venen, Drüsen, Nerven usw. Der energetische Körper besteht aus Energiezentren – den Chakras; ein Netz von Verteilerstellen und Kanälen, durch das die Energie zirkuliert – und aus Prana, der Energie, die unserem Körper

Leben verleiht. Der Prana-Körper und der physische Körper durchdringen einander und nehmen mehr oder weniger den gleichen Raum ein, wobei der Prana-Körper etwas größer ist als der physische.
Prana ist Lebensenergie, und wir sind so an ihr Vorhandensein gewöhnt, daß wir uns ihrer nur entsinnen, wenn sie uns fehlt, z.B. bei Krankheit oder in Momenten extremer Müdigkeit oder Traurigkeit; dann sagen wir: »Mir fehlt die Kraft.« Prana wird auch deshalb Lebensenergie genannt, weil in dem Moment, wo diese Energie unseren physischen Körper völlig verläßt, der Tod eintritt.
Ich werde über das Prana nun die notwendigen Grundbegriffe anführen, um die Wirkung der Hormonellen Yoga-Therapie besser verständlich machen.

Prana und Nadis
Wirkungen und Eigenschaften der Prana-Energie

Prana ist die ursprüngliche Essenz aller Formen der Energie des Universums. Im menschlichen Körper unterteilt sich dieses universelle Prana in diverse Arten mit unterschiedlichen Schwingungsfrequenzen. Diese sind in einem Netz von Kanälen verteilt, welche Nadis genannt werden.
Ebenso wie wir ein System von Venen und Arterien haben, durch die das Blut fließt, haben wir auch das Netz aus Nadis, durch die die Zirkulation und die Verteilung der Prana-Energie in unserem Körper geschieht. Die Nadis sind feinstoffliche Kanäle (sie können durch die Mittel der Anatomie weder beobachtet noch beschrieben werden), durch die das Prana in unserem Körper zirkuliert und so die Funktionen der verschiedenen Systeme unseres Körpers unterhält und stimuliert. Sie sind mit dem autonomen Nervensystem in einer interaktiven Beziehung verbunden. Wenn der Energiefluß durch die Nadis behindert ist (z.B. durch Muskelverspannungen, Streß oder negative Emotionen), wird unsere Gesundheit beeinträchtigt.
Ein wichtiges Merkmal des Prana ist, daß es Polarität besitzt. Diese werden wir bei unserer Arbeit mit der Yoga-Therapie einsetzen. Eine der Polaritäten (die der Son-

nenenergie) aktiviert unseren Stoffwechsel, und die andere (die der Mondenergie) verlangsamt seinen Rhythmus. Diese Energien können durch spezielle Techniken aktiviert, gespeichert, bewegt und gelenkt werden.
Um z.B. die Eierstöcke, die Schilddrüse, die Hypophyse und die Nebennieren zu aktivieren, werden wir Prana in seiner aktivierend-solaren Form verwenden, und um das Nervensystem gestreßter Menschen zu beruhigen, seine lunare Form.
Die Hauptquellen für Prana sind die Luft, die Nahrung, die Sonne und bestimmte Orte in der Natur wie Seen, Wasserfälle, Wälder usw. Insbesondere die Atmung versorgt uns ständig mit Prana. Wenn wir einatmen, nehmen wir Prana auf, und wenn wir ausatmen, wird es auf die verschiedenen Teile unseres Körpers verteilt. Doch Prana ist nicht mit Sauerstoff zu verwechseln; wir erhalten beides über die Atmung.

Chakras
Zentren, welche Prana aufnehmen und umwandeln

Die Chakras können weder in physischer noch in physiologischer Hinsicht beobachtet oder beschrieben werden. Sie können nur durch das intensive Praktizieren von Pranayama (Atemübungen des Yoga, die unsere Sensibilität im energetischen Bereich entwikkeln) oder durch die Praxis der Meditation wahrgenommen werden.

Durch die Chakras stellt sich die Verbindung zwischen dem Energiekörper (Pranayama kosha) und dem physischen Körper her. Die Energiezentren sind an der Wirbelsäule ausgerichtet und befinden sich an der Vorderseite des Körpers, etwas vom physischen Körper abgehoben.
Die Chakras haben unzählige Funktionen, und eine ihrer Hauptfunktionen ist es, die Prana-Energie, die wir durch die Atmung und aus anderen Quellen absorbieren, aufzunehmen, zu speichern und auf die verschiedenen Bereiche unseres Körpers zu verteilen, um so unsere Gesundheit zu erhalten. Doch bevor sie die Energie verteilen, müssen die Chakras deren Schwingungsfrequenz verändern, damit sie kompatibel wird und

von dem Bereich, für den sie bestimmt ist, aufgenommen werden kann. Folglich können wir sagen, daß eine der vielen Funktionen der Chakras auch darin besteht, als Zentrum für die Umwandlung von Energie zu dienen.
Je nach Entwicklungsniveau eines jeden einzelnen wirken sie neben ihrer physiologischen Funktion auch im metaphysischen und spirituellen Bereich. Doch bei der Praxis des Hormon-Yoga arbeiten wir nur auf der physiologischen Ebene, denn zu jedem Chakra gehört eine Drüse oder ein Nervengeflecht, und indem wir diesen Zusammenhang berücksichtigen, können wir umfassender und tiefer arbeiten..
Jedes Chakra hat eine charakteristische Schwingungsfrequenz, und wir können sie durch Übungen, Konzentration und Mantras (Klänge) mit entsprechender Schwingung aktivieren.

Es gibt eine Vielzahl von Chakras, doch am bekanntesten sind die sieben sogenannten Haupt-Chakras:

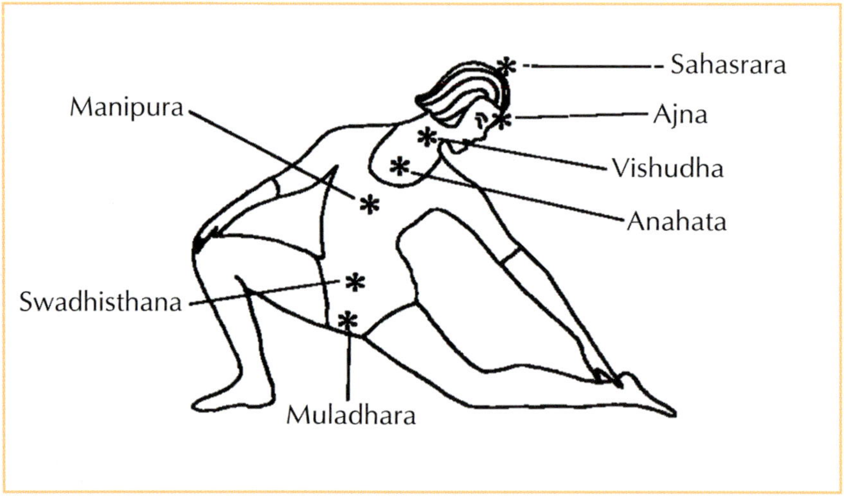

Abb. 3: Lage der Chakras im menschlichen Körper

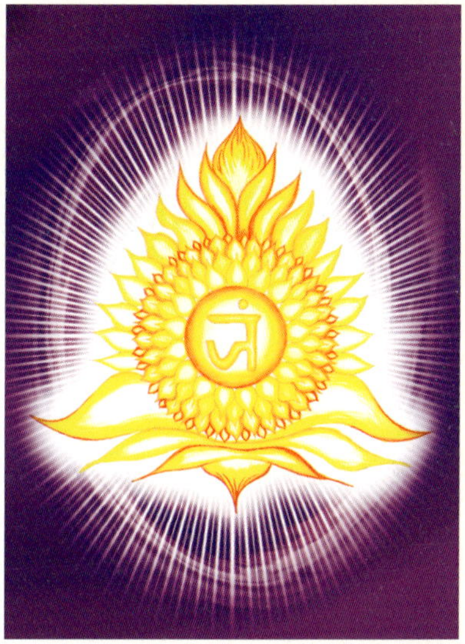

Scheitel-Chakra *(Sahasrara-Chakra)*

Dieses Chakra befindet sich knapp über dem Kopf, auf dem Scheitel.

Es steht in Beziehung zur Zirbeldrüse und zum Nervengeflecht des Gehirns. Es ist Hauptempfänger der höheren Energie sowie Sitz des Lebens und der Spiritualität.

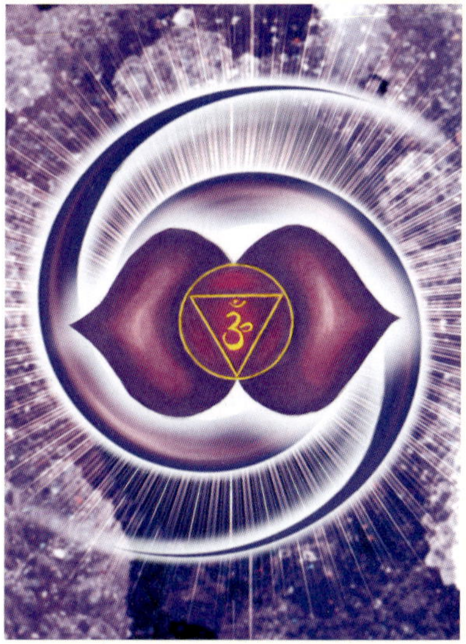

Stirn-Chakra *(Ajna-Chakra)*

Dieses Chakra liegt zwischen den Augenbrauen (Sitz des sogenannten Dritten Auges). Es ist besonders verbunden mit dem intellektuellen Leben, der Selbstkritik und der Fähigkeit, aus eigener Erfahrung zu lernen.

Abbildungen der Chakras von Iris Merlino, Postkarten erhältlich unter www.schirner.com

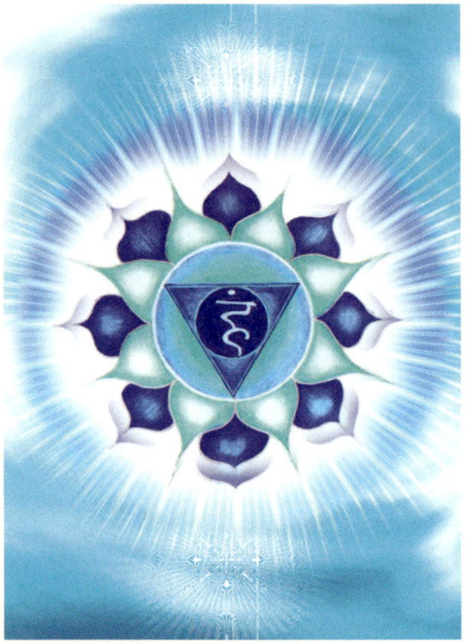

Kehl-Chakra *(Vishudha-Chakra)*

Dieses Chakra befindet sich im Halsbereich in Höhe der Kehle. Es steht in Beziehung zur Schilddrüse, zu den Nebenschilddrüsen und dem Hypothalamus. Es ist verbunden mit der Kreativität, der Wortgewandtheit, der Willensstärke und Entschiedenheit.

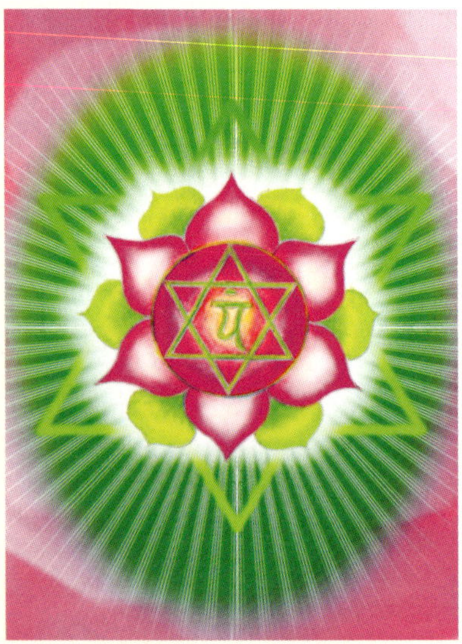

Herz-Chakra *(Anahata-Chakra)*

Dieses Chakra findet sich im Bereich des Herzens. Es steht in Beziehung zum Herzgeflecht und zur Thymusdrüse und steuert das Kreislauf- und Atmungssystem.

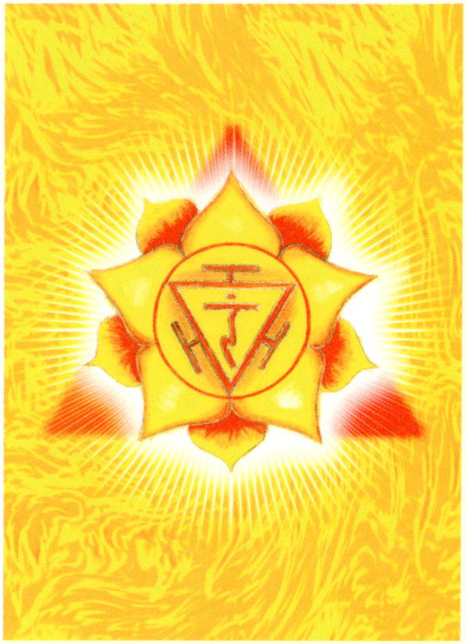

Nabel-/Solarplexus-Chakra *(Manipura-Chakra)*
Dieses Chakra befindet sich in Höhe des Magens. Es steht in Beziehung zum epigastrischen Solarplexus und steuert das vegetative Leben durch das vagosympathische System. Es ist besonders mit den Emotionen verbunden.

Rechts und links des Manipura-Chakras befinden sich zwei kleine Energiezentren, deren Energie genutzt wird, um das autonome Nervensystem zu beeinflussen:

- ***Surya-Mandala*** *– Zentrum der Sonnenenergie, Aktivierung des Stoffwechsels*

- ***Chandra-Mandala*** *– Zentrum der Mondenergie, Verlangsamung des Stoffwechsels*

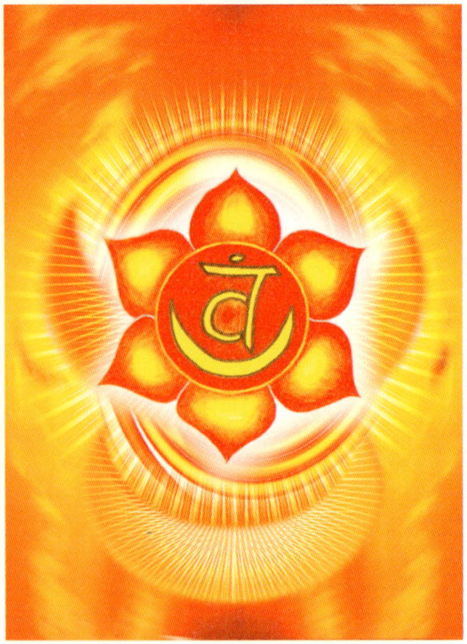

Steiß-Chakra (Swadhisthana-Chakra)

Dieses Chakra liegt etwas über den Geschlechtsorganen. Es ist verbunden mit dem Fortpflanzungsapparat und steuert den Sexualtrieb sowie die Entgiftungsfunktionen des Organismus.

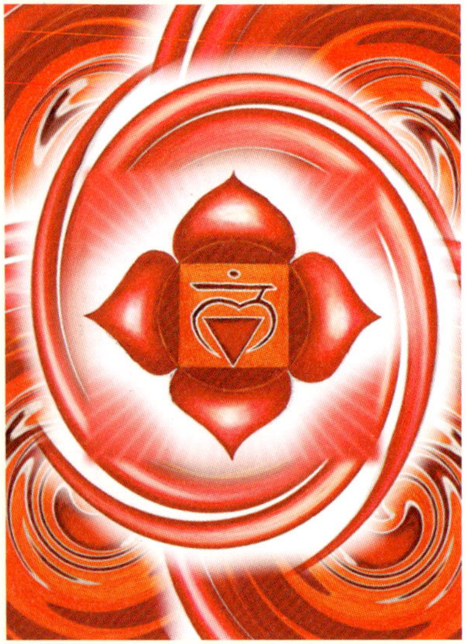

Wurzel-Chakra (Muladhara-Chakra)

Dieses Chakra befindet sich am Ende der Wirbelsäule, am Perineum [Damm]. Es steht in Beziehung zum Plexus coccygeus und steuert die Fortpflanzungsorgane. Weiterhin kontrolliert es die Fähigkeit zur Versorgung mit dem Lebensnotwendigen. In diesem Chakra ist der Sitz der individuellen Prana-Energie – der Kundalini.

Bei der Praxis des Hormon-Yoga bearbeiten wir diese Chakras einzeln, je nach den persönlichen Zielsetzungen.

Die wichtigsten Drüsen für die Bildung weiblicher Hormone

Die Hormonelle Yoga-Therapie ist eine energetische Technik, mit der wir den Prana-Körper wieder aufladen und harmonisieren können. Dadurch kann dieser seinerseits die Hormonphysiologie wieder ins Gleichgewicht bringen.

Neben der Energieaufnahme bewirkt die Hormonelle Yoga-Therapie eine direkte Massage verschiedener Organe durch die dynamischen, mit Atemtechniken kombinierten *Asanas* (Körperübungen).

Unser Hauptziel ist, die Hormonerzeugung durch die Eierstöcke zu reaktivieren und als Folge davon die Intensität der Wechseljahrsymptome zu verringern. Doch wie wir zuvor gesehen haben, ist die Aktivität der Eierstöcke eng mit der hormonellen Funktion der Hypophyse und der Schilddrüse verbunden. Folglich ergibt sich daraus für uns, daß es nicht ausreicht, die Eierstöcke zu aktivieren, sondern wir müssen ebenfalls die Tätigkeit der Hypophyse und der Schilddrüse anregen.

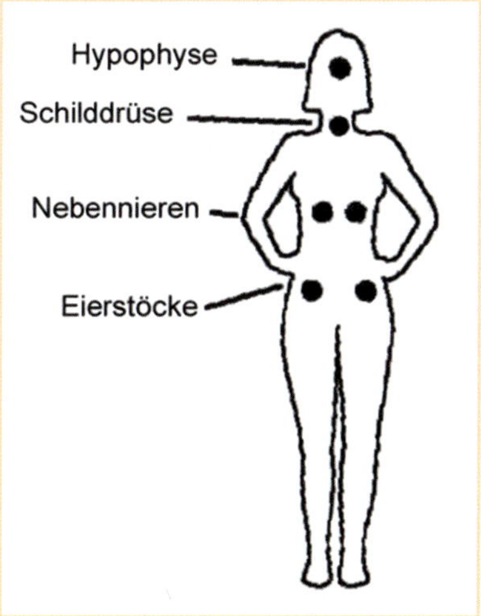

Abb. 4: Lage der Eierstöcke, Schilddrüse, Nebennieren und der Hypophyse

Wir werden auch die Nebennieren aktivieren, wenngleich ihr Einfluß auf die Erzeugung weiblicher Hormone gering ist. Doch wir wollen bei dieser Arbeit auf keine Art der Un-

terstützung verzichten, selbst wenn sie noch so gering ist. Das ist vor allem bei Fällen chirurgisch bedingter Menopause von großer Bedeutung, also wenn die Eierstöcke entfernt wurden.
Folglich haben wir vier Stellen, die einer besonderen Aufmerksamkeit bedürfen, um die Hormonerzeugung zu aktivieren: Eierstöcke – Schilddrüse – Hypophyse – Nebennieren. Bei den Übungen wird die Energie zu den Eierstöcken, der Schilddrüse, den Nebennieren und der Hypophyse gelenkt. Lernen Sie deshalb, diese zu lokalisieren:
Hypophyse – in der Mitte des Schädels
Schilddrüse – im Halsbereich
Eierstöcke – seitlich im unteren Drittel des Bauchs, am Darmbein
Nebennieren – über den Nieren

Die im Hormon-Yoga angewandten Techniken

- energetisierende und beruhigende Pranayamas
- Mudras - Bandhas - Mantras
- statische und dynamische Asanas
- Techniken zur Bewegung und Lenkung der Energie
- Entspannungsübungen und Yoga Nidra

Als eine energetische Technik wird die Hormonelle Yoga-Therapie den Prana-Körper wieder aufladen und harmonisieren und dabei die Energie hauptsächlich zu diesen Organen bringen. Um die individuelle Energie zu aktivieren, werden wir dynamische Übungen und Pranayama Bhastrika K.D.* verwenden.
Es gibt zwei Arten von Übungen, um die Prana-Energie zirkulieren zu lassen:
1 – mittels Atmung und Konzentration
2 – mittels Bandhas, Mudras, Pranayamas und Konzentration

Diese Techniken und Übungen erlernen Sie im nächsten Abschnitt.

*Die mit dem Kürzel K.D. versehenen Techniken wurden von einer Yoga-Devi entwickelt, bei der die Autorin Unterricht erhielt, die aber anonym bleiben möchte.

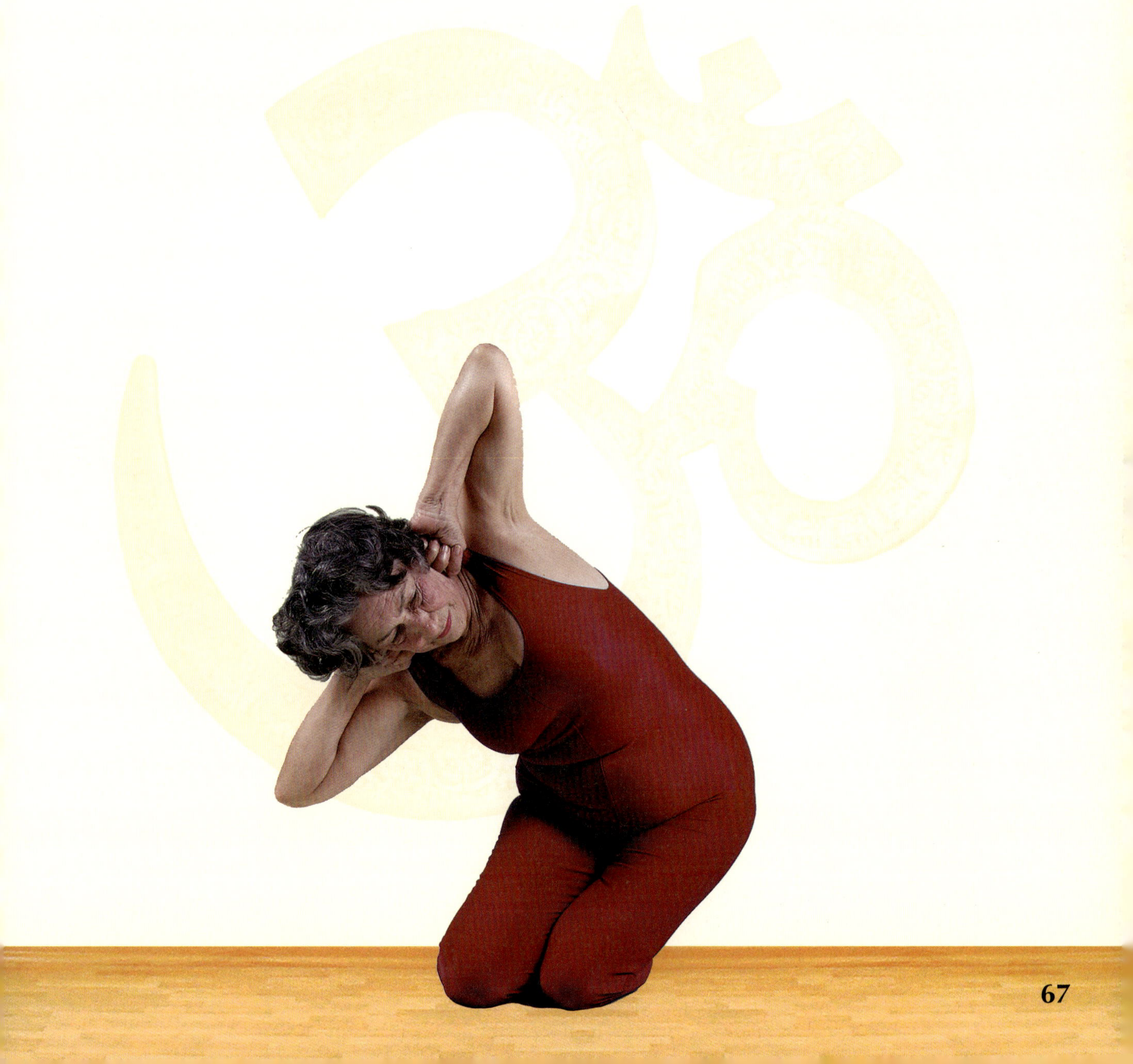

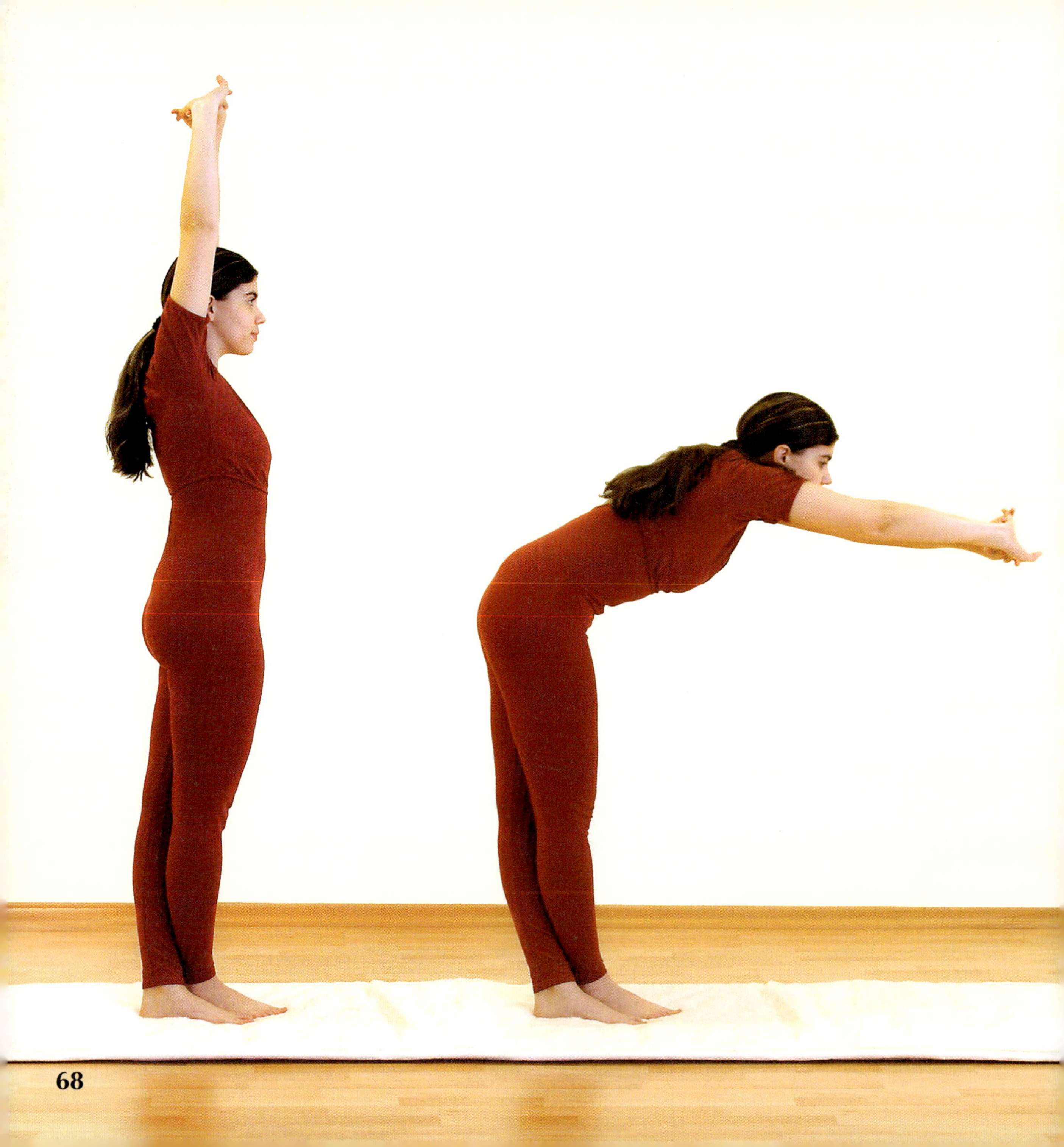

Praxis des Hormon-Yoga

Die Körperübungen der Hormonellen Yoga-Therapie

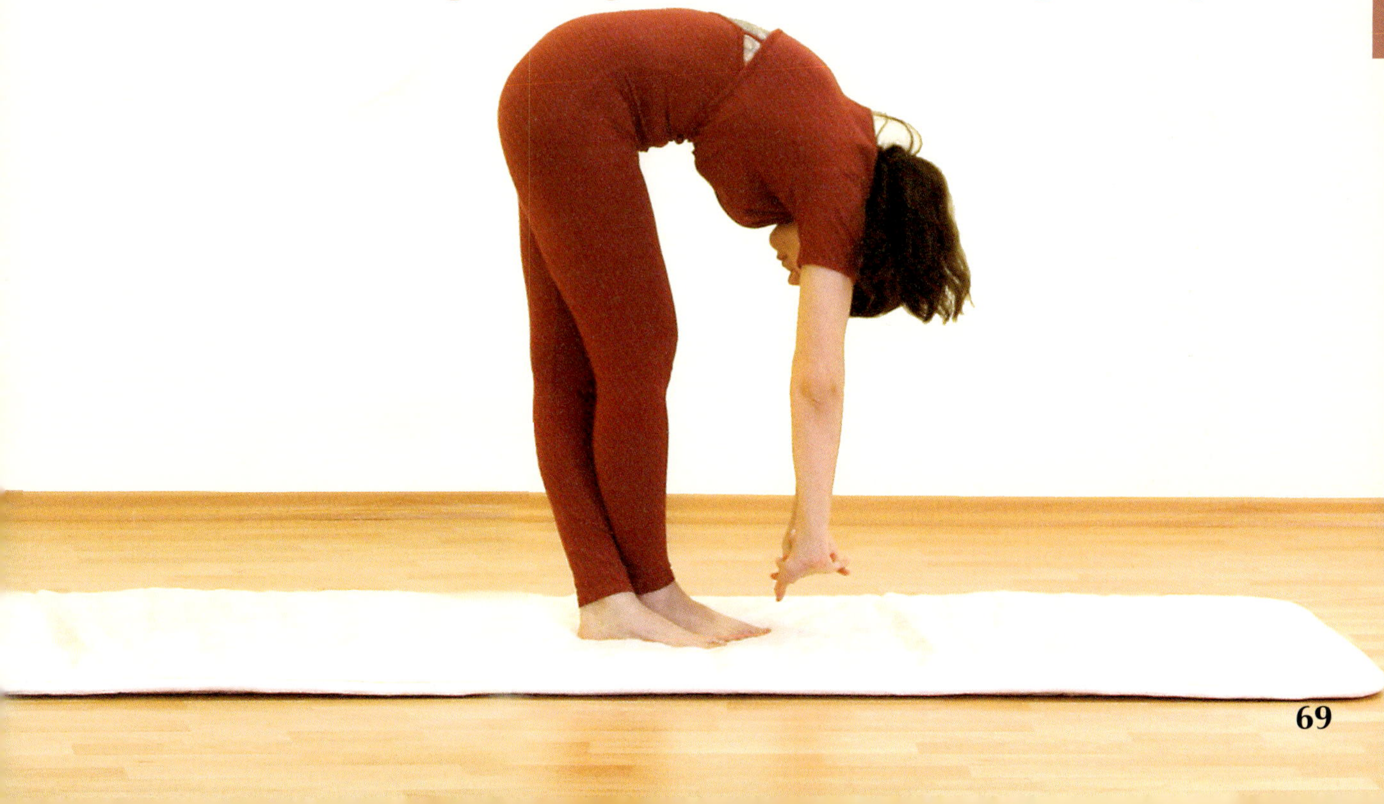

Hinweise für eine wirkungsvolle Yoga-Praxis

Vorbereitung

Vorsichtsmaßnahmen

Machen Sie keine Übungen während der Menstruation, ebenso wenig wenn bei Ihnen eine physische Disposition vorliegt, bei der die Erhöhung des Östrogenspiegels nicht angezeigt ist (z.B. Brustkrebs oder schwere Endometriose), oder ein anderes Gesundheitsproblem. Erkundigen Sie sich in diesen Fällen erst bei Ihrem Arzt, bevor Sie mit der Übungspraxis beginnen; erklären Sie ihm, daß die Hormonelle Yoga-Therapie mit starken Bauchbewegungen verbunden ist und in den meisten Fällen den Östrogenspiegel anhebt.

Sollte Ihnen eine der Übungen schwerfallen oder Schmerzen verursachen, tauschen Sie sie aus, oder lassen Sie sie einfach weg, und fahren Sie mit der nächsten in der Reihe fort.

Falls Sie in psychiatrischer Behandlung sind, ist es notwendig, daß Sie sich durch Ihren behandelnden Arzt individuell einstellen lassen, denn je nach Fall kann diese Praxis schädlich oder nützlich sein. Sie können mich auch gern kontaktieren und Ihre Probleme schildern. Ich werde Sie gern beraten.

Zeit

Wählen Sie die für Sie beste Zeit zum Üben, und seien Sie beständig, denn nur durch die Regelmäßigkeit erzielen Sie schnell gute Ergebnisse.

Ort

Wählen Sie einen ruhigen, angenehmen, gut durchlüfteten Ort ohne starke Sonneneinstrahlung und ohne Wind. Wenn Sie in Ihrem Schlafzimmer üben, lüften Sie gut, bevor Sie beginnen.

Unterlage

Die Übungen sollen auf einer gefalteten Decke oder einer Matte gemacht werden. Verwenden Sie keine zu weichen Liegematten, da dies die Ausführung der Übungen beeinträchtigt.

Kleidung und Schmuck

Tragen Sie bequeme und dehnbare Kleidung, die Ihnen Bewegungsfreiheit garantiert, vor allem in der Bauchregion. Ziehen Sie keine Strümpfe oder Gymnastikschläppchen an, weil die Füße wichtig sind für die Energieaufnahme.
Tragen Sie während des Übens keine Armbänder und keine Armbanduhr, und vermeiden Sie das Tragen von jeglichem Schmuck.

Darm und Blase

Ideal ist es, wenn Darm und Blase vor dem Üben entleert werden. Falls Sie unter Verstopfung leiden, sorgen Sie sich nicht, denn nach einigen Tagen Übungspraxis wird dieses Problem aufgrund der Wirkung der Körperübungen und der Pranayamas verschwinden.
Achten Sie auch auf Ihre Ernährung: Essen Sie Papayas, Orangen, Vollkorngetreide (Weizen oder Hafer), viel rohes Gemüse, und nehmen Sie genügend Flüssigkeit zu sich (mindestens 2 Liter am Tag).

Reinigung der Nase

Da wir im Hormon-Yoga zahlreiche Atemübungen machen und da diese, mit seltenen Ausnahmen, stets durch die Nase ausgeführt werden, putzen Sie sich vor Beginn der Übungen gut die Nase. Zur besseren Reinigung nehmen Sie etwas isotonische Kochsalzlösung (1–2 ml), doch ziehen Sie die Flüssigkeit nicht ein, sondern tropfen Sie sie mit einer Pipette in die Nase ein, und schneuzen Sie anschließend gut.
Es gibt auch eine Yoga-Technik, die Neti heißt; für diese benötigen Sie ein Nasenkännchen. Hierbei ziehen Sie das Wasser durch ein Nasenloch ein und lassen es zum anderen heraus. Diese Art der Reinigung ist sehr gut, doch in unserem Fall kann auch darauf verzichtet werden. Falls Sie sich jedoch ein Nasenkännchen kaufen möchten, so erhalten Sie dieses im Fachhandel, z.B. in ayurvedischen Geschäften.

Nüchterner Magen

Hormon-Yoga sollte mit leerem Magen praktiziert werden, gleich morgens nach dem Aufstehen. Nach den Übungen sollten Sie mindestens 15 Minuten warten, bis Sie etwas essen.
Warum mit nüchternem Magen? Weil wir eine halbe Stunde lang intensive Bauchatmungen ausführen, und wenn der Magen dabei gefüllt ist, werden wir uns nicht wohl fühlen.
Sollten Sie es nicht schaffen, nach dem Aufstehen ohne Frühstück zu bleiben, warten Sie anschließend eine Stunde, bis Sie mit dem Üben beginnen, und nach einer normalen Mahlzeit zwei Stunden.

Untersuchungen und Fragebogen

Bevor Sie beginnen, Hormon-Yoga zu praktizieren, führen Sie eine Gesamtbewertung Ihres Zustands im Hinblick auf die Menopause durch:

1. Lassen Sie den Östradiol-Spiegel untersuchen, damit Sie nach drei oder vier Monaten Übungspraxis (in dieser Spanne tritt im allgemeinen eine beträchtliche Besserung ein) die Veränderungen messen können.

2. Füllen Sie den Fragebogen zur Bewertung der Symptome aus, den ich Ihnen im Abschnitt »Auswertung« zur Verfügung stelle. Mit Hilfe der notierten Angaben werden Sie den Prozeß der Besserung bewußter begleiten können.

3. Wenn Sie älter als 45 Jahre alt sind, fragen Sie Ihren Arzt, ob er eine Untersuchung Ihrer Knochendichte und des Cholesterinspiegels für Sie durchführen kann. Auf diese Weise gewinnen Sie einen objektiven Überblick über den Stand Ihrer körperlichen Verfassung vor Beginn der Hormon-Yoga-Praxis.

4. Das Hormon-Yoga sollte nur von Personen mit guter körperlicher und mentaler Gesundheit praktiziert werden oder, in besonderen Fällen, unter ärztlicher Begleitung. Ideal ist eine tägliche Übungspraxis. Sobald Sie mit den Übungen vertraut sind, dauert die Übungsreihe lediglich 30 Minuten.
   Wiederholen Sie nach einem Monat Übungspraxis die Symptombewertung, und Sie werden von den Ergebnissen überrascht sein.
   Doch wie Swami Sivananda sagte:

   Nur wer die Übungen praktiziert, erreicht etwas.

   Seien Sie deshalb beharrlich, reservieren Sie diese halbe Stunde pro Tag für Ihre Übungen, und lassen Sie sich durch keinen Vorwand davon abbringen. Wenn Sie zur gewohnten Zeit einmal nicht üben können, machen Sie die Übungen später, aber lassen Sie sie nicht ausfallen.

5. Übungskontrolle: Notieren Sie die Tage, an denen Sie die Übungen gemacht haben, und jene, an denen Sie sie nicht gemacht haben. Auf diese Weise können Sie die Resultate mit der Übungshäufigkeit vergleichen. Vermerken Sie dabei auch Angaben über Ihr Befinden und das Datum.

6. Passen Sie Ihre Übungspraxis an: Sobald Ihr Hormonspiegel sich normalisiert hat, können Sie dazu übergehen, die Übungen lediglich zwei- bis dreimal pro Woche zu machen. Die Entscheidung liegt bei Ihnen und richtet sich nach den Untersuchungen der Östrogenwerte. Doch hören Sie nicht völlig auf, denn nach der Menopause tendieren die Werte dazu, abzusinken. Ideal wäre es, mit der täglichen Praxis fortzufahren.

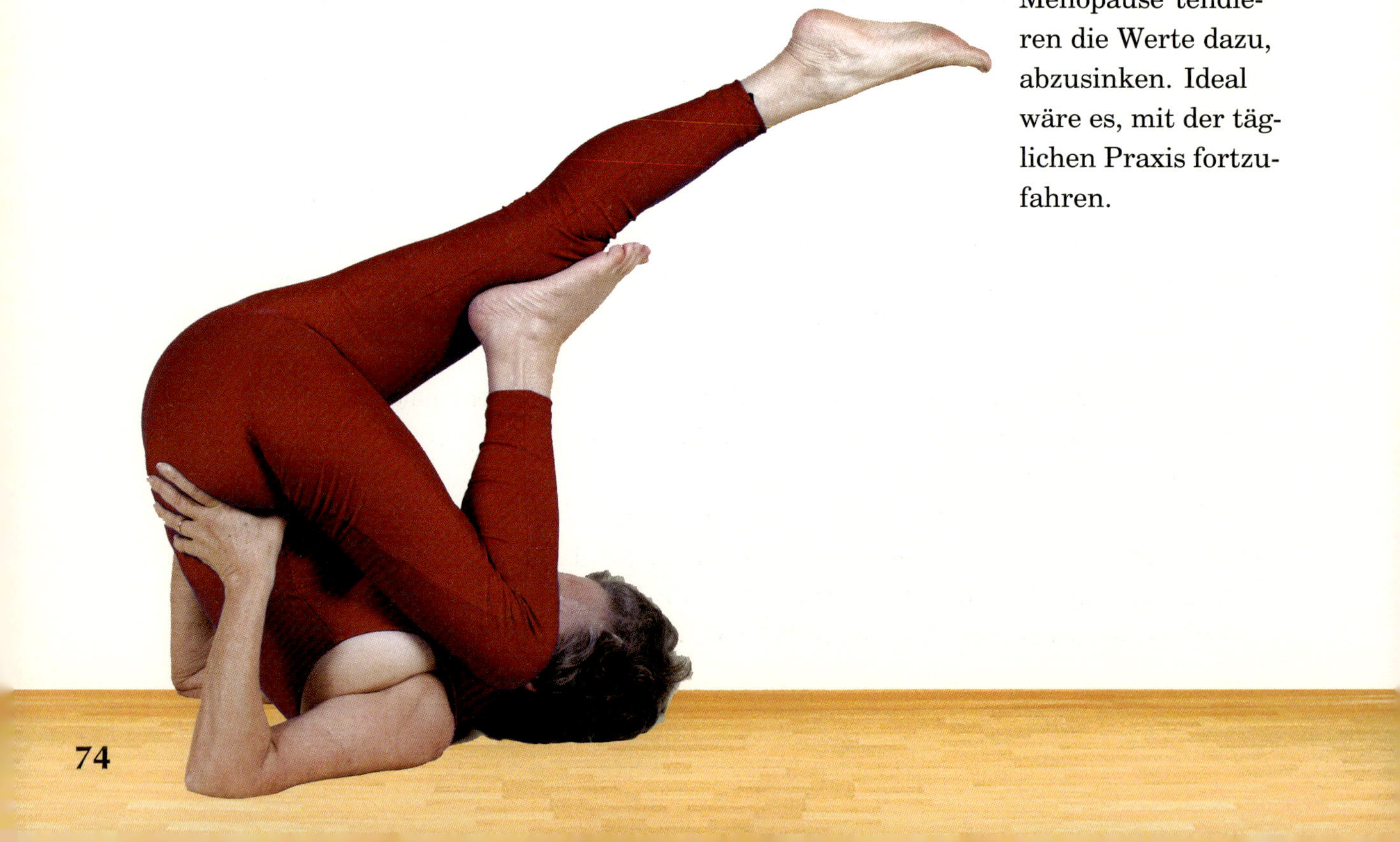

Pranayamas im Hormon-Yoga

Pranayamas sind Atemtechniken zur Kontrolle der Prana-Energie. Prana (Lebensenergie) ist die ursprüngliche Energie des gesamten Universums. Die Atmung ist ihre äußere Erscheinungsform und unsere Hauptversorgungsquelle mit Prana.
Die Atmung ist lebensnotwendig, Ohne Atmung würden wir binnen weniger Minuten sterben, ohne Wasser hingegen können wir mehr als eine Woche und ohne Nahrung gar über einen Monat überleben. Da die Atmung für unser Überleben solchermaßen wichtig ist, sichert unser Organismus ihre Kontinuität durch eine doppelte Steuerung:

- *Autonome Atmung:* Sie erfolgt die meiste Zeit, vor allem wenn wir schlafen, und garantiert, daß der Atemprozeß ohne Unterbrechung weitergeht.
- *Willkürliche Atmung:* Sie ermöglicht es uns, gemäß unseres bewußten Willens zu atmen und dabei den Rhythmus, die Tiefe und die Dauer der Atemzüge zu ändern.

Diese doppelte Steuerung der Atmung wird in der Yoga-Therapie ausgiebig eingesetzt, um Prozesse unseres Körpers zu beeinflussen, die vom vegetativen Nervensystem gesteuert werden.
Die willentlich kontrollierte Atmung wird Pranayama genannt; indem wir die Atmung kontrollieren, kontrollieren wir auch das Prana. Da die Atmung eng mit unserem emotionalen Zustand und mit anderen Funktionen unseres Körpers verbunden ist, stellt sie ein wichtiges Instrument für die Körperarbeit dar. Die großen Yoga-

Meister sind der Auffassung, daß eine tägliche Übung verschiedener Pranayamas unser emotionales Gleichgewicht erhält. Das können wir leicht überprüfen, wenn wir die Hormonelle Yoga-Therapie praktizieren, die ausgiebigen Gebrauch von Pranayamas macht. Wenn wir einen Schreck bekommen oder Angst haben, bereitet sich unser Körper darauf vor, der Gefahr zu begegnen: Die Atmung wird schneller und unregelmäßig wie gleichzeitig auch der Herzschlag. Wenn wir ganz aufmerksam sind, um z.B. einem fernen Geräusch zu lauschen, halten wir automatisch den Atem an, um unsere Aufmerksamkeit besser konzentrieren zu können. Eine rhythmische, langsame Atmung von mittlerer Tiefe zeigt Ruhe an. Indem wir bewußt langsam und rhythmisch atmen, simulieren wir eine emotionale Situation der Ruhe, und das vegetative System bewirkt die Beruhigung des Herzrhythmus und anderer für Streß typischer physiologischer Zustände, die sich so dem Zustand unserer Atmung anpassen. Dadurch daß wir verschiedene Pranayamas einsetzen, können wir die Zahl der Herzschläge verringern oder erhöhen, den Blutdruck senken, unsere Körpertemperatur erhöhen oder senken, die Verdauung anregen usw.

Im Yoga gibt es zahlreiche Pranayamas, je nachdem, wie Tiefe, Rhythmus und Dauer variieren. Im folgenden führe ich einige davon auf, doch da dies kein Buch über Yoga im allgemeinen ist, beschränken wir uns auf jene Atemübungen, die wir im Hormon-Yoga verwenden.

Im Rahmen des Yoga sind die Hauptphasen der Atmung:

- Einatmung oder *Puraka*
- Ausatmung oder *Rechaka*
- Anhalten der Atmung bei vollen Lungen oder *Kumbaka*
- Anhalten der Atmung bei leeren Lungen oder *Abhaya Kumbaka*

Bei der Einatmung nehmen wir Prana auf. Beim Anhalten des Atems mit vollen Lungen, wandeln wir die Qualität des aufgenommenen Prana um. Beim Ausatmen verteilen wir die Prana-Energie in unserem ganzen Körper. Wenn wir den Atem mit leeren Lungen anhalten, kommen wir in einen Zustand erhöhter Sensibilität und Introversion, in dem wir uns der Wirkung des Prana in unserem Körper bewußt werden.

Es gibt drei Grundtypen der Atmung, welche die drei entsprechenden Teile der Lungen bewegen: die untere oder Bauchatmung, die mittlere und die obere Atmung (Schlüsselbeinatmung).

Untere Atmung oder Bauchatmung

Dies ist die Atmung, die wir normalerweise praktizieren, z.B. wenn wir schlafen. Sie hat eine stark beruhigende Wirkung.

Technik: Legen Sie sich entspannt hin, und winkeln Sie die Beine an, indem Sie die Füße auf den Boden stellen. Legen Sie die Hände auf den Bauch. Nun lassen Sie die Atmung ganz natürlich geschehen, ohne daß Sie Einfluß darauf nehmen: Beim Einatmen hebt sich Ihr Bauch, und beim Ausatmen senkt er sich wieder leicht. Sie bewegen dabei hauptsächlich das Zwerchfell und füllen den unteren Teil der Lungen. Wiederholen Sie die Übung mehrmals.

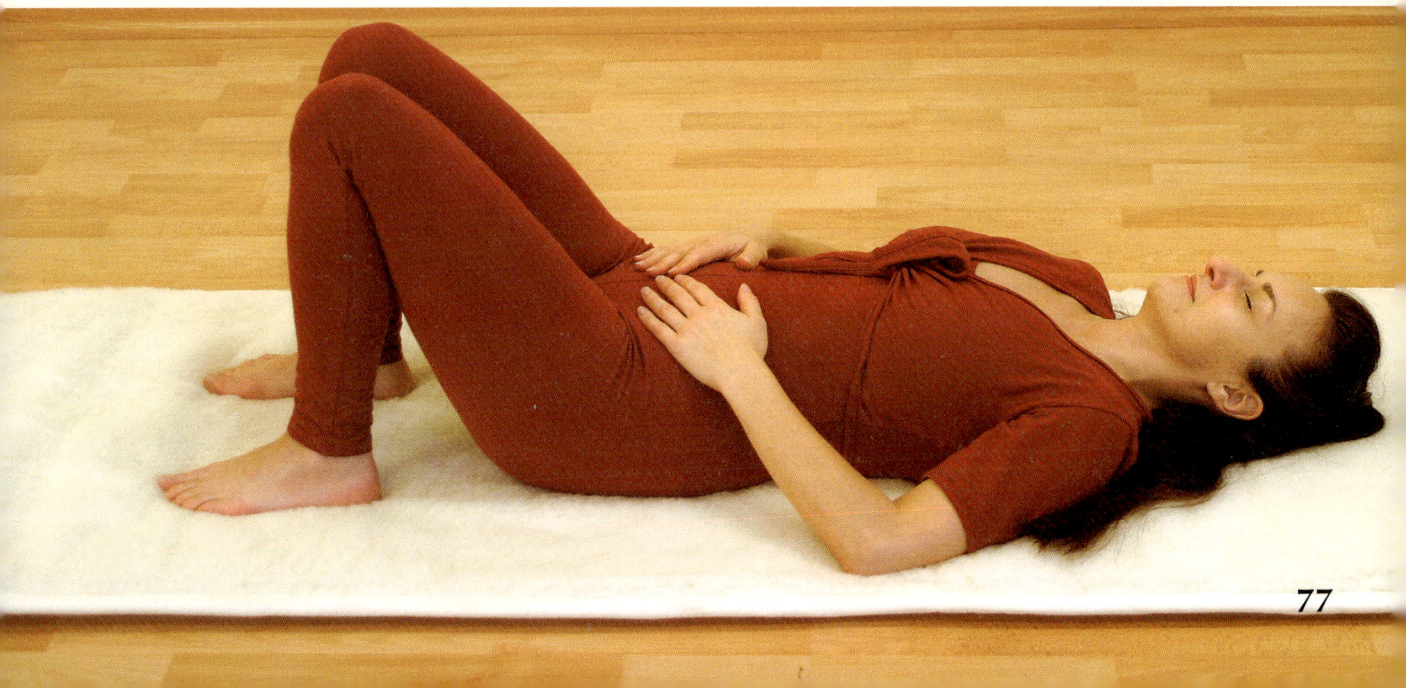

Mittlere Atmung oder Brustkorbatmung

Technik: Setzen Sie sich hin, und richten Sie die Wirbelsäule auf. Legen Sie die Hände an der Seite des Oberkörpers auf die Rippen, so daß sich die Mittelfinger fast berühren, und versuchen Sie dabei, den Bauch nicht zu bewegen. Atmen Sie bewußt in die Breite, indem Sie versuchen, den mittleren Teil der Lungen zu füllen. Spüren Sie, wie sich Ihre Rippen beim Einatmen zur Seite bewegen und wie dabei die Distanz zwischen den Fingerspitzen größer wird. Beim Ausatmen wird sie wieder kleiner. – Wiederholen Sie die Übung mehrmals.

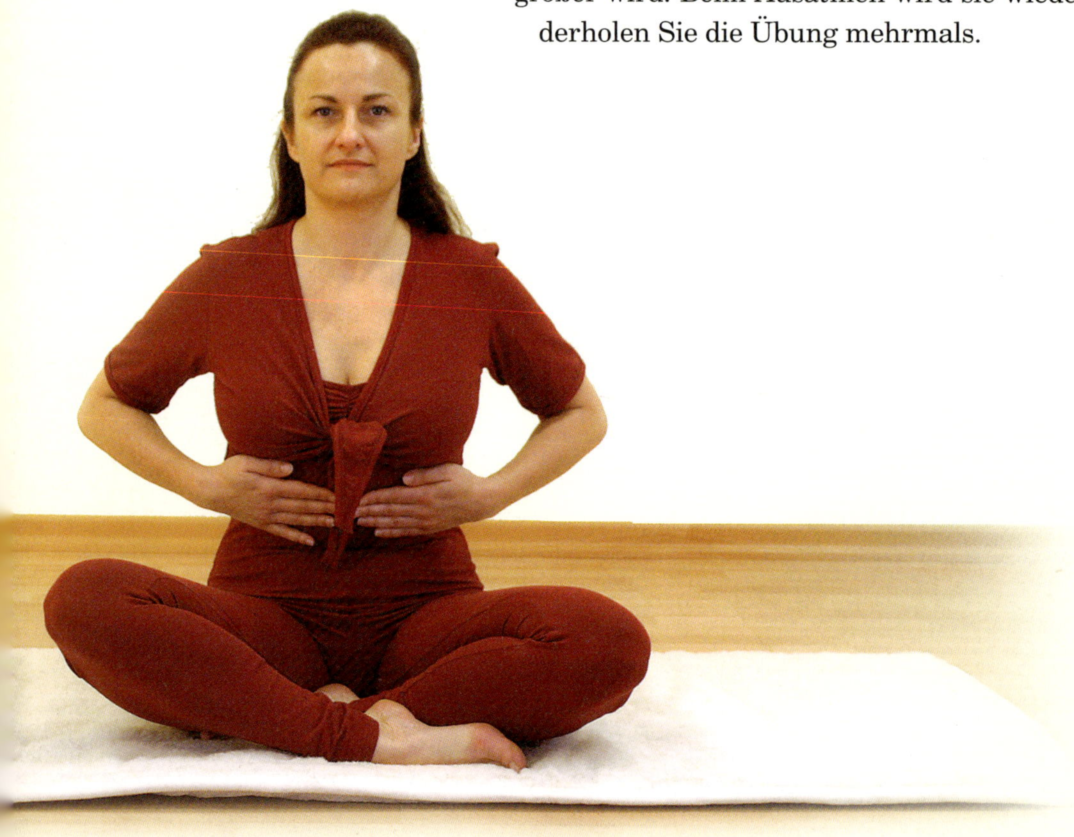

Obere Atmung oder Schlüsselbeinatmung

Sie lernen diese Atmung leichter, wenn Sie sie nach der mittleren Atmung üben.

Technik: Füllen Sie den mittleren Teil der Lungen gut, ohne dabei den Bauch zu bewegen. Atmen Sie weiter ein, bis Sie spüren, daß sich der Schlüsselbeinbereich hebt und Sie den oberen Teil der Lungen füllen.
Wiederholen Sie die Übung mehrmals, bis Sie diese Atmung gut beherrschen.

Vollständige Atmung

Diese Form der Atmung umfaßt die drei zuvor beschriebenen. Dabei werden alle drei hintereinander ausgeführt, beginnend mit der Bauchatmung und ohne Unterbrechung übergehend zur mittleren und dann zur oberen Atmung. Um auszuatmen, beginnen Sie den Bauch einzuziehen, um danach den mittleren Teil und schließlich den oberen Teil der Lungen zu leeren. 15 Minuten pro Tag praktiziert hilft diese Atemtechnik, den Cholesterinspiegel zu senken; 30 Minuten pro Tag ausgeführt unterstützt sie das Abnehmen.

Wechselatmung (Sukha Purvak)

Dies ist eine Atemtechnik zur Reinigung der Nadis (Energiekanäle). Sie wird auch Wechselatmung genannt. Sie bringt unser vegetatives System sowie das solare und lunare Prana ins Gleichgewicht. Es ist eine sehr beruhigende Atemtechnik ohne Gegenanzeigen.

Technik: Setzen Sie sich mit gerader Wirbelsäule auf einen Stuhl oder ein Meditationskissen, atmen Sie langsam, und versuchen Sie, zur Ruhe zu kommen. Entspannen Sie die Gesichtsmuskulatur. Halten Sie nun mit dem Daumen der rechten Hand das rechte Nasenloch zu, dabei sind der Mittel- und der Zeigefinger auf die Handfläche gewinkelt.

1

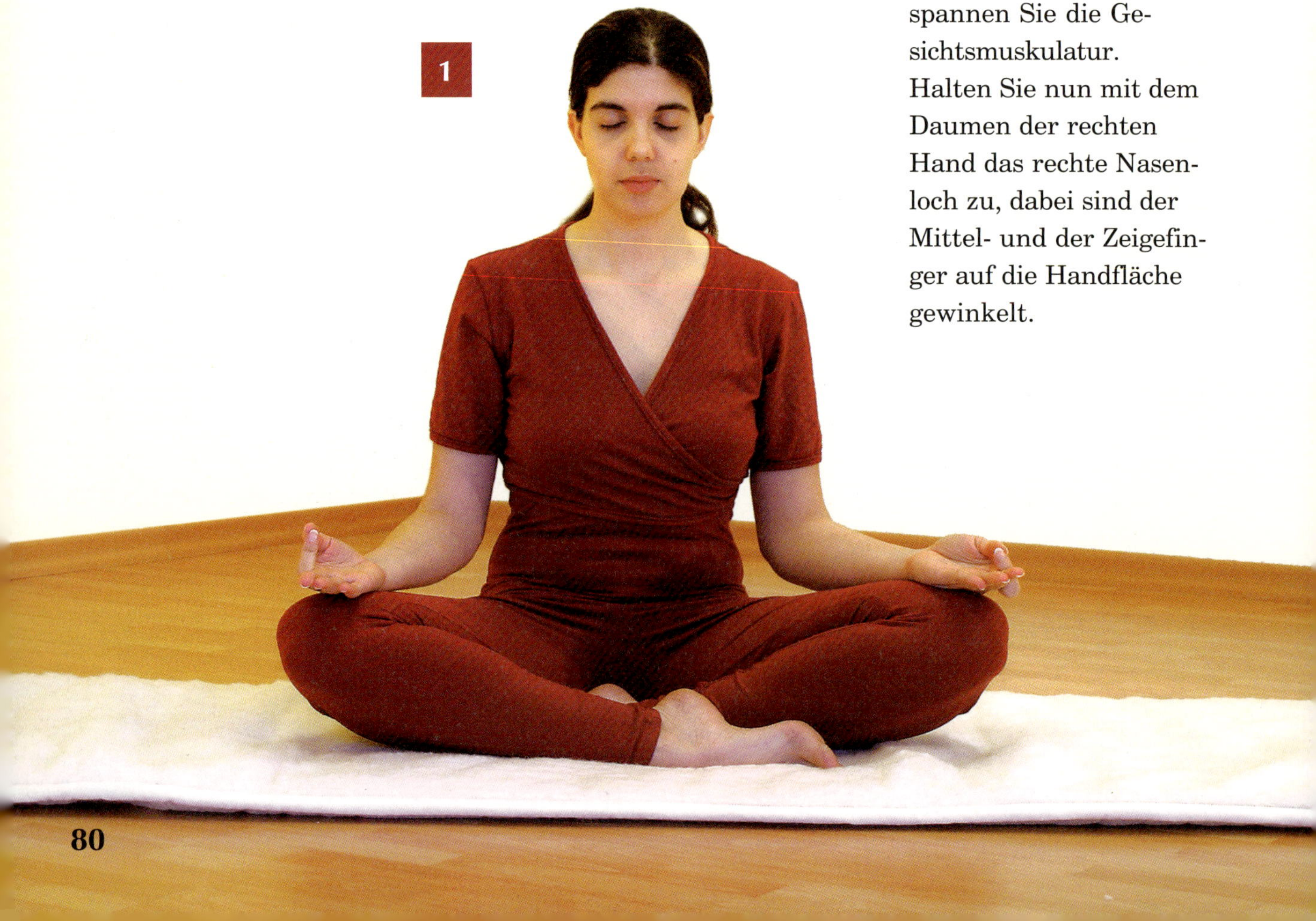

Atmen Sie durch das linke Nasenloch ein, und schließen Sie danach mit dem Ringfinger das linke Nasenloch. Öffnen Sie nun das rechte Nasenloch, und atmen Sie aus. Atmen Sie daraufhin rechts ein, schließen Sie beide Nasenlöcher, öffnen Sie dann das linke und atmen Sie dort aus.
Der Daumen und Ringfinger der rechten Hand bilden bei dieser Übung eine Zange, mit der Sie die Atmung kontrollieren, indem Sie abwechselnd ein Nasenloch schließen. Der kleine Finger wird nicht gebraucht und bleibt am Ringfinger. Sie beginnen stets durch das linke Nasenloch einzuatmen, atmen dann durch das rechte aus und wiederum durch das rechte Nasenloch ein und durch das linke aus, so daß Sie immer durch das Nasenloch einatmen, durch das Sie ausgeatmet haben. Beginnen und beenden Sie die Übung immer links.

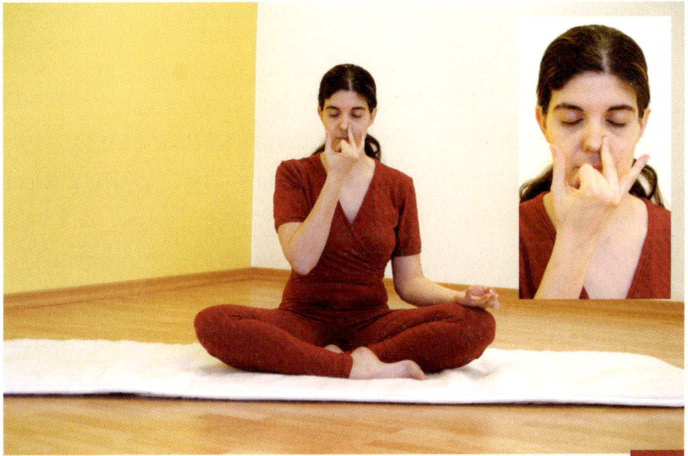

2

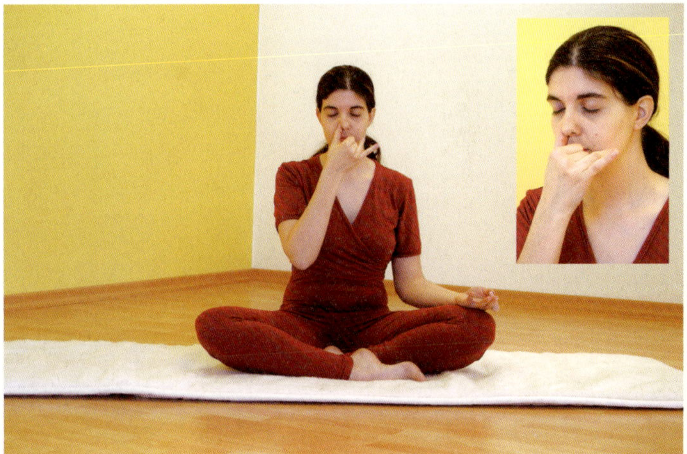

3

Blasebalgatmung (Bhastrika K.D.)

Diese Atemtechnik aktiviert die Energie. Sowohl das Einatmen als auch das Ausatmen geschehen intensiv, wobei die Ausatmung mit noch größerem Nachdruck erfolgt. Charakteristisch ist dabei die Bewegung des Bauchnabels beim Ausatmen in Richtung der Wirbelsäule. Der Bauch arbeitet dabei wie ein Blasebalg, mit dem die Glut in einem Kamins entfacht wird, dabei entsteht sogar ein ähnliches Geräusch. Doch denken Sie daran, dabei immer durch die Nase zu atmen. Bhastrika K.D. wird in verschiedenen Haltungen der Hormon-Yoga-Übungsreihe ausgeführt.

1

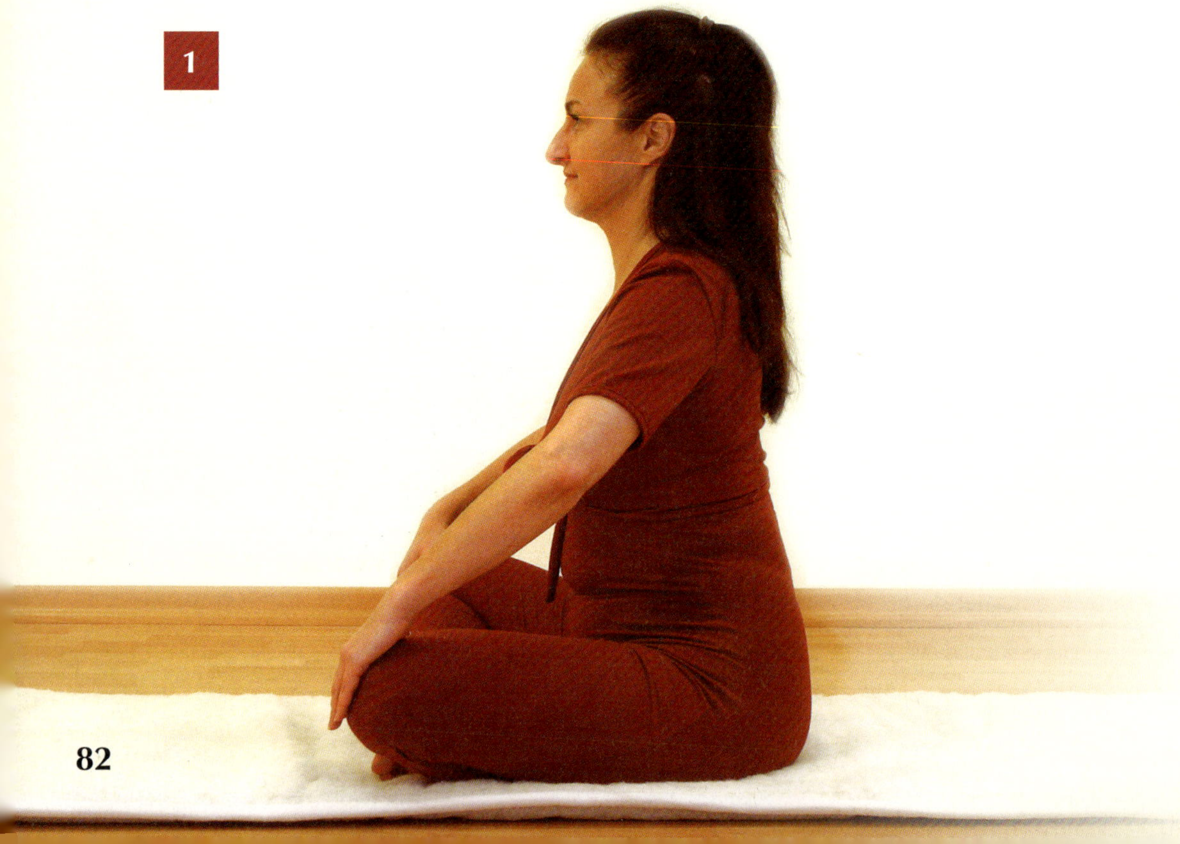

Technik: Bhastrika ist eine Bauchatmung, bei der die Luft durch die Bewegung des Nabels zur Wirbelsäule mit Kraft ausgestoßen wird. Um diese Atmung zu trainieren, setzen Sie sich mit aufgerichteter Wirbelsäule hin, die Hände auf den Knien. Atmen Sie schnell ein und aus, und bewegen Sie dabei den Nabel nach außen (1) und nach innen (2) ohne den oberen Teil des Oberkörpers zu bewegen. Die ideale Frequenz ist etwa 140 Atemstöße pro Minute.

Bei der Hormonellen Yoga-Therapie hat Bhastrika K.D. außer der Funktion der Aktivierung der individuellen Energie auch die Funktion, verschiedene innere Organe zu massieren, je nach den Haltungen, in denen die Atmung ausgeführt wird. Diese Form des Pranayama wird bei fast allen Übungen der Hormonellen Yoga-Therapie angewandt.

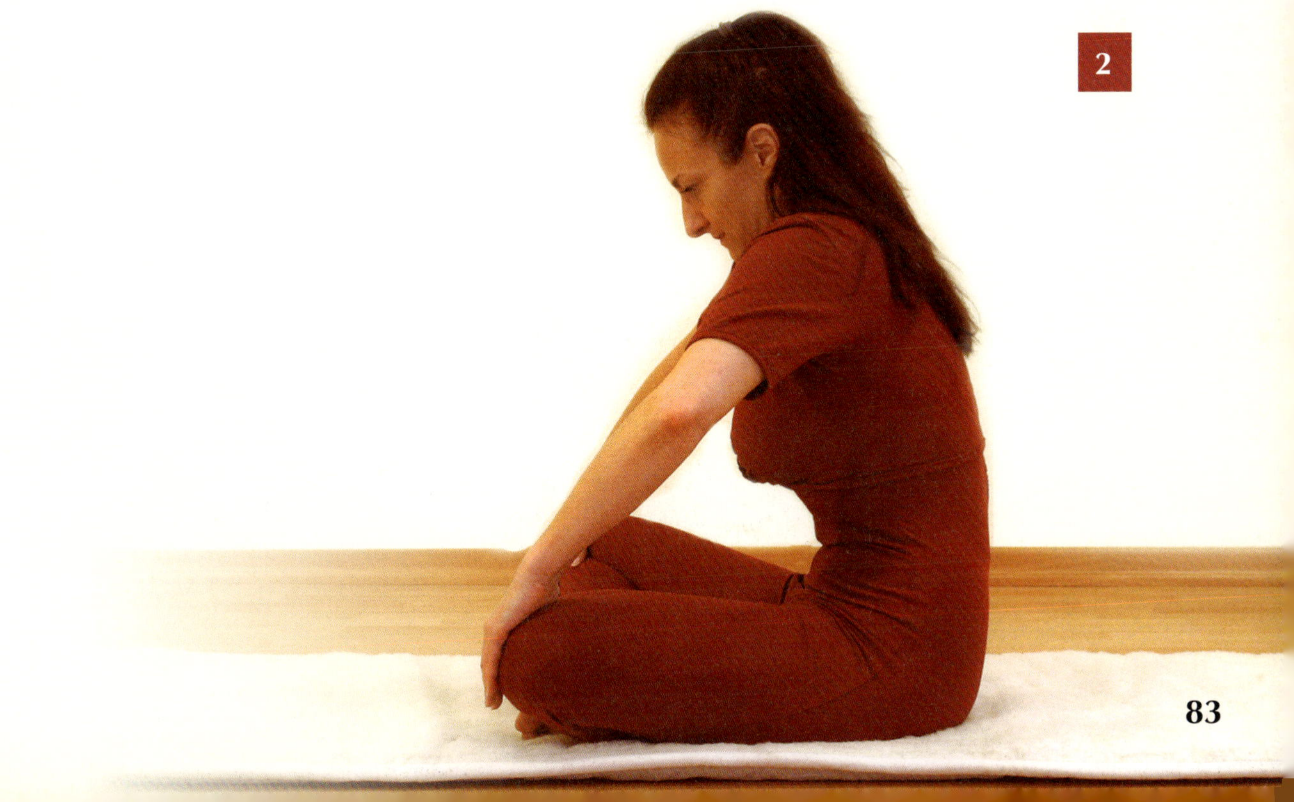

Befreiende Atmung (Ujjayi)

Diese Atemtechnik dehnt den mittleren und oberen Teil der Lungen vollständig, wobei die Prana-Energie auf die Schilddrüse und die Nebenschilddrüsen konzentriert wird. Durch die Ujjayi-Atmung werden die Schleimansammlungen in den Atemwegen beseitigt.

Technik: Setzen Sie sich mit aufgerichteter Wirbelsäule hin. Entspannen Sie den Unterkiefer, ohne die Lippen zu trennen. Schließen Sie die Stimmritze teilweise, damit der Durchgang der Luft sowohl beim Ein- als auch beim Ausatmen erschwert wird. Atmen Sie nun, indem Sie dem mittleren und oberen Teil der Lungen intensiv weiten. Es ist wie Schnarchen mit geschlossenem Mund, aber ohne lautes Geräusch.

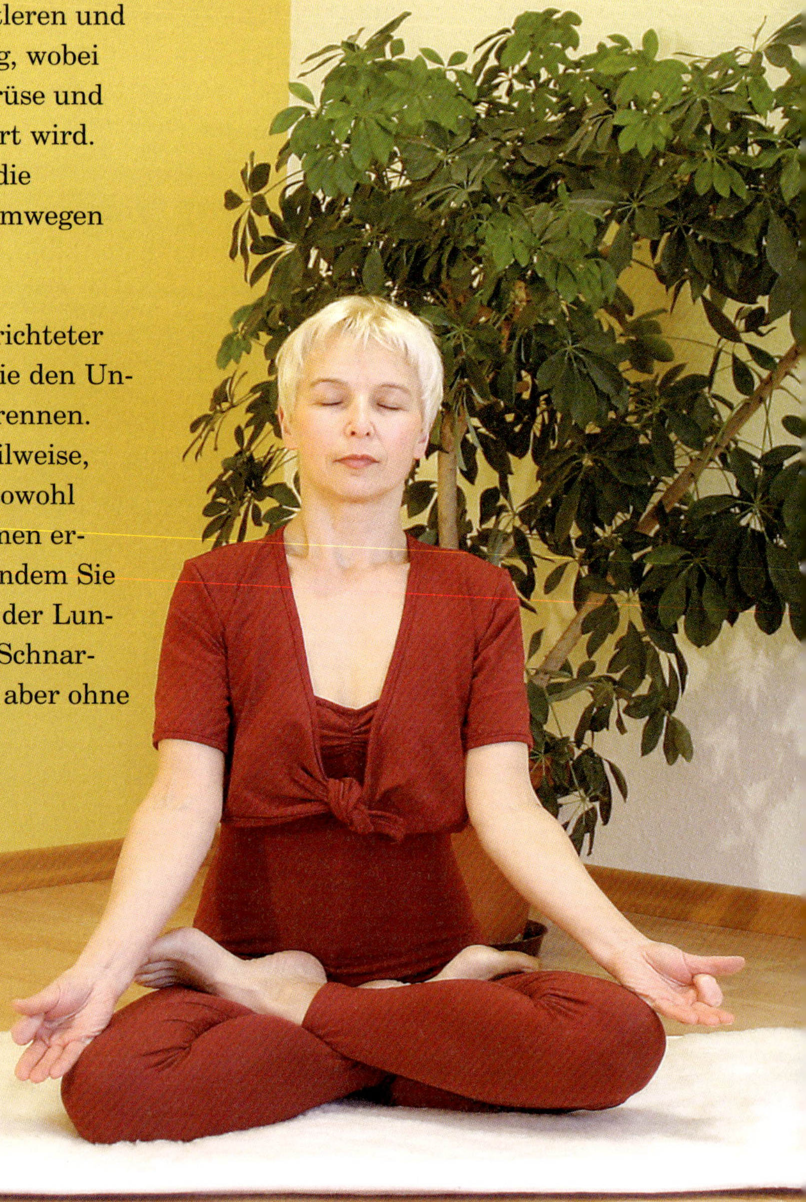

Stoffwechselatmung (Surya Bedhana K.D.)

Diese Atemtechnik aktiviert die individuelle Energie und den Stoffwechsel.

Technik: Setzen Sie sich mit gerader Wirbelsäule hin. Die linke Hand liegt auf dem linken Knie. Krümmen Sie den Mittelfinger der rechten Hand (den Finger des Feuerelements) zu einem Haken, und drücken Sie damit das linke Nasenloch zu. Atmen Sie stark durch das rechte Nasenloch ein und aus (solar-aktivierende Energie). Spüren Sie, wie Ihre Atmung wie ein Blasebalg arbeitet, der Ihre Energie aktiviert. Bei jedem Ausatmen stoßen Sie die Luft aus, indem Sie den Bauch einziehen und den Nabel in Richtung Wirbelsäule einziehen.

Beim Surya Bedhana K.D. mit Körperdehnung werden zusätzlich zur Durchführung der Atmung einige Körperteile gedehnt (Beschreibung S. 155).

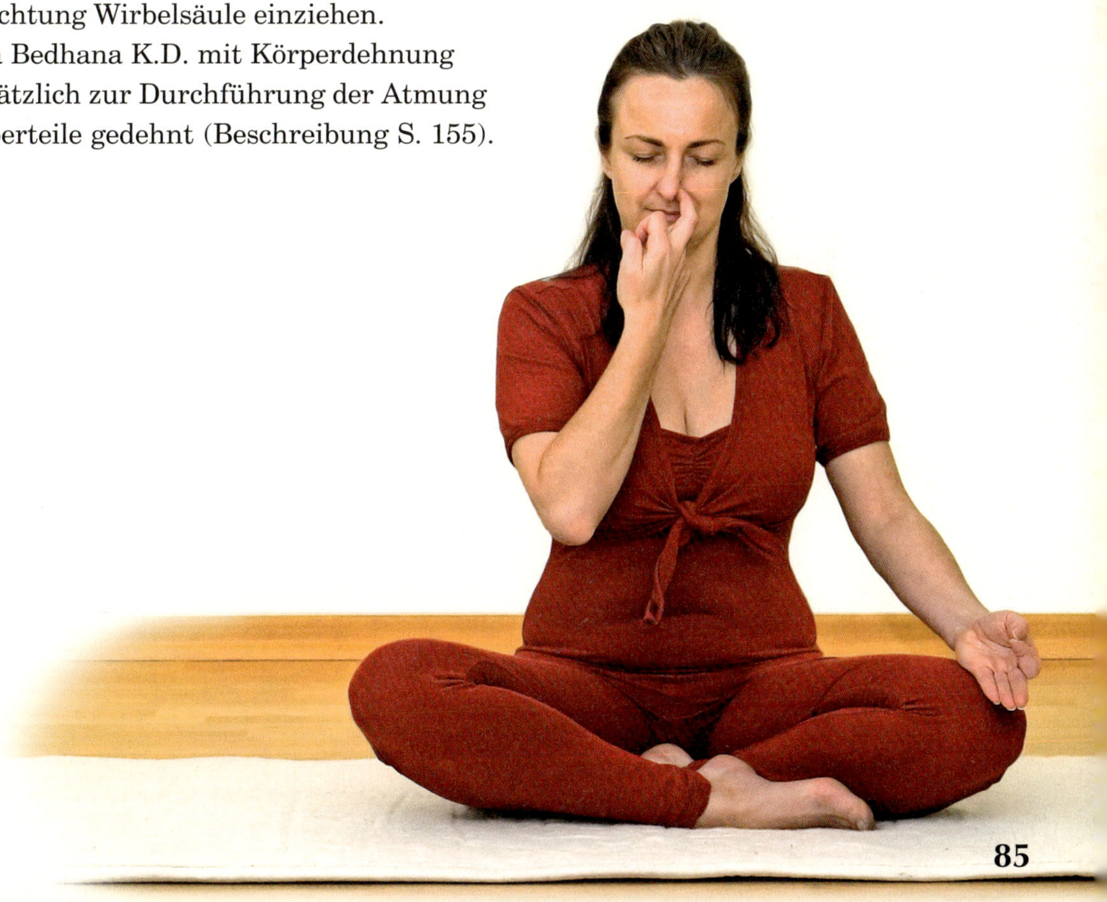

Quadratisches Pranayama (Samvritti)

Diese Atmung wird auch »quadratisches« Pranayama genannt. Sie verleiht körperlich-seelisches Gleichgewicht, geistige Dynamik und Vitalität , weshalb sie sich gut zur Linderung von Streß und Depressionen einsetzen läßt. Diese Form des Pranayama arbeitet mit vier Phasen der Atmung, die von gleicher Dauer sind.

Technik: Setzen Sie sich mit aufgerichteter Wirbelsäule hin, legen Sie die Hände in Position des Jnani Mudra auf die Oberschenkel (zu den Mudras siehe Seite 88). Die Übung besteht aus vier Teilen:

- Einatmung
- Anhalten der Atmung bei vollen Lungen
- Ausatmung
- Anhalten der Atmung bei leeren Lungen

1. Phase

Verwenden Sie zum Üben den Rhythmus 4–2–4–2.
Atmen Sie 4 Takte ein, indem Sie ›*1 und 2 und 3 und 4*‹ zählen.
Halten Sie die Luft 2 Takte an, indem Sie ›*1 und 2*‹ zählen.
Atmen Sie 4 Takte aus, indem Sie ›*1 und 2 und 3 und 4*‹ zählen.
Halten Sie die Lungen 2 Takte lang leer, indem Sie ›*1 und 2*‹ zählen.

2. Phase

Wenn Sie diesen Rhythmus mit Leichtigkeit ausführen können, gehen Sie zum wahren quadratischen Pranayama über:
Atmen Sie ein, indem Sie ›*1 und 2 und 3 und 4*‹ zählen.
Halten Sie die Luft an, indem Sie ›*1 und 2 und 3 und 4*‹ zählen.
Atmen Sie aus, indem Sie ›*1 und 2 und 3 und 4*‹ zählen.
Halten Sie die Lungen leer, indem Sie
›*1 und 2 und 3 und 4*‹ zählen.

Pranayama zum Abnehmen

Bei diesem Pranayama verwenden wir den Rhythmus 3–3–6–6.
Atmen Sie ein, indem Sie ›*1 und 2 und 3*‹ zählen.
Halten Sie die Luft an, indem Sie ›*1 und 2 und 3*‹ zählen.
Atmen Sie aus, indem Sie ›*1 und 2 und 3 und 4 und 5 und 6*‹ zählen.
Halten Sie die Lungen leer, indem Sie ›*1 und 2 und 3 und 4 und 5 und 6*‹ zählen.
Wenn Sie die Atmung noch nicht so lange anhalten können, beginnen Sie mit dem Rhythmus 2–2–4–4.

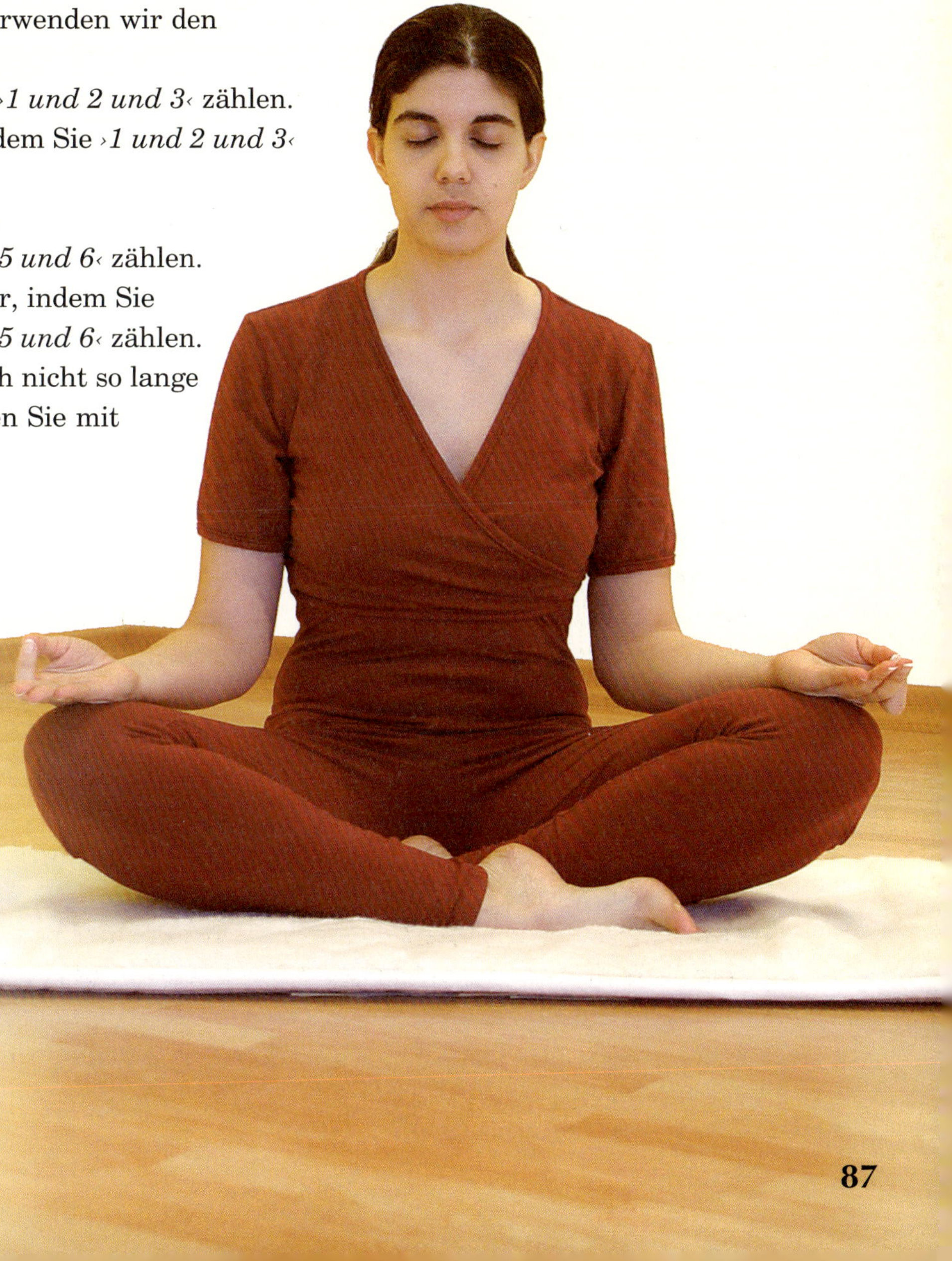

Mudras – Bandhas – Mantras

Mudras: Symbolische und funktionale Gesten

Im Alltagsleben machen wir, wenn wir reden, mit den Händen spontan Gesten, und die meisten davon haben eine universelle Bedeutung, wie z.B. das aggressive Deuten mit dem Zeigefinger, mit dem man jemanden anklagt: »Das warst du!«, oder die Geste »Bleib stehen!« mit der erhobenen Fläche der rechten Hand. Es gibt unzählig viele Gesten zum Grüßen, Zustimmen, Segnen usw., doch die Gesten sind mehr als nur einfache Elemente der Kommunikation – die meisten davon sind identisch mit den Mudras. Doch was sind Mudras? Mudras sind Haltungen der Finger, Hände oder sogar des ganzen Körpers, die unsere Prana-Energie lenken und an bestimmten Stellen konzentrieren, dabei unsere Atmung beeinflussen, die Meditation erleichtern usw.
Das Mudra ist eine symbolische Geste der Vereinigung der Gegensätze: Körper und Geist; Mensch und Kosmos; solares und lunares Prana usw. Einige Mudras kontrollieren die Funktionen des Nervensystems durch die Vereinigung der Nervenenden des Sympathikus und des Parasympathikus.
Bei den verschiedenen Praktiken des Yoga, wie Pranayamas, Konzentrations- und Meditationsübungen, machen wir ausgiebigen Gebrauch von Mudras. Doch Mudras werden nicht nur im Yoga eingesetzt: Sie sind fester Bestandteil buddhistischer Übungen, aber ebenso gegenwärtig im Sufismus (Islam), im Jainismus (Indien) und auch im

Christentum – die zum Gebet gefalteten Hände z.B. sind eine universelle Geste des Segnens.
Allein im Yoga gibt es 58 klassische Mudras und darüber hinaus unzählige Variationen. Die meisten Mudras sind Handhaltungen, aber es gibt auch Mudras des ganzen Körpers. In der Hormonellen Yoga-Therapie verwenden wir einige dieser rituellen Gesten, und diese möchte ich im folgenden erklären.

Tip gegen Hitzewallungen
Vermeiden Sie stark gewürzte Speisen, Zucker, zuviel Salz, sehr heiße Suppen und üppige Mahlzeiten. Reduzieren Sie den Kaffee- und Schwarztee-Konsum. Essen Sie mehr Zitrusfrüchte (Vitamin C) und Nahrungsmittel, die Vitamin E enthalten (siehe »Vitamine und Mineralien« S. 244).

Entspannungs-Mudra (Jnani-Mudra)

Bei diesem Mudra berührt die Kuppe des Daumens den Nagel des Zeigefingers, wobei die anderen Finger zusammengehalten und ausgestreckt werden (1). Im allgemeinen wird es mit den Händen auf den Oberschenkeln und nach oben gedrehten Handflächen ausgeführt. Dieses Mudra aktiviert den unteren Teil der Lungen und die Organe der Bauchregion.

Es gibt zwei Variationen des Jnani-Mudra, die mittlere und die geschlossene: Bei der mittleren berührt die Spitze des Zeigefingers das mittlere Gelenk des Daumens, was den mittleren Teil der Lungen und den Stoffwechsel aktiviert (2). Bei der geschlossenen berührt die Spitze des Zeigefingers das Gelenk an der Wurzel des Daumens, was den oberen Teil der Lungen und das Chandra-Mandala aktiviert und folglich die Meditation fördert (3).

1

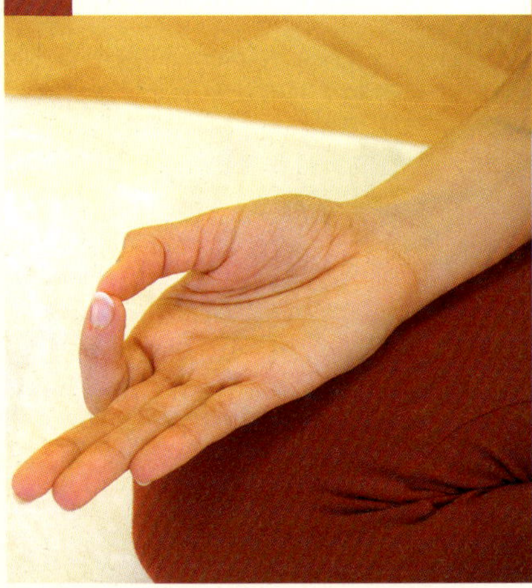

2

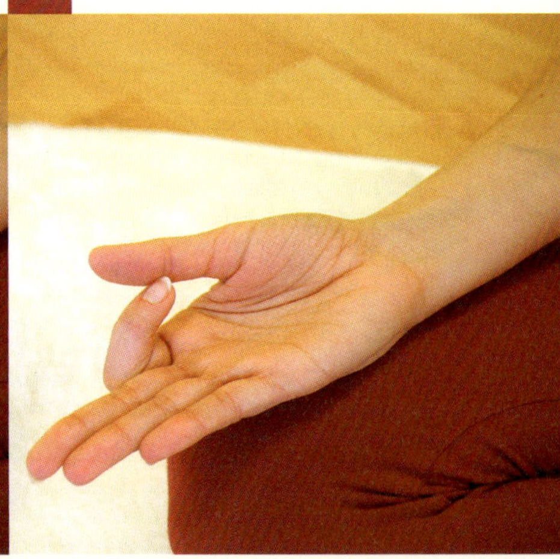

3

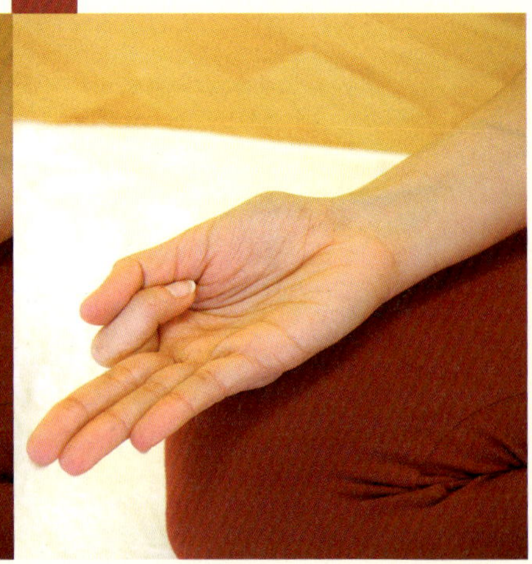

Energetisierungs-Mudra (Prana Nadi Mudras)

Diese Mudras ähneln dem Jnani-Mudra, werden jedoch mit nach unten gedrehten, auf den Oberschenkeln liegenden Handflächen ausgeführt. Jede der drei Formen hat eine andere Wirkung.

1. Der Nagel des Daumens berührt den Nagel des Zeigefingers, während die anderen Finger ausgestreckt bleiben. Dieses Mudra wirkt auf den unteren Teil der Lungen und den Bauch.

2. Der Nagel des Daumens berührt den Nagel des Zeigefingers, während die anderen Fingern unter die Handfläche gekrümmt werden. Dieses Mudra aktiviert den mittleren Teil der Lungen, die Brust und den Rücken.

3. Die Hände werden zu Fäusten geballt, dabei wird der Daumen von den anderen Fingern umschlossen. Dieses Mudra wirkt auf den oberen Teil der Lungen und aktiviert die lunare Energie (beruhigend) und verlangsamt so den Stoffwechsel.

1

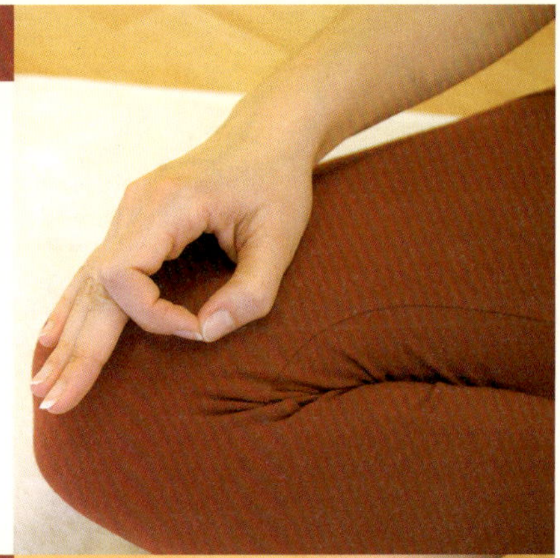

2

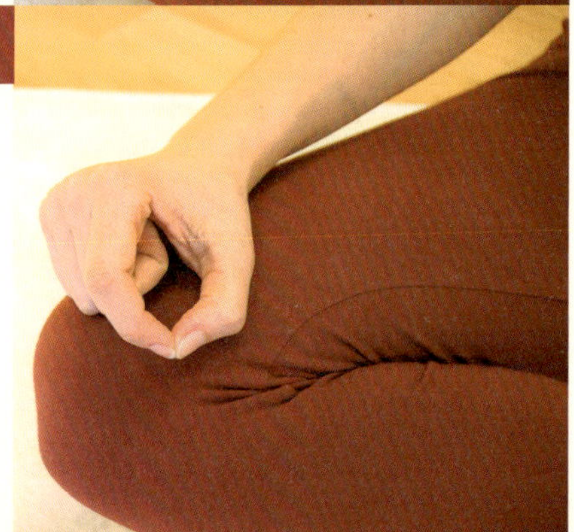

3

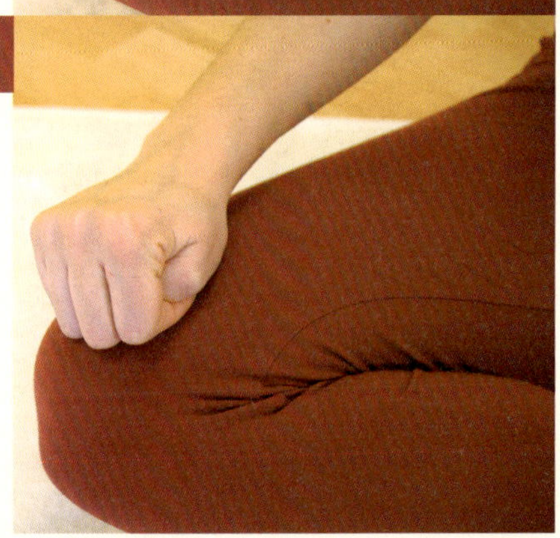

Venus-Mudra

Verschränken Sie die Finger beider Hände ineinander, wobei sich die Daumen kreuzen (1) oder parallel nebeneinander liegen (2). Dieses Mudra kann auch mit ausgestreckten Zeigefingern ausgeführt werden (3). Es bringt die beiden Formen der Energie (solare und lunare) ins Gleichgewicht. Es kann statisch oder in Bewegung ausgeführt werden.

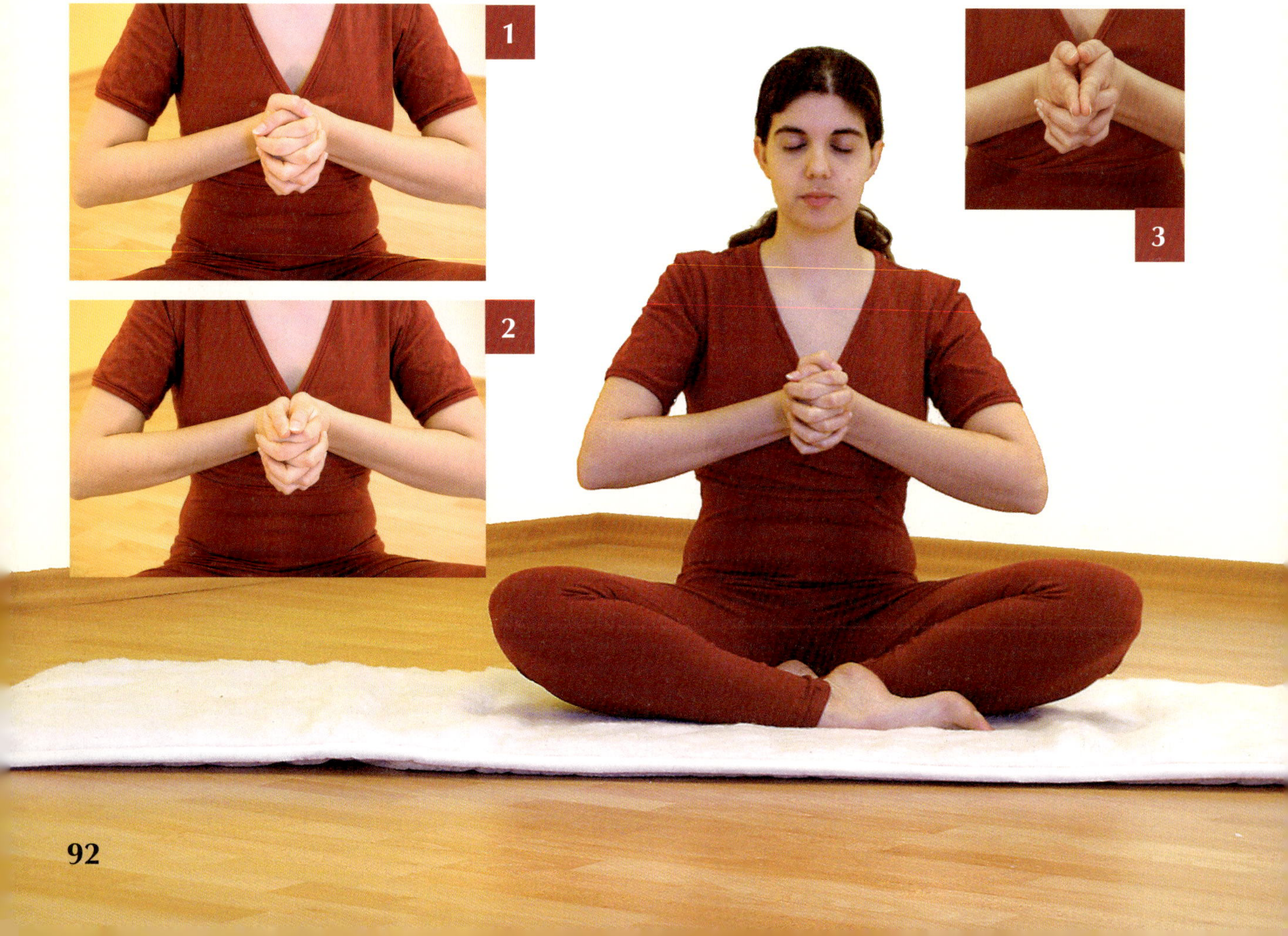

1

2

3

Mudra K.D.

Verhaken Sie die Finger beider Hände fest ineinander, heben Sie die Arme und Unterarme bis auf Schulterhöhe, und halten Sie sie waagerecht vor sich. Dies ist ein Mudra der Kraft, Energie und Einheit.

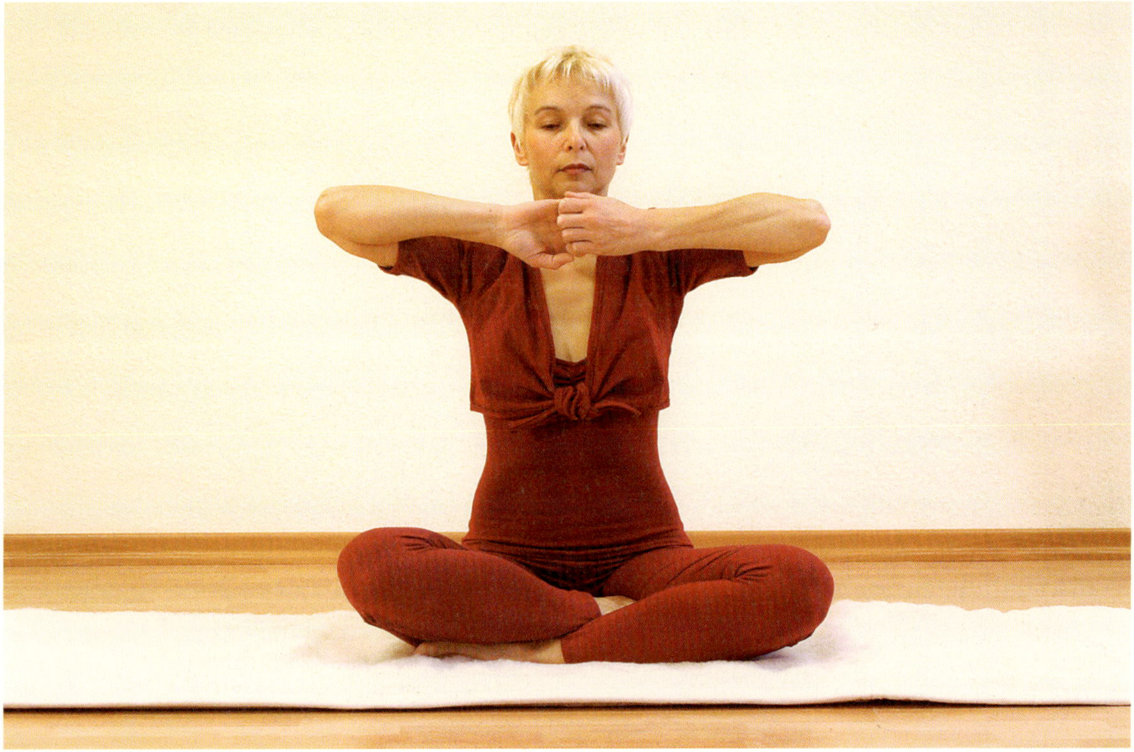

Khecari-Mudra (Zungen-Mudra)

Die Zungenspitze wird nach hinten geschoben, bis sie den weichen Gaumen berührt. Dieses Mudra fördert den Kreislauf der Prana-Energie.

Bandhas

Bandhas sind Haltungen und Kontraktionen, die wir ausführen, um den Fluß des Prana zu kontrollieren. So wie wir Kondensatoren, Sicherungen und Schalter verwenden, um den Fluß der elektrischen Energie zu lenken, haben wir die Bandhas, um den Fluß des Prana zu aktivieren, zu steuern und auf einige Bereiche unseres Körpers zu konzentrieren und zu anderen Bereichen zu lenken. Es gibt verschiedene Bandhas, doch im Rahmen des Hormon-Yoga verwenden wir nur drei, die ich hier vorstelle.

Jaladhara Bandha (Dehnung des Nackenbereichs)

Dieses Bandha wird im allgemeinen bei angehaltener Atmung mit vollen Lungen ausgeführt. Es aktiviert insbesondere die Schilddrüse, bewirkt eine starke Dehnung des Nackenbereichs und energetisiert somit auch das Gehirn.

Technik: Bringen Sie den Unterkiefer nach vorn, und beugen Sie den Kopf nach unten, bis der Kiefer den Bereich des Brustbeins berührt. Üben Sie leichten Druck aus. Um die Haltung zu beenden, führen Sie den Kiefer zuerst in die normale Position zurück, und entspannen Sie sich dann.

Uddiyana Bandha (Einziehen des Bauches)

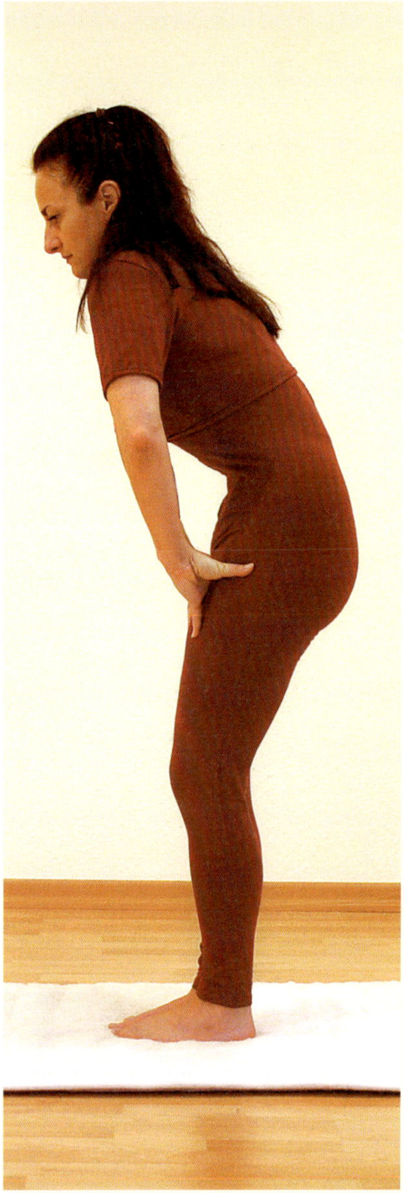

Bei diesem Bandha geht es um das Einziehen des Bauches. Außer daß es den Prana-Fluß kontrolliert, massiert es die inneren Bauchorgane, fördert die Entgiftung und aktiviert die feurige Energie. Es ist ein Bandha mit verjüngender Wirkung, das von den Yoga-Meistern auch »Löwe, der den Tod besiegt« genannt wird.

Bei der Hormonellen Yoga-Therapie benötigen wir dieses Bandha bei zwei Übungen. Trainieren Sie es deshalb vorher, um es dann ohne Schwierigkeiten ausführen zu können.

Technik: Stellen Sie sich aufrecht hin, die Füße ca. schulterbreit auseinander. Winkeln Sie die Knie etwas an, und legen Sie die Hände in der Leistengegend auf die Oberschenkel. Beugen Sie den Kopf nach unten, so daß der Kiefer sich dem Brustbein nähert, und krümmen Sie die Wirbelsäule etwas.

Atmen Sie nun ein und aus, und entleeren Sie die Lungen beim Ausatmen völlig. Halten Sie den Atem an, stützen Sie die Hände kräftig auf die Oberschenkel, und dehnen Sie die Rippen zu den Seiten und nach oben hin aus, so daß sich in der Bauchregion ein Vakuum bildet [tun Sie so, als atmeten Sie ein, aber ohne Luft; ziehen Sie dabei den Bauchnabel so nah wie möglich an die Wirbelsäule – gerade so, als wollten Sie sämtliche Bauchorgane in den Brustkorb stülpen]. Verbleiben Sie in dieser Haltung, so lange Sie können, doch überanstrengen Sie sich nicht.

Strecken Sie vor dem Einatmen die Beine aus, heben Sie den Kopf, und entspannen Sie die Bauchmuskulatur, damit der Atem sanft einfließen kann.

Mulabandha (Zusammenziehen des Schließmuskels)

Bei diesem Bandha, das mit vollen oder leeren Lungen ausgeführt werden kann, werden der Schließmuskel und gleichzeitig die Region des Perineums (Damm) stark zusammengezogen. Es aktiviert die Kundalini-Energie an der Wirbelsäulenbasis und wirkt gesundheitsfördernd auf die ganze urogenitale Region, insbesondere wenn die Muskeln der Harnröhre ebenfalls kontrahiert werden. Außerdem fördert es das Verschwinden von Hämorrhoiden und Durchfall bzw. Verstopfung. Dieses Bandha wird bei der täglichen Übungsreihe ausgiebig praktiziert.

Technik: Ziehen Sie die Muskeln im Bereich des Anus und der Vagina zusammen, halten Sie die Spannung so lange wie möglich, und entspannen Sie die Muskulatur dann wieder.

Mantras und die Wirkung ihrer Schwingungsfrequenzen

Mantras sind Töne oder Wörter, deren Schwingungsfrequenz eine bestimmte Wirkung auf uns ausübt. Es gibt beruhigende Mantras, Mantras, die vitalisieren, Mantras, die einen meditativen Zustand herbeiführen u.v.a.m. Oft werde ich nach der Bedeutung der Wörter in den Mantras gefragt, doch diese ist nicht so wichtig wie ihre Wirkung.

Die Mantras werden im Hinduismus als heilig betrachtet und seit Jahrhunderten von den Yogis wiederholt. Die großen Yoga-Meister sind der Ansicht, daß Mantras eine eigene Kraft haben.

Mantras gibt es in verschiedenen Religionen: Im Buddhismus z.B. werden Mantras bei Konzentrations- und Meditationsübungen ausgiebig und sehr wirkungsvoll eingesetzt, und selbst im Christentum gibt es Mantras (z.B. Amen, Halleluja, Kyrie Eleison).

Beim Hormon-Yoga werden wir die Schwingungsfrequenz einiger Mantras nutzen, um bestimmte Chakras zu aktivieren oder auf unsere emotionale Verfassung einzuwirken. Die jeweiligen Mantras werde ich zusammen mit den entsprechenden Übungen erläutern.

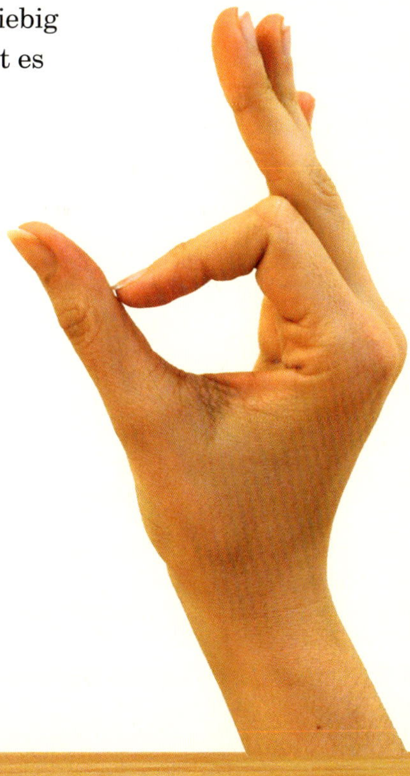

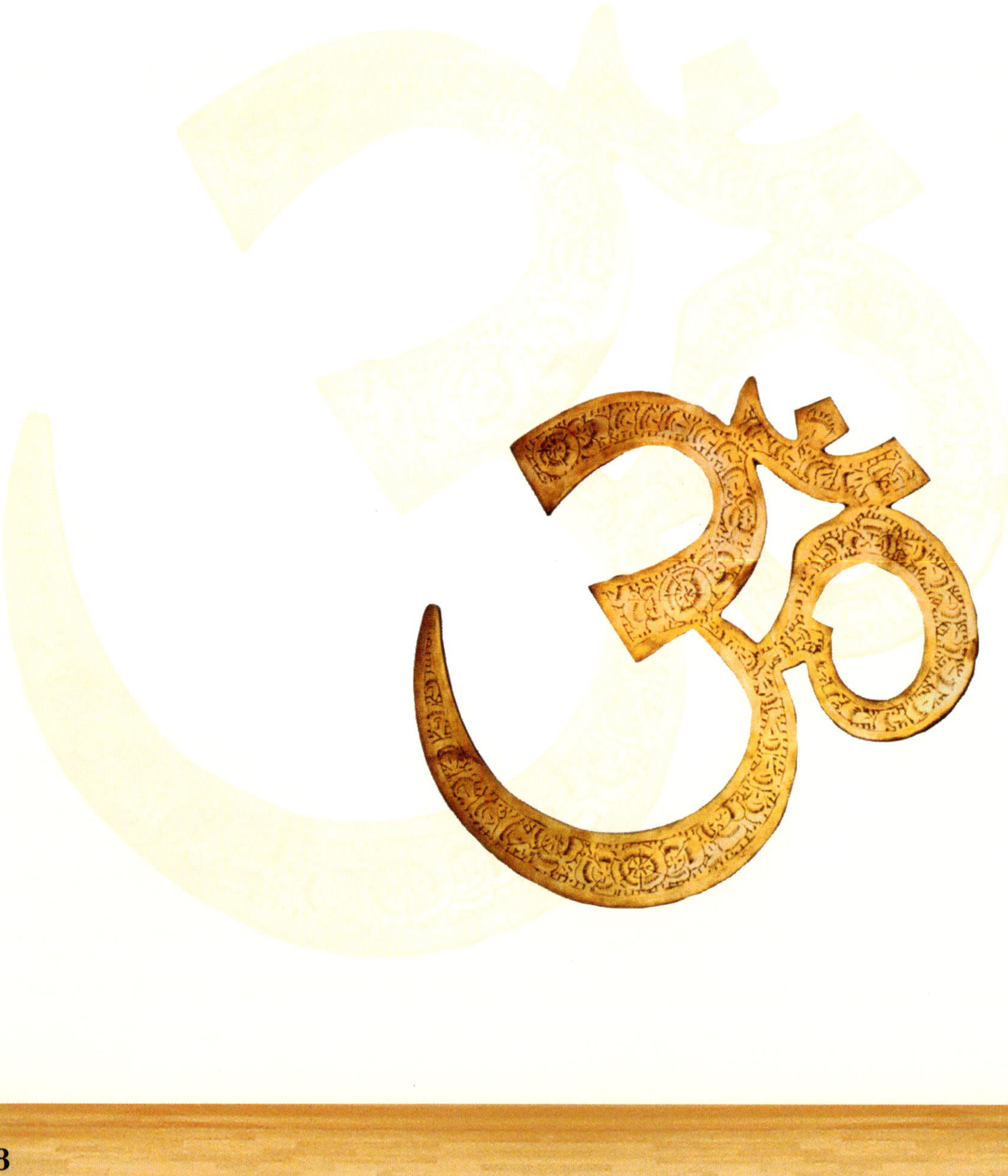

Die Prana-Energie aktivieren, spüren, bewegen und lenken

In der Praxis des Hormon-Yoga haben wir hauptsächlich drei Arbeitstechniken: Asanas (Körperübungen), Pranayamas (Atemübungen) und energetische Techniken. Indem wir diese drei Techniken kombinieren, werden wir das Prana zu jenen Organen und Drüsen führen, die wichtig für unsere Arbeit sind.

Energie spüren

Mit dieser Übung werden Sie Ihre Sensibilität für die Energie entwickeln. Es ist, als ob sich neben dem Geruchssinn, dem Gehör, Geschmack usw. ein neuer Sinn in Ihnen entfaltete. Nach nur wenigen Tagen werden Sie spüren, wie die Energie durch verschiedene Stellen Ihres Körpers fließt und von Ihren Fingern ausstrahlt. Wenn Sie erst länger praktizieren, können Sie die Energie dann von einer Stelle Ihres Körpers zur anderen leiten.

Anfangsposition:
Liegend, die Füße auseinander und die Handflächen weisen nach oben. Entspannen Sie den ganzen Körper. Lockern Sie die Arme, die Beine, entspannen Sie das Gesicht, und achten Sie auf Ihre natürliche Atmung. Beeinflussen Sie sie nicht, lassen Sie Ihren Körper für sich atmen. Beobachten Sie.

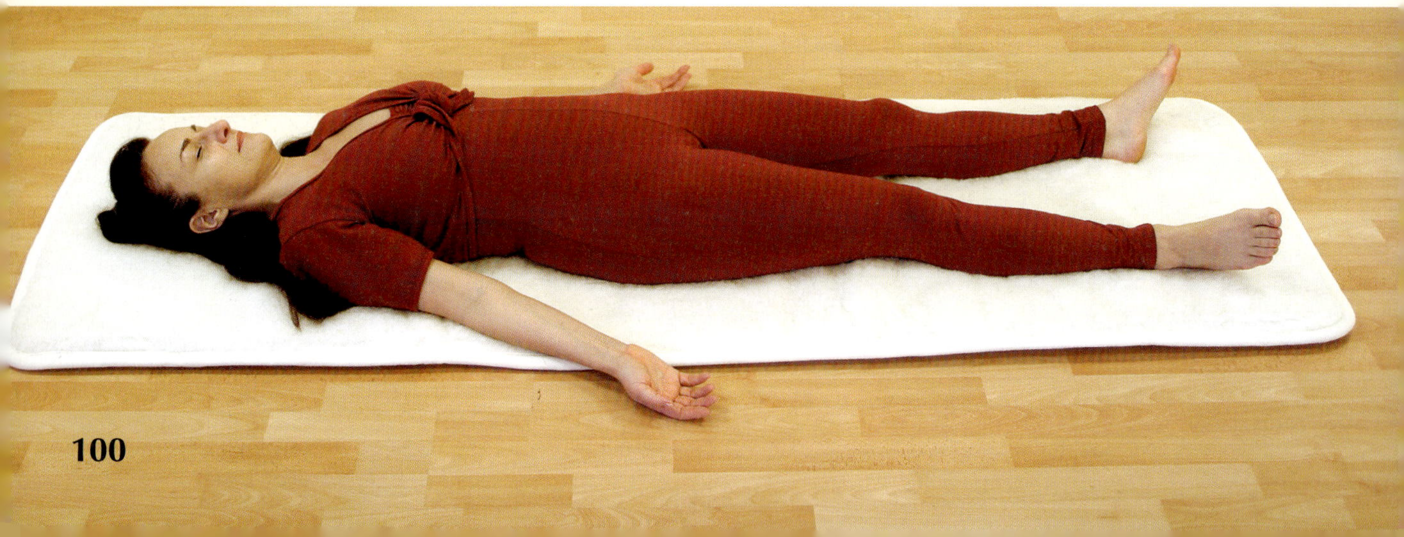

Sobald Sie sich entspannt fühlen, richten Sie Ihre Aufmerksamkeit auf die linke Hand. Spüren Sie bewußt Ihre linke Hand, und konzentrieren Sie sich einige Sekunden auf sie. Atmen Sie nun ganz langsam ein, als würden Sie die Luft durch Ihre Hand einsaugen wollen. Die Ausatmung erfolgt ebenso langsam wie die Einatmung. Bleiben Sie auch beim Ausatmen bewußt auf Ihre linke Hand konzentriert.
Wiederholen Sie dies mehrmals und spüren Sie, wie die Energie durch Ihre Finger ein- und austritt.
Das Wichtige bei dieser Übung ist das bewußte Spüren.
Wiederholen Sie diesen Vorgang mit der rechten Hand.

Figurveränderung in der Menopause

Durch das Absinken des Hormonspiegels verändert sich der Stoffwechsel und die Silhouette ändert sich, die Fettpolster (Brust, Taille, Bauch) verlagern sich. Machen Sie regelmäßig und beständig, jedoch ohne zu übertreiben, Körperübungen für die betreffenden Zonen: Schwimmen und Wassergymnastik sind ausgezeichnet dazu geeignet, die Körperformen zu verbessern. Gewöhnen Sie sich außerdem an eine gesunde Ernährung, und achten Sie darauf, eher mäßig zu essen.

Aktivierung der Prana-Energie

Wir aktivieren die individuelle Energie, indem wir hauptsächlich zwei Techniken benutzen: Mulabandha und Bhastrika K.D.

Mulabandha

Es handelt sich um die gleichzeitige Kontraktion von Schließmuskel und Dammbereich (Perineum). Dieses Bandha (Beschreibung S. 96) aktiviert unsere individuelle Energie, die wir danach zu den Organen leiten können, die einer Stimulierung bedürfen. Bei unserer Praxis führen wir Mulabandha immer zusammen mit einem Mudra aus, um den Fluß der Energie durch unseren Körper zu erleichtern: Es ist das Khecari Mudra. Dabei berührt die Zungenspitze den weichen Gaumen (den hinteren Teil des Gaumens). Zur leichteren Ausführung öffnen Sie etwas die Kiefer, ohne die Lippen zu öffnen (S. 93). Alle diese Details sind wichtig, um die Energie an die gewünschten Stellen zu leiten.

Bhastrika K.D.

Diese Technik wurde im Kapitel »Pranayamas im Hormon-Yoga« beschrieben (S. 82). Dieses Pranayama ist wichtig und wird beim Hormon-Yoga ständig eingesetzt. Sein Merkmal ist die Bewegung des Bauchnabels in Richtung Wirbelsäule beim Ausatmen.

Bewegung und Lenkung der Energie

Nachdem wir die Prana-Energie aktiviert haben, können wir sie an verschiedene Stellen unseres Körpers leiten, und zwar durch Pranayama und Konzentration.

> ***Pranayama bewegt die Energie.***
> ***Konzentration zeigt die Stelle an, wo die Energie hinfließen soll.***

Es ist sehr wichtig, gut entspannt zu sein, bevor man diese Übung beginnt.
Um die Energie zu bewegen und von einer Stelle zu einer anderen zu leiten, konzentrieren wir uns zuerst auf die Stelle, von der aus wir die Energie fließen lassen wollen. Die Atmung sollte dabei, wie in Übung 1 (S. 130) gezeigt, sehr langsam sein, wobei wir ganz sachte einatmen, als ob wir die Energie einsaugen wollten. Um den Energiefluß weiterzulenken, müssen wir uns nun auf die Stelle konzentrieren, zu der wir sie hinlenken wollen, und langsam ausatmen.
Mit etwas Übung werden Sie spüren, wie die Energie an die gewünschte Stelle fließt. Sie können z.B. einatmen, indem Sie sich auf die linke Hand konzentrieren, und ausatmen, indem Sie sich auf die Schilddrüse konzentrieren und die Energie dorthin schikken, es hängt nur von Ihrem Willen ab. Doch bitte verändern Sie die Übungen nicht, das könnte sich nachteilig auswirken.
In der täglichen Übungsreihe werden wir diese Technik ständig anwenden.

Energie durch die Wirbelsäule fließen lassen und an einen gewünschten Punkt lenken

Dies ist ein sehr wichtiger Teil des Hormon-Yoga: Um bessere Ergebnisse zu erzielen, lassen wir die Energie, bevor wir sie an den gewünschten Punkt lenken, auf einem natürlichen Weg fließen. Wir beginnen bei ihrem Sitz an der Wurzel der Wirbelsäule (über eine der Verzweigungen von Sushumna, dem Hauptenergiekanal), folgen dem Fluß bis zur Nasenspitze, und leiten die Energie erst dann zu dem Organ oder der Drüse, die wir aktivieren wollen (z.B. die Eierstöcke).

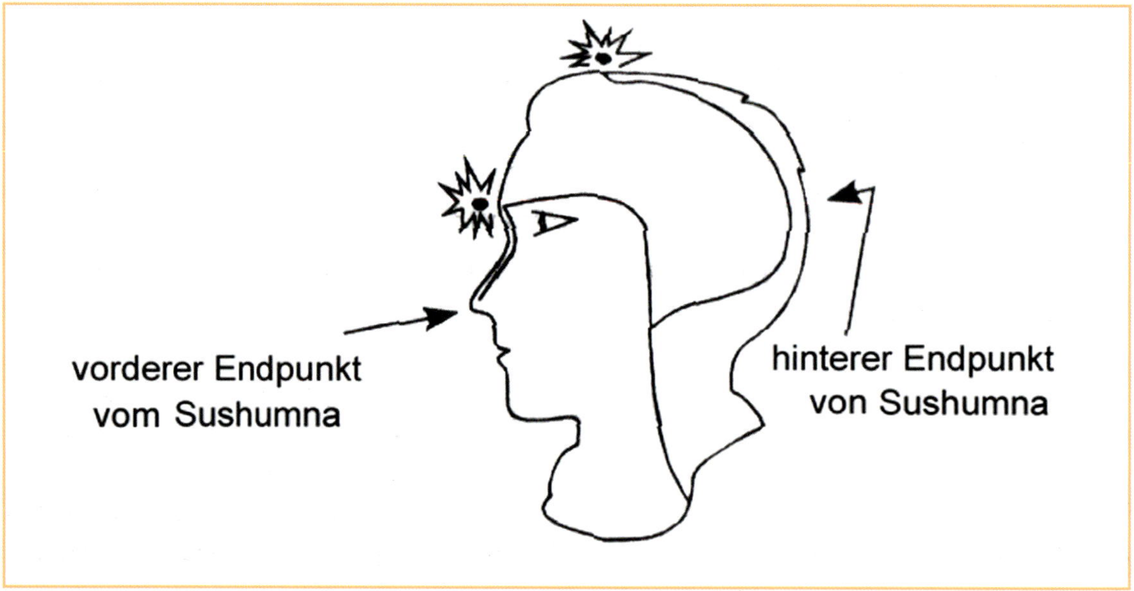

Abb. 5: Sushumna

Bei unserer täglichen Übungsserie beenden wir jede Übung, indem wir die Energie fließen lassen und danach zu dem Organ lenken, das wir bearbeiten wollen. Dies ist unsere hauptsächliche Arbeitstechnik, und sie ist überaus wirksam.

Dies ist der Übungsablauf:

1. einatmen, und die Luft anhalten

2. die Zungenspitze an den weichen Gaumen legen (Khecari Mudra)

3. sich auf die Nasenspitze konzentrieren (um den ersten Punkt zu bestimmen, wo die Energie hinfließen soll);

4. Mulabandha bzw. Kontraktion des Anus ausführen (was die Energie aktiviert, die bis zur Nase aufsteigt)

5. die Konzentration zu der Stelle lenken, die aktiviert werden soll (z.B. die Eierstöcke);

6. langsam ausatmen und dabei spüren, wie die Energie an die Stelle gelangt, die Sie bestimmt haben.

Üben Sie dies mehrmals, damit Sie sich die Reihenfolge einprägen. Sorgen Sie sich nicht um den Fluß der Energie, denn indem Sie sich auf die Nasenspitze konzentrieren, fließt die Energie ganz natürlich über die Wirbelsäule und um den Kopf herum.
Nun sind Sie darauf vorbereitet, mit den Übungen zu beginnen. Die Übungen werden Ihre Eierstöcke und die anderen Drüsen, die für die Erzeugung der weiblichen Hormone verantwortlich sind, reaktivieren.

Aufwärmübungen zur Vorbereitung Ihres Körpers

Übersicht über die Aufwärmübungen

Nach ein paar Tagen Übungspraxis brauchen Sie die Erklärungen zu den Aufwärmübungen und den Kernübungen nicht mehr zu lesen. Es wird Ihnen dann genügen, sich an folgender Übersicht zu orientieren:

1. Schultern
2. Körperseiten
3. Hüftschwingen
4. Fliegende Haare
5. Katze – Pferd/oder sitzende Katze
6. Dehnung der Beine im Liegen/oder Dehnung im Stehen

Aufwärmübungen sind sehr wichtig. *Wir sollten sie immer ausführen – am besten auch in der vorgestellten Reihenfolge –, bevor wir mit der täglichen Übungsreihe beginnen,* denn es ist erforderlich, daß wir unseren Körper vorbereiten. Die nachfolgenden sieben Übungen lockern Spannungszonen und regen die Hormonerzeugung an.

Übung 1 – Schultern

Stellen Sie sich mit leicht gegrätschten Beinen locker hin, die Füße etwa 20 bis 30 cm auseinander. Verschränken Sie die Hände vor dem Körper, und halten Sie die Arme nach unten ausgestreckt. Atmen Sie ein, während Sie die Arme heben, und atmen Sie aus, während Sie sie senken. Ziehen Sie den Nabel beim Ausatmen stark in Richtung Wirbelsäule ein.
Machen Sie diese Übung siebenmal.

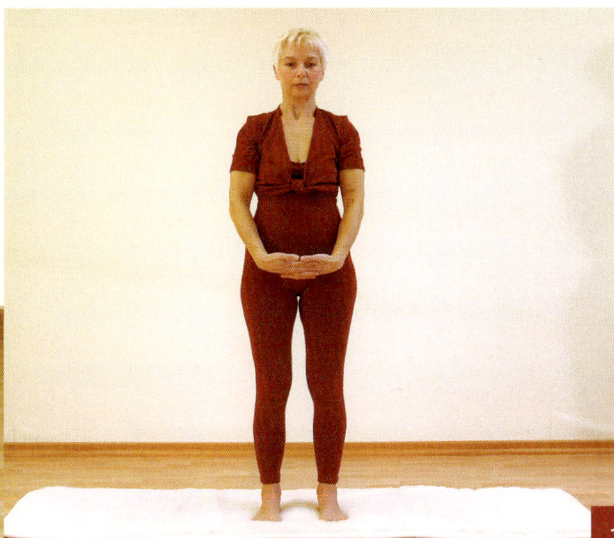

1

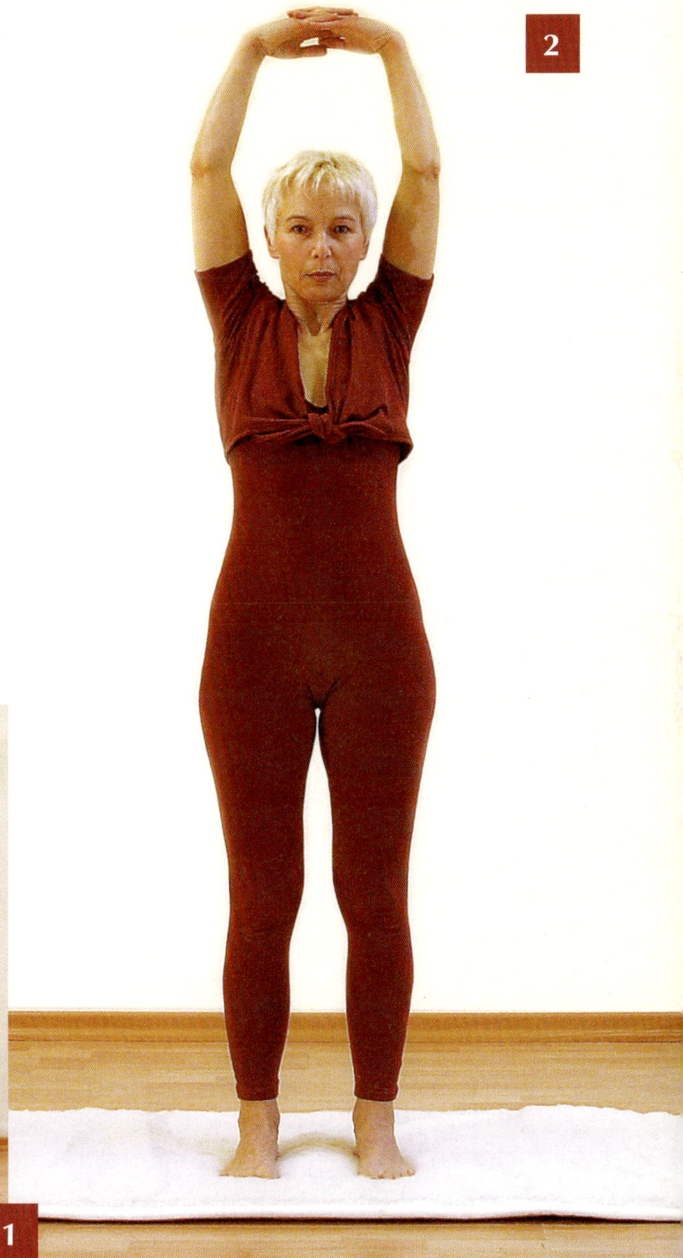

2

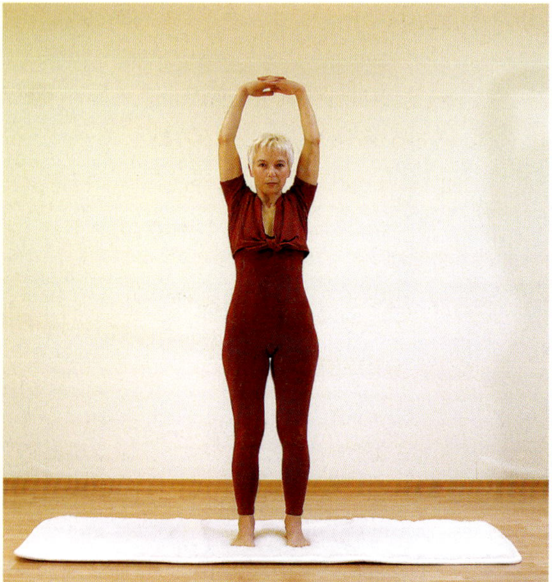

1

Übung 2 – Körperseiten

Sie stehen wie in Übung Nr. 1: Beine leicht gegrätscht, Hände verschränkt vor dem Körper. Strecken Sie dann die Arme zur Decke, und drehen Sie dabei die Handflächen nach oben. Machen Sie nun Seitwärtsbeugen, indem Sie zur linken Seite hin einatmen und zur rechten hin ausatmen, ohne daß sich dabei der Oberkörper nach vorn oder nach hinten neigt. Achten Sie darauf, beim Ausatmen immer den Bauchnabel einzuziehen.
Machen Sie die Übung siebenmal. Danach beginnen Sie mit dem Einatmen beim Beugen nach rechts, ebenfalls siebenmal.

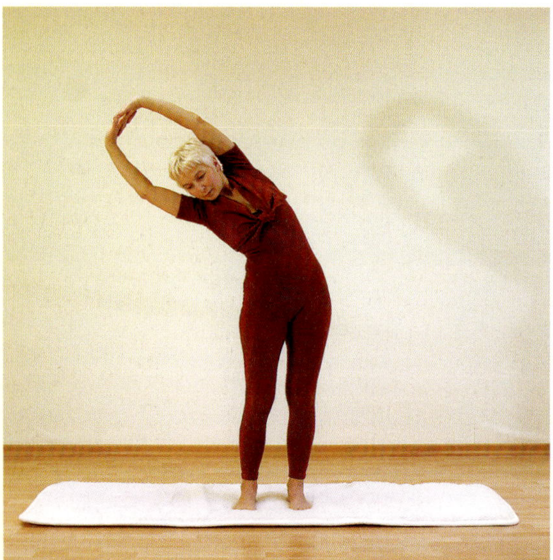

2

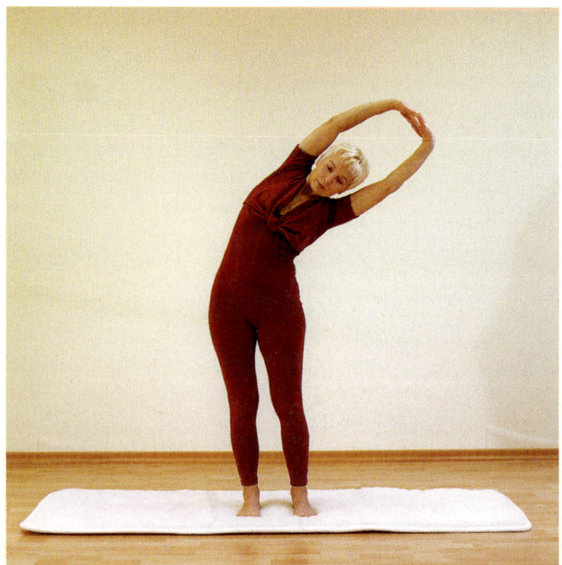

3

Übung 3 – Hüftschwingen (Sambatanzen)

Sie bleiben mit leicht gegrätschten Beinen stehen, wobei Sie die Knie leicht anwinkeln. Heben Sie nun die Arme hoch, und verschränken Sie die Finger im Nacken, ohne Kraftanstrengung. Beginnen Sie nun, mit den Hüften von einer Seite zur anderen zu schwingen, und knicken Sie dabei die Knie wechselweise ein (wie beim Sambatanzen). Begleiten Sie die Bewegung mit dem Ein- und Ausatmen. Der Oberkörper bleibt fest, die Bewegung geschieht allein aus den Hüften. Diese Übung lockert Spannungen im Bereich der Geschlechtsorgane.
Machen Sie die Übung siebenmal nach jeder Seite.

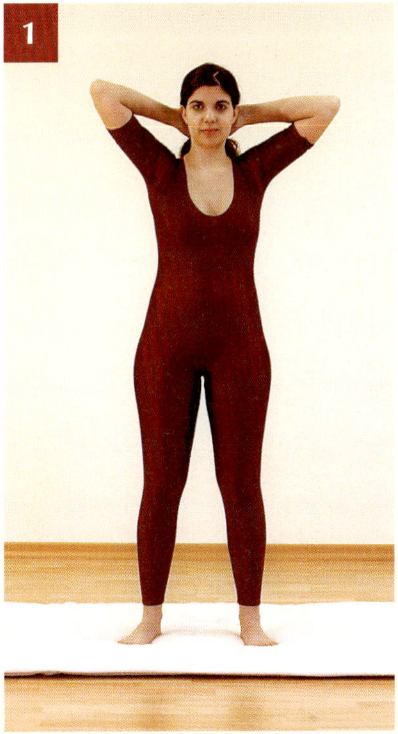

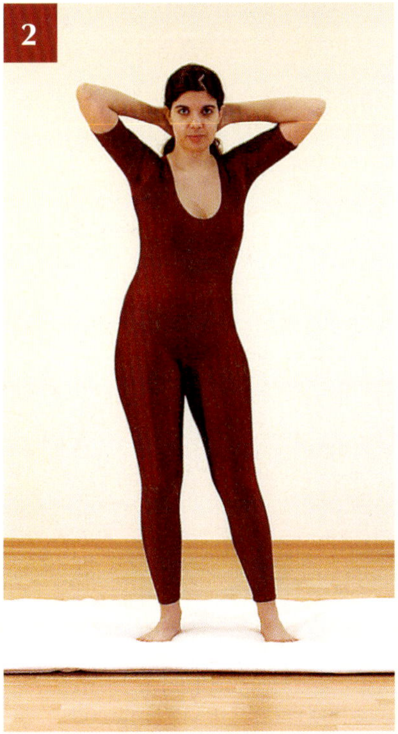

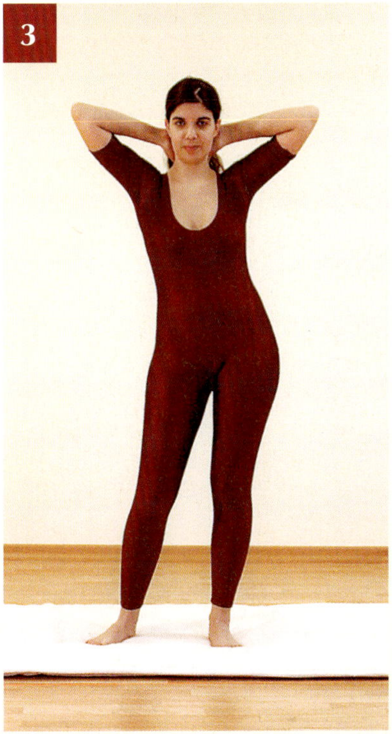

Übung 4 – Fliegende Haare

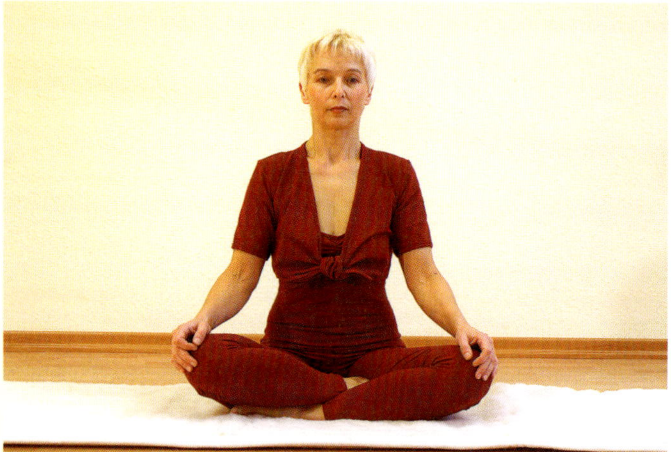

1

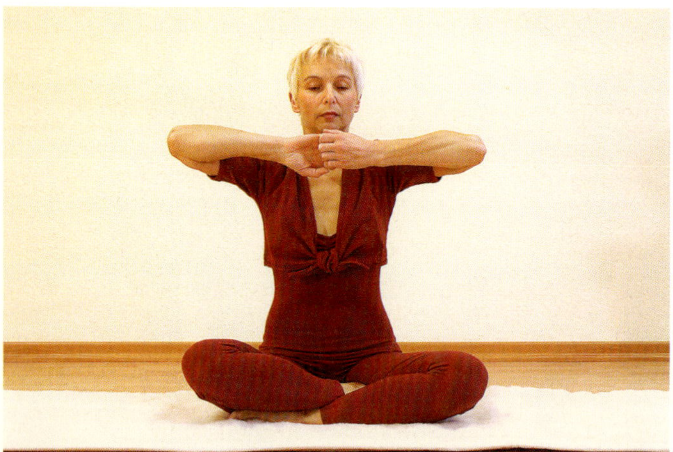

2

Diese Übung ist gut für die Wirbelsäule, die Nieren und Nebennieren und stärkt zudem Ihre Haarwurzeln.
Setzen Sie sich im Schneidersitz und mit aufgerichteter Wirbelsäule hin. Wenn Ihnen dies schwerfällt, nehmen Sie auf einem Kissen oder einem Hocker Platz. (Ein Stuhl mit Rückenlehne ist nicht geeignet, weil er die Bewegungen behindert.)
Verhaken Sie die Hände vor dem Körper (Mudra der Vereinigung), mit den Armen ausgestreckt in der Horizontalen, die Ellbogen auf Schulterhöhe. Die Augen sollen dabei halb geschlossen bleiben. Atmen Sie ein, und drehen Sie dabei den Oberkörper nach links, indem Sie mit dem linken Ellbogen ziehen und den Kopf nach hinten wenden. Atmen Sie aus, indem Sie sich nach rechts drehen, mit dem rechten Ellbogen ziehen und den Kopf nach hinten wenden. Halten Sie die Augen die ganze Zeit halb geschlossen, und fixieren Sie den Blick nur nach hinten, um zu vermeiden, daß Ihnen schwindelig wird. Fah-

ren Sie mit den Drehungen fort, und spüren Sie dabei der Empfindung nach, daß die Haare mit der Bewegung mitfliegen. Achten Sie darauf, daß die Ellbogen nicht absinken – halten Sie die Ober- und Unterarme ganz waagrecht –, und ziehen Sie den Nabel beim Ausatmen ein.

Machen Sie die Übung siebenmal indem Sie nach links drehend einatmen und nach rechts drehend ausatmen; führen Sie sie ebenso oft durch, indem Sie nach rechts drehend einatmen und nach links drehend ausatmen. Sollten Sie an Labyrinthitis leiden, dann machen Sie diese Übung am besten nicht oder nur sehr langsam und nur dreimal.

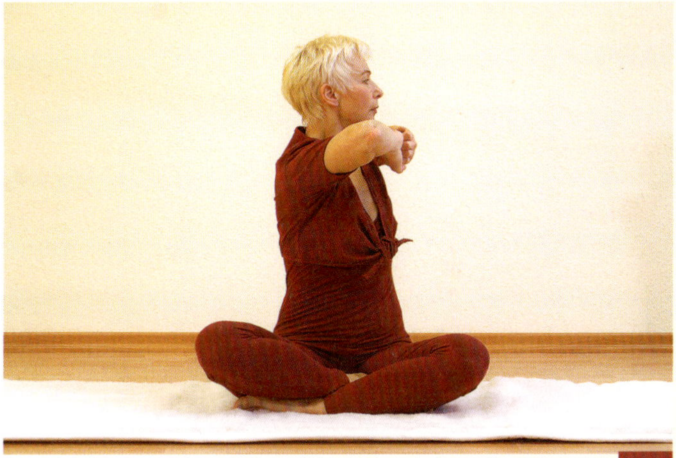

3

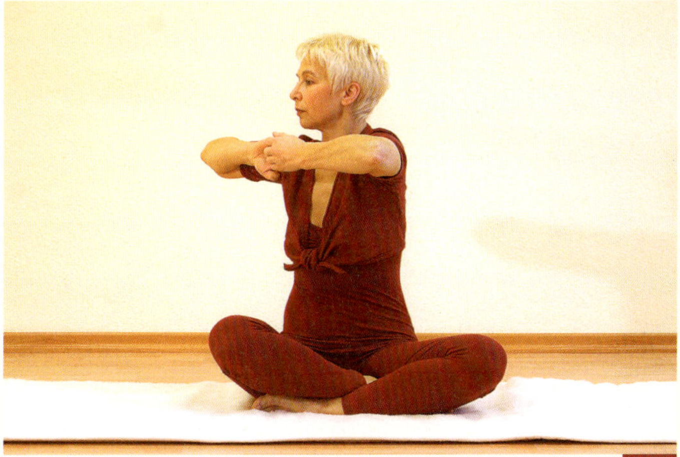

4

Übung 5 – Katze und Pferd

1

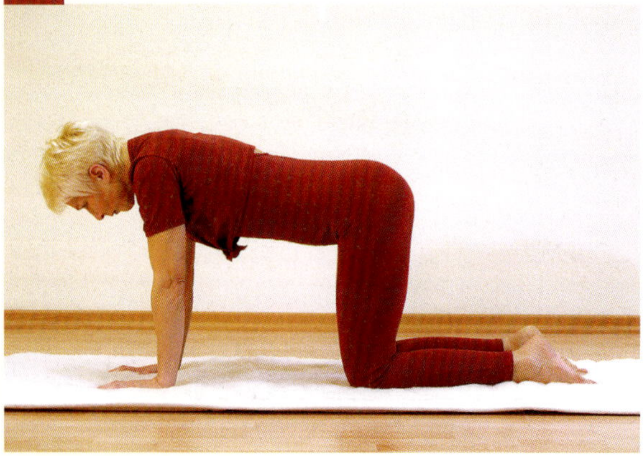

Gehen Sie in den Vierfüßlerstand, die Knie etwa 20 cm auseinander, die Hände etwa 30 cm. Atmen Sie ein, indem Sie den Kopf heben, die Brust nach vorn wölben und die Wirbelsäule nach unten durchdrücken; atmen Sie aus, indem Sie die Wirbelsäule wie eine Katze zu einem Buckel runden, dabei den Bauch einziehen und den Kopf senken.
Machen Sie die Übung siebenmal.

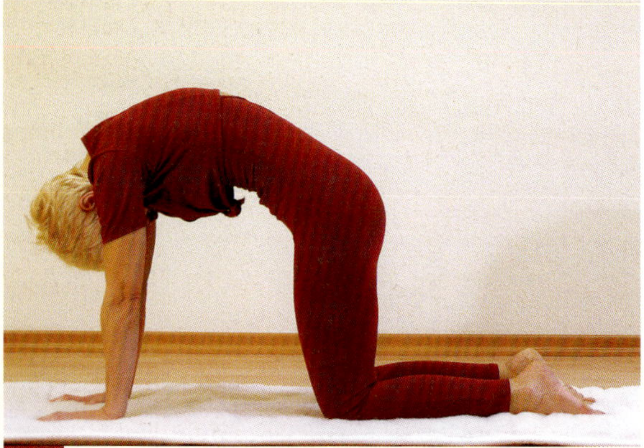

2

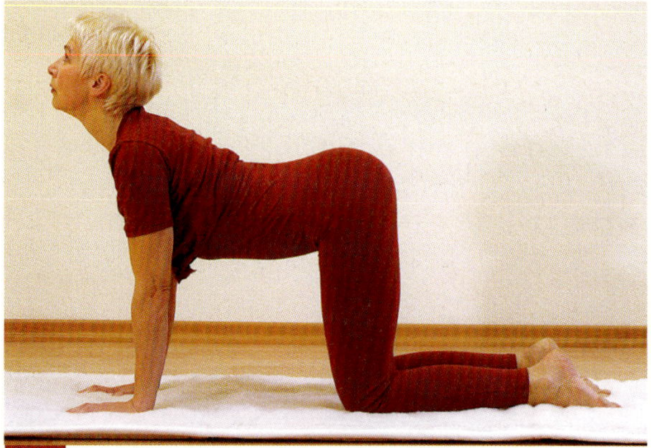

3

Übung 5a – Sitzende Katze

Nachdem Sie die Übung Katze und Pferd eine Woche lang geübt haben, ersetzen Sie sie durch die sitzende Katze. Diese Übung sollten Sie bei Herzbeschwerden oder Bluthochdruck nicht durchführen.

Setzen Sie sich im Schneidersitz und mit aufrechter Wirbelsäule hin. Fassen Sie mit der rechten Hand den großen Zeh des linken Fußes und mit der linken Hand den großen Zeh des rechten Fußes. Halten Sie die Arme während der ganzen Übung gestreckt. (1)

Atmen Sie ein, und halten Sie die Luft in den Lungen. Bewegen Sie die Wirbelsäule, indem Sie sie nach vorn (2) und nach hinten (3) beugen, sooft Sie es mit eingehaltenem Atem können, ohne Ihre Grenzen zu überschreiten. Übertreiben Sie nicht, denn Ihre Atemkapazität wird sich allmählich steigern, ohne daß Sie es erzwingen müssen. Atmen Sie danach zweimal normal, und wiederholen Sie die Übung noch zweimal.

Mit dieser Übung aktivieren Sie die Nebennieren und die Bauchspeicheldrüse und stärken Ihre Wirbelsäule.

Ein Tip: Um die Luft länger einhalten zu können, füllen Sie die Lungen nicht zu sehr.

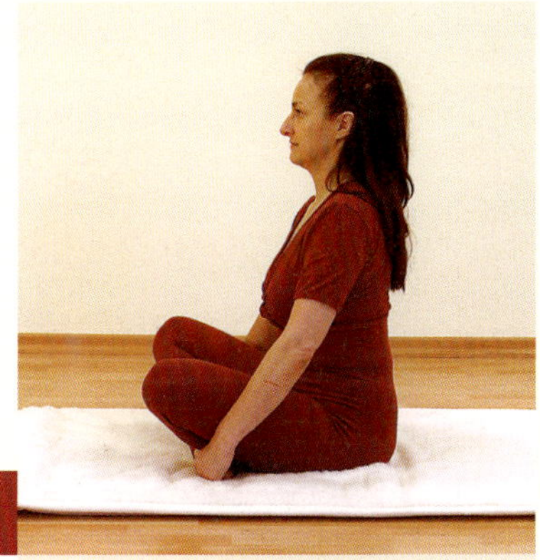

1

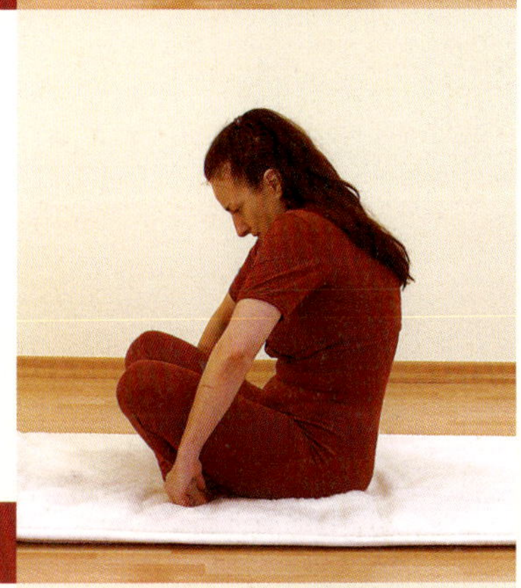

2

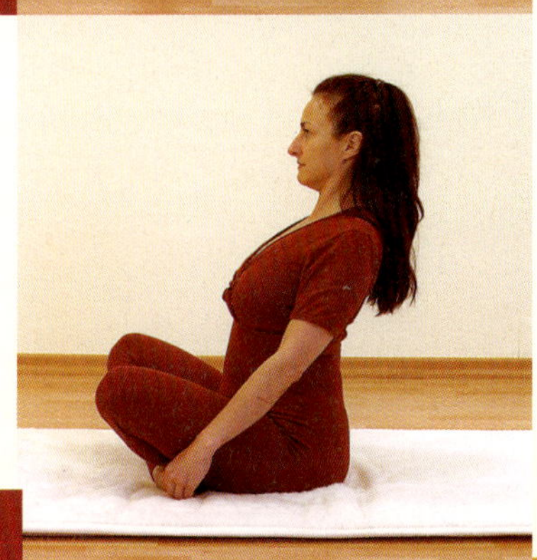

3

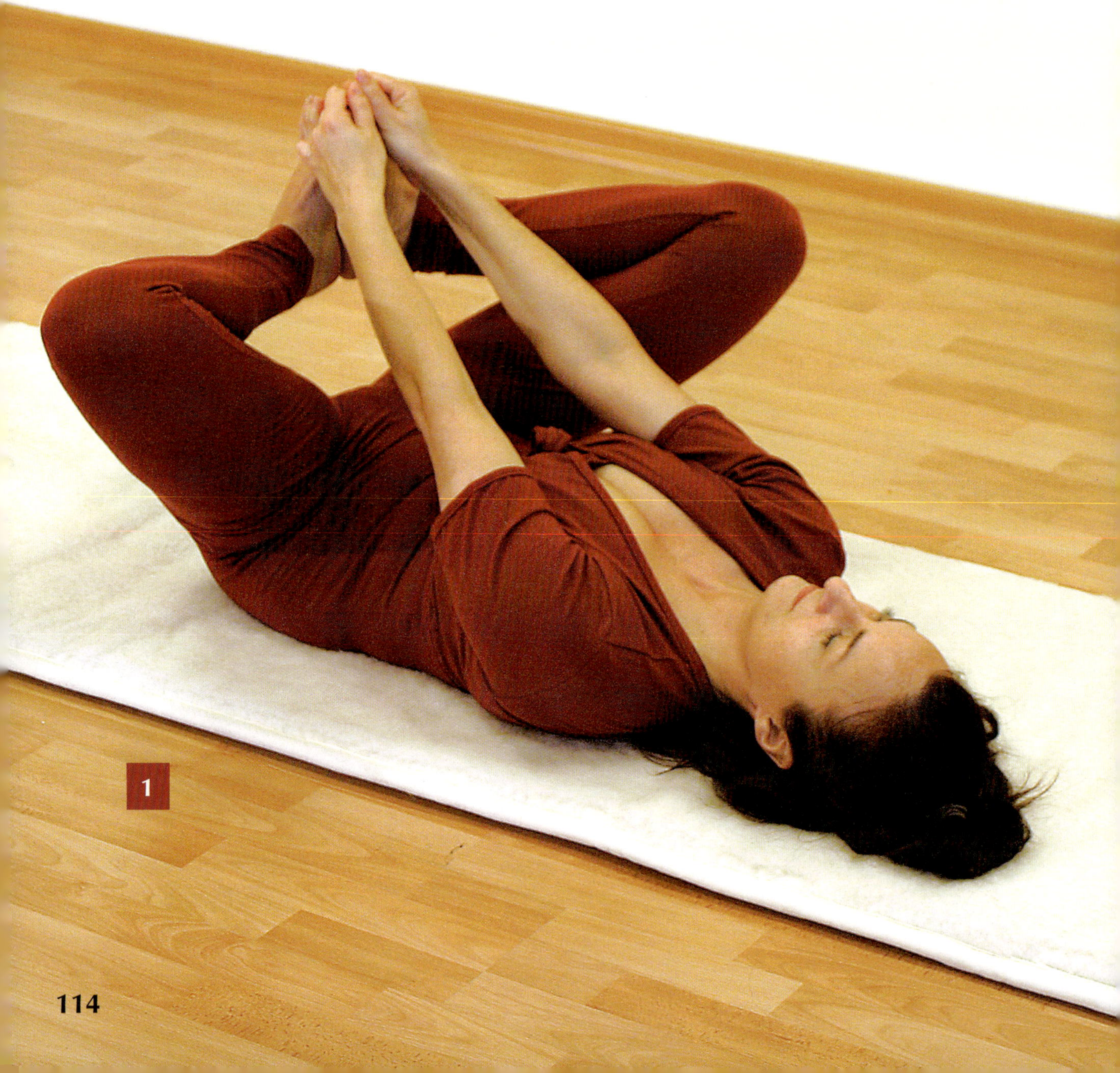

1

Übung 6 – Dehnung der Beine

Legen Sie sich auf den Rücken. Winkeln Sie die Beine über dem Bauch an, und umschlingen Sie die großen Zehen mit Zeige- und Mittelfinger. Drehen Sie den Körper nach links, strecken Sie das linke Bein aus, und halten Sie dabei den Zeh fest. Sie bleiben so und zählen ›*1 und 2 und 3*‹ und entspannen die Muskeln an der Hinterseite des Beins. Winkeln Sie das Bein wieder an, drehen Sie sich nach rechts, und strekken Sie das rechte Bein aus, während Sie ›*1 und 2 und 3*‹ zählen und dabei die Muskulatur entspannen.

Achtung: Es ist wichtig, das Bein durchzustrecken, sei es auch nur für eine Sekunde. Mit der Zeit wird sich die Dehnbarkeit verbessern, und Sie werden die drei Sekunden oder länger in dieser Haltung bleiben können.

Machen Sie die Übung dreimal nach jeder Seite.

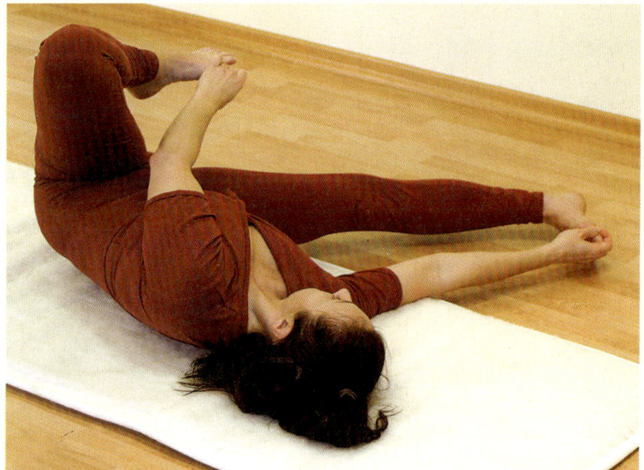

2

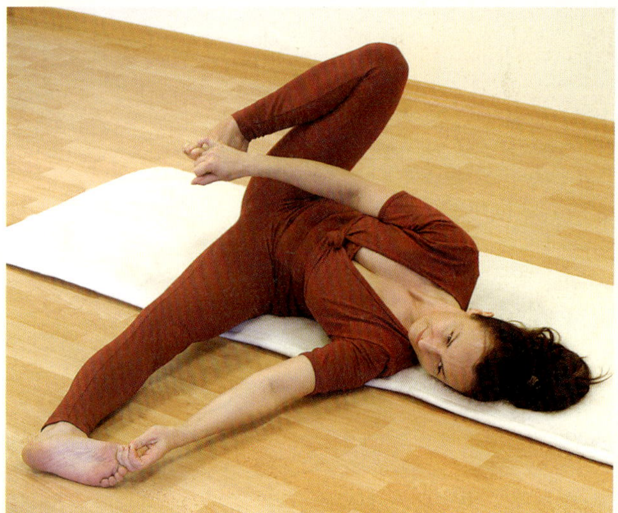

3

Übung 6a – Dehnung im Stehen

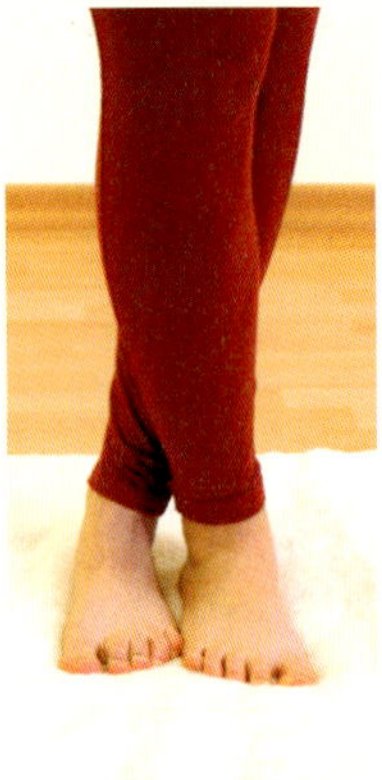

Diese Übung kann abwechselnd mit der vorhergehenden praktiziert werden. Es ist eine Übung für die hintere Beinmuskulatur, die Ihr Beugevermögen verbessern wird. Stellen Sie sich hin, kreuzen Sie die Beine, indem Sie den rechten Fuß vor den linken führen und an dessen Außenseite stellen. In dieser Position hält das Knie, das vorn ist, das hintere Bein gestreckt (siehe links).
Verschränken Sie die Finger, drehen Sie die Handflächen zum Boden, und heben Sie die Arme.

Tip für die Nagelpflege

Benutzen Sie beim Abwaschen oder bei der Gartenarbeit immer Handschuhe. Es gibt zudem einige sehr gute Pflegeprodukte, die wie ein Schutzmantel wirken und den Kontakt der Nägel mit Spülmitteln und anderen täglichen benutzten chemischen Produkten verhindern.

1

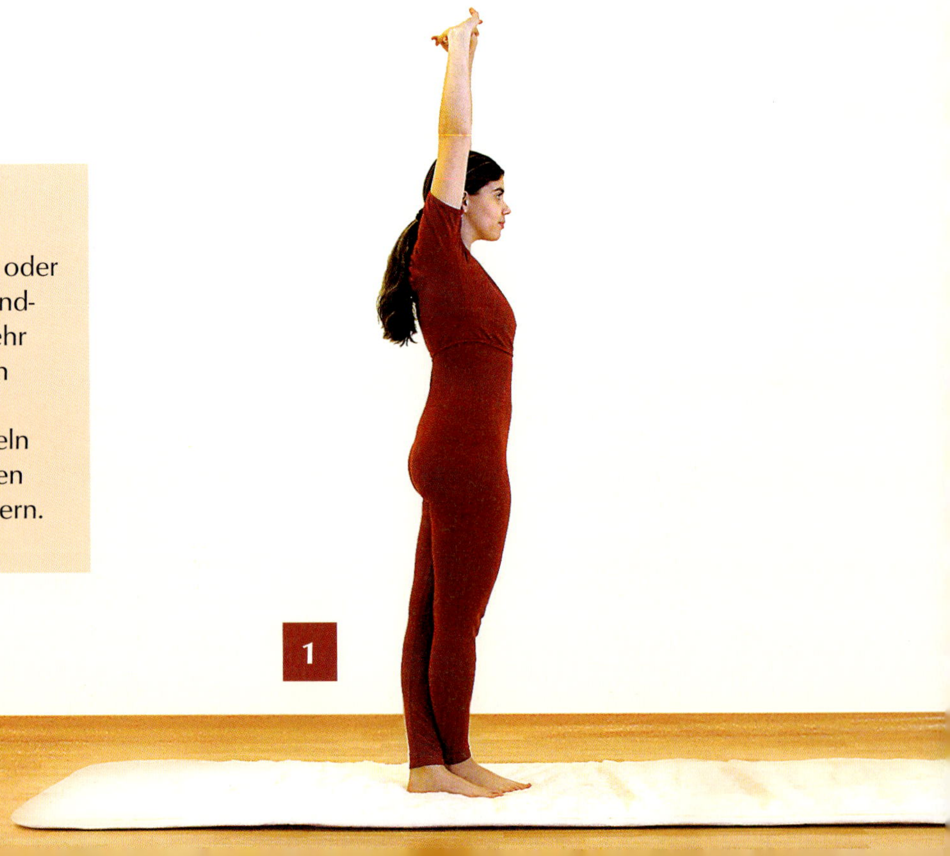

Atmen Sie ein, und gehen Sie beim Ausatmen mit den Armen und dem Oberkörper nach unten, indem Sie das Hüftgelenk beugen. Atmen Sie in dieser Position ein, und nähern Sie die Hände beim Ausatmen etwas mehr dem Boden an (mehrmals, gehen Sie beim Atmen hoch und beim Ausatmen ca. 10 cm nach unten). Achten Sie darauf, beim Ausatmen immer den Bauchnabel einzuziehen.
Wiederholen Sie die Bewegung siebenmal, und gehen Sie erst danach wieder zurück, indem Sie die Arme nach vorn und danach nach oben heben und am Ende herunterlassen. Wiederholen Sie die Übung mit dem linken Bein vor dem rechten.

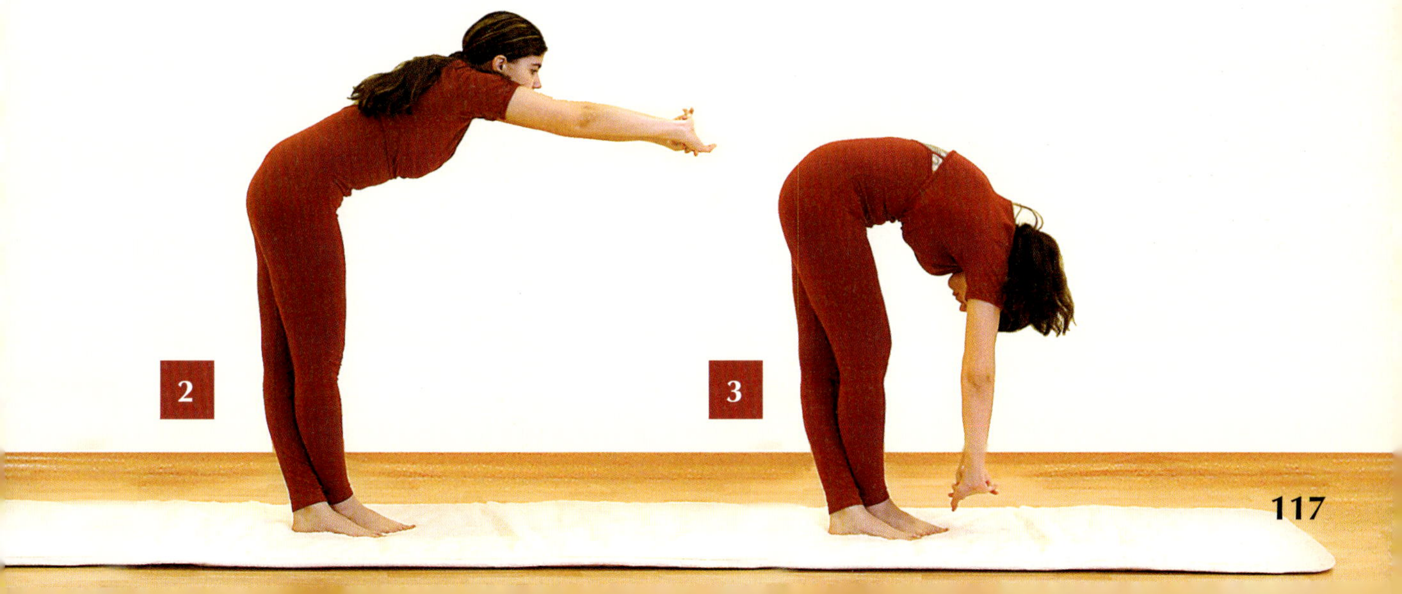

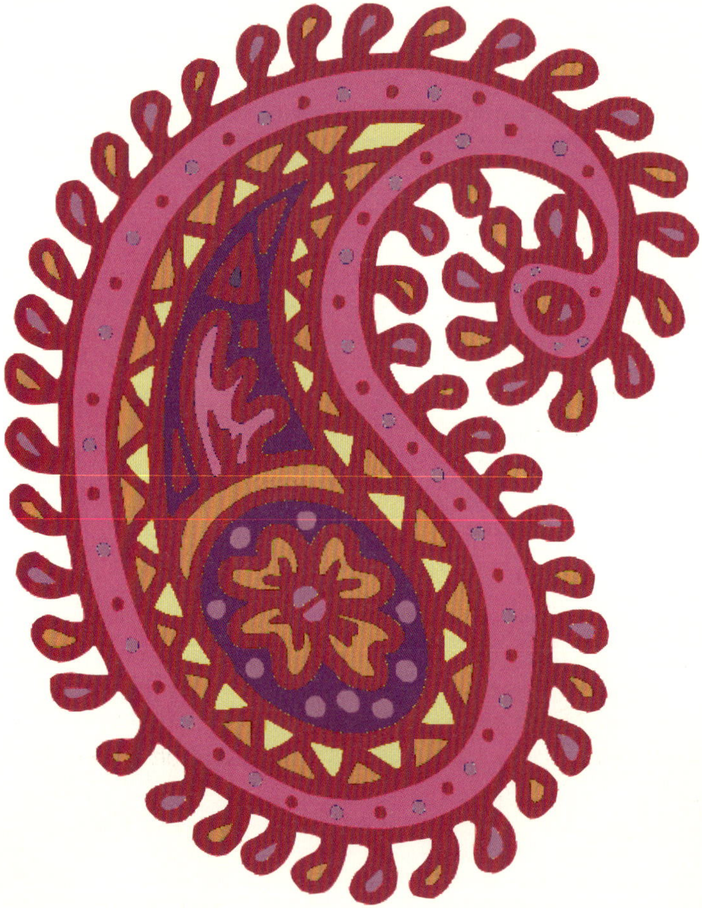

Übungen für einige Problemzonen

Die häufigsten Schwierigkeiten sind:

- Mangel an Dehnbarkeit der hinteren Beinmuskulatur (die wir in den beiden letzten Aufwärmübungen bearbeitet haben)
- schwache Halsmuskulatur
- schlaffe Muskulatur an den Innenseiten der Oberschenkel
- fehlende Flexibilität in den Hüftgelenken
- mangelnde Flexibilität in den Schultergelenken

Beobachten Sie sich, und stellen Sie fest, ob Sie bei der Ausübung irgendeiner der Übungen aus der täglichen Reihe, selbst bei der vereinfachten Version, Schwierigkeiten haben. Beziehen Sie in diesem Fall eine der folgenden Übungen, welche die betreffende Zone bearbeitet, in die Aufwärmphase mit ein. Damit verbessern Sie Ihre Dehnbarkeit oder verstärken Ihre Muskulatur, so daß Sie schließlich die komplette tägliche Übungsreihe praktizieren können.

Halsmuskulatur

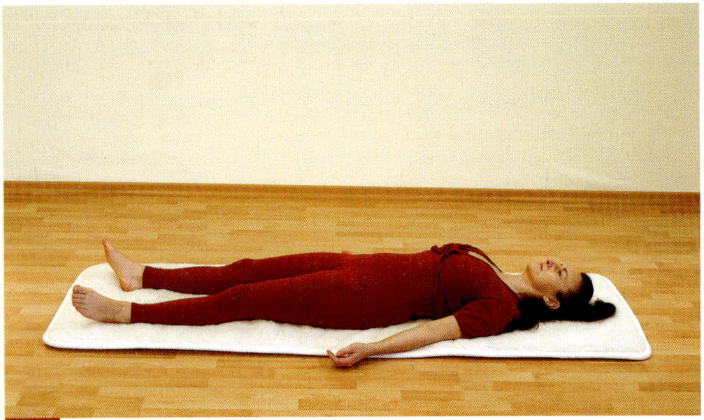

1

Im Fall von Halswirbelproblemen denken Sie daran, daß die Stärkung der Muskulatur jene Wirbel schützen wird, die durch Bewegungsmangel oder eine beginnende Knochenerweichung beeinträchtigt sind.

1. Legen Sie sich auf den Rücken. Die folgenden Bewegungen werden nur mit dem Kopf und dem Hals ausgeführt.

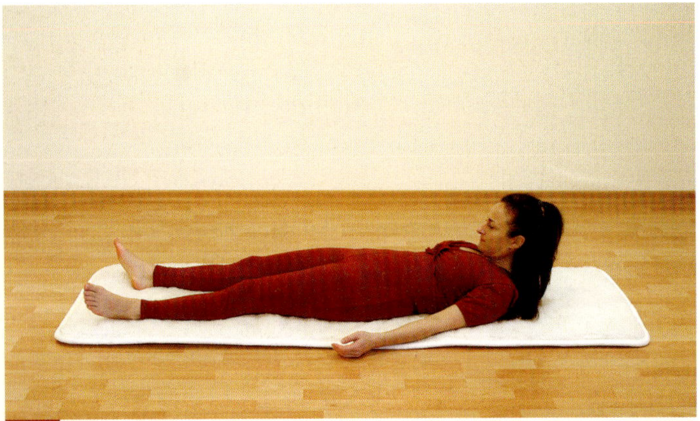

2

2. Atmen Sie ein, heben Sie nur den Kopf, und schauen Sie auf die Füße. Zählen Sie: ›*1 und 2 und 3.*‹ Atmen Sie wieder aus, und entspannen Sie sich.
   Atmen Sie nun ein, und drücken Sie den Kopf kräftig gegen den Boden, als ob Sie den Oberkörper anheben wollten. Zählen Sie ›*1 und 2 und 3*‹, und entspannen Sie sich.

3. Drehen Sie den Kopf zur rechten Seite. Heben Sie den Kopf beim Einatmen an, drehen Sie ihn zur Mitte und schauen Sie dabei auf Ihre Füße.

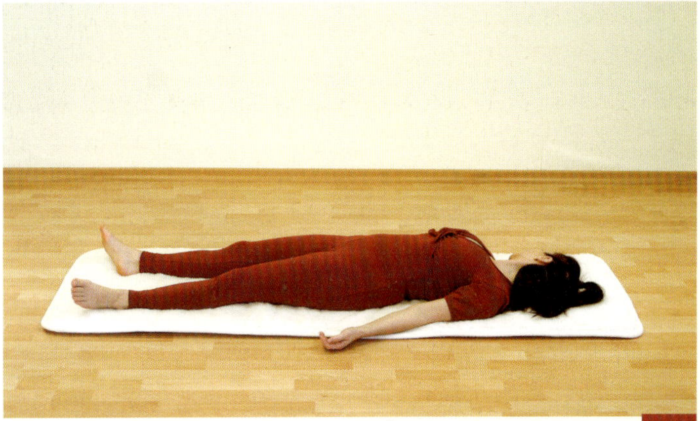

3

4. Fahren Sie mit der Bewegung fort, indem Sie ausatmen und den Kopf nach links drehen.

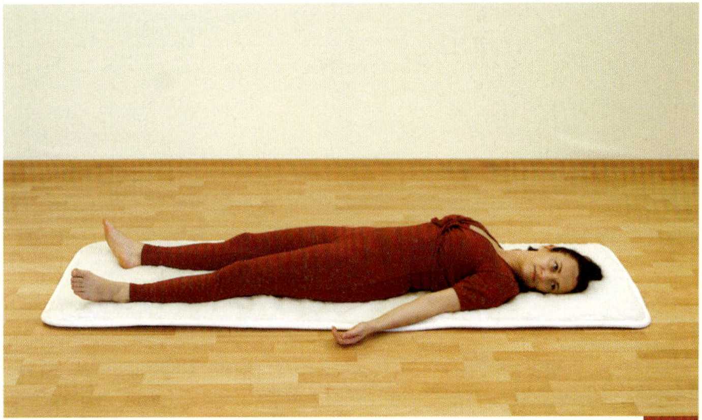

4

Wiederholen Sie den gesamten Ablauf dreimal.

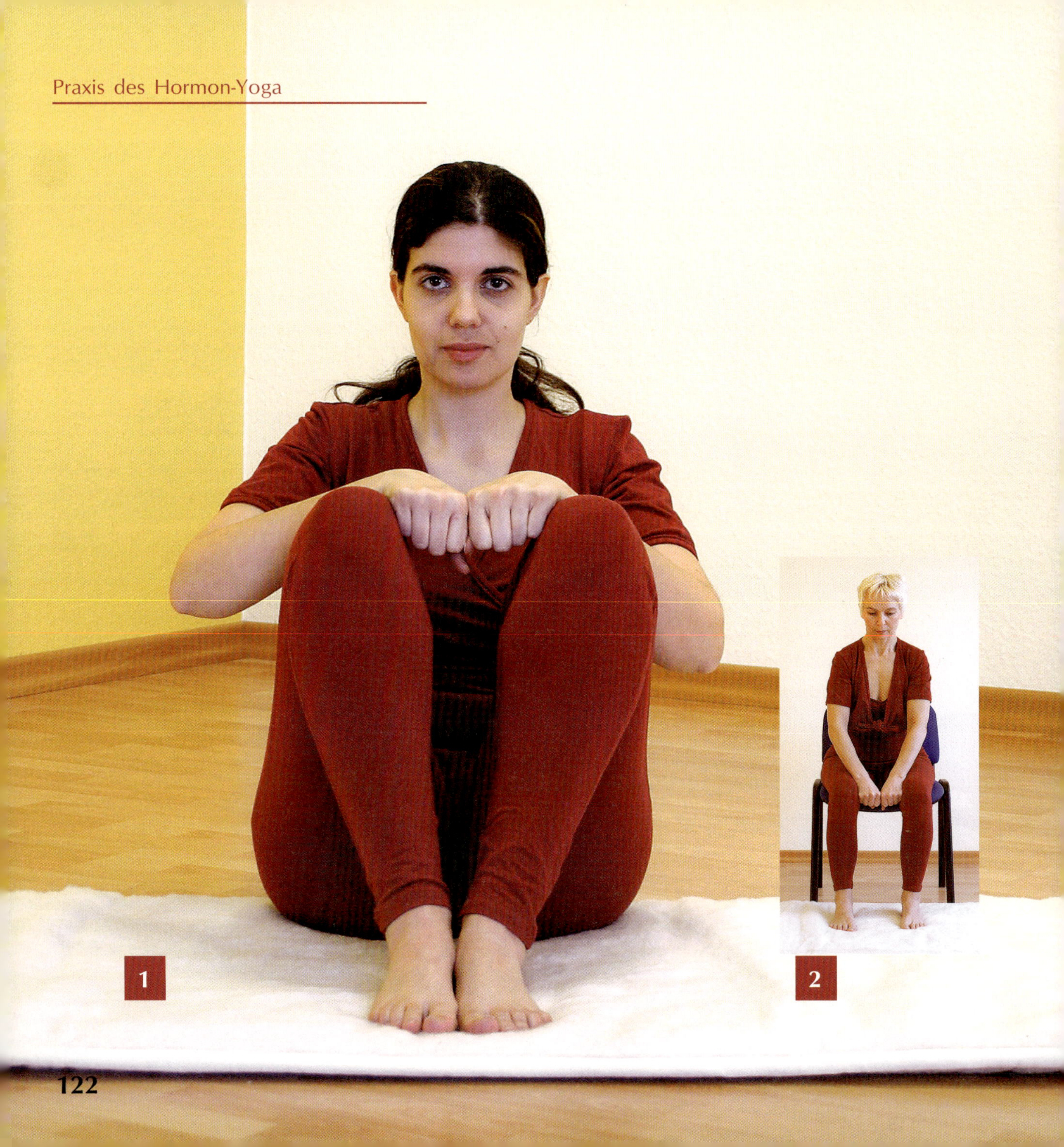

1

2

Oberschenkel

Zwei Übungen zur Stärkung der Muskulatur an der Oberschenkelinnenseite

In den Wechseljahren kommt es oft zu einer Schwächung der Muskulatur an der Innenseite der Oberschenkel; sie erschlafft aufgrund der Östrogen- und Kollagensenkung. Die beiden hier geschilderten Übungen werden die Muskulatur in genau dieser Zone stärken und Sie in die Lage versetzen, Ihre Oberschenkel zu modellieren.

Übung Nr. 1

Setzen Sie sich mit angewinkelten und etwas geöffneten Beinen hin. (Wenn Sie möchten, können Sie diese Übung auch auf einem Stuhl sitzend ausführen, Bild 2) Schließen Sie die Hände zur Faust, und halten Sie sie zwischen die Knie, so daß Sie Widerstand geben können. Machen Sie 10 Bhastrikas K.D., wobei Sie die Knie gegeneinanderdrücken, als ob Sie die Fäuste zerdrücken wollten.
Atmen Sie zwischendurch zweimal, und wiederholen Sie die Übung zweimal.

Übung Nr. 2

Stellen Sie sich hin, die Füße sollten parallel in einem Abstand von ca. 60 cm stehen (1). Legen Sie die Hände auf die Hüfte. Beugen Sie das rechte Knie, verlagern Sie das Gewicht des Oberkörpers nach rechts, ohne sich dabei nach vorn oder zur Seite zu neigen (2). Spüren Sie der Dehnung der Muskulatur an der Innenseite des linken Oberschenkels nach. Verlagern Sie nun das Gewicht nach links, und dehnen Sie den rechten Oberschenkel (3).
Wiederholen Sie die Übung mindestens fünfmal nach jeder Seite.

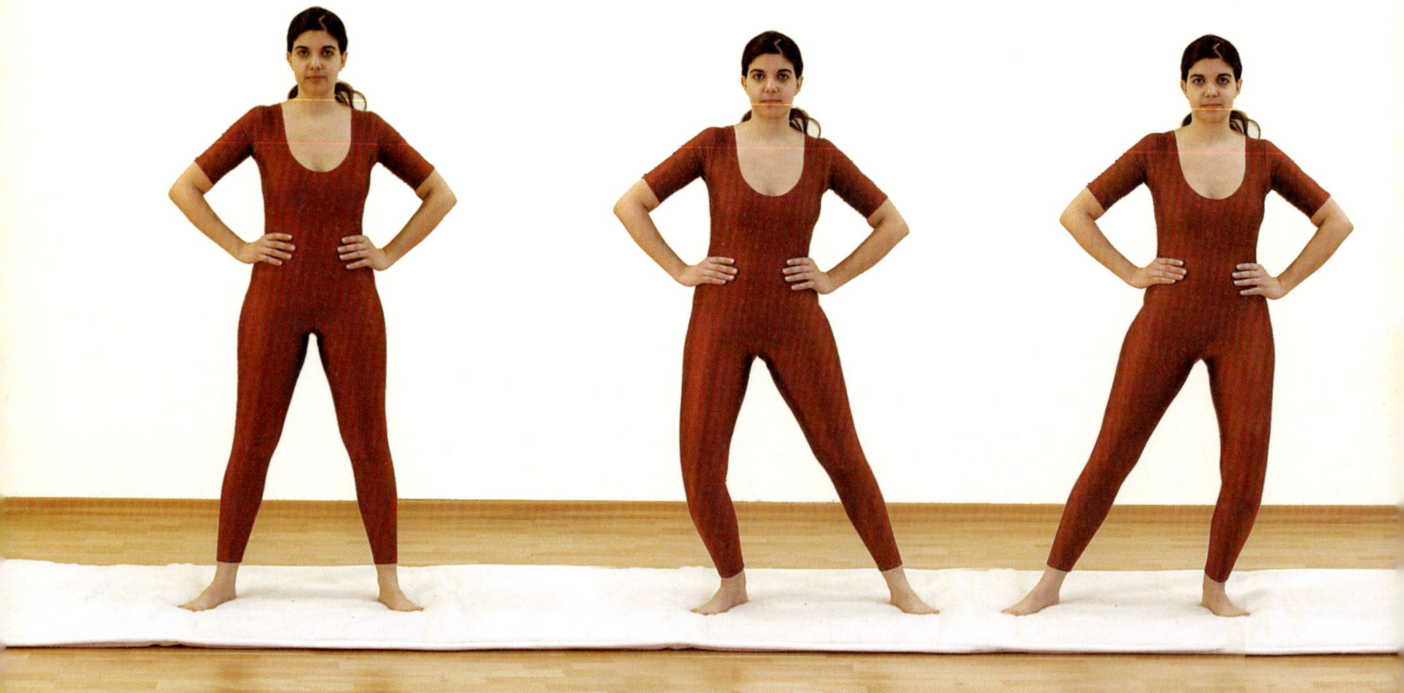

1 2 3

Hüftgelenk

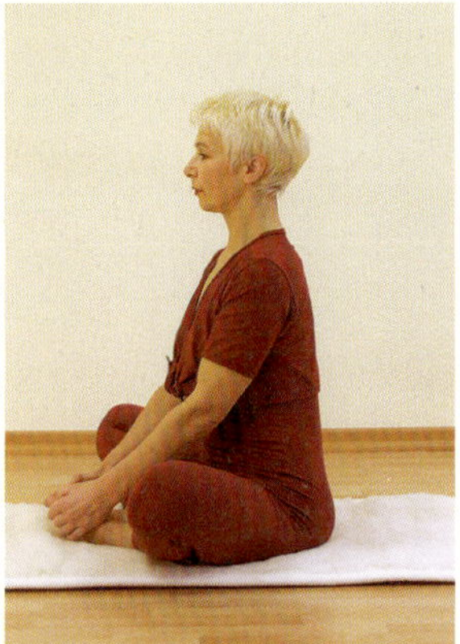

1

Setzen Sie sich aufrecht mit geradem Rücken hin. Winkeln Sie die Beine an, und setzen Sie die Fußsohlen gegeneinander. Umfassen Sie die Zehenknöchel, schauen Sie nach vorn und weiten Sie die Brust. Ziehen Sie nun an den Füßen, und neigen Sie dabei den Oberkörper vom Hüftgelenk aus gerade nach vorn, indem Sie ihn den Füßen annähern. Drükken Sie dabei die Knie mit den Ellbogen zur Seite, ohne sich zu überanstrengen. Wiederholen Sie die Übung mehrmals.

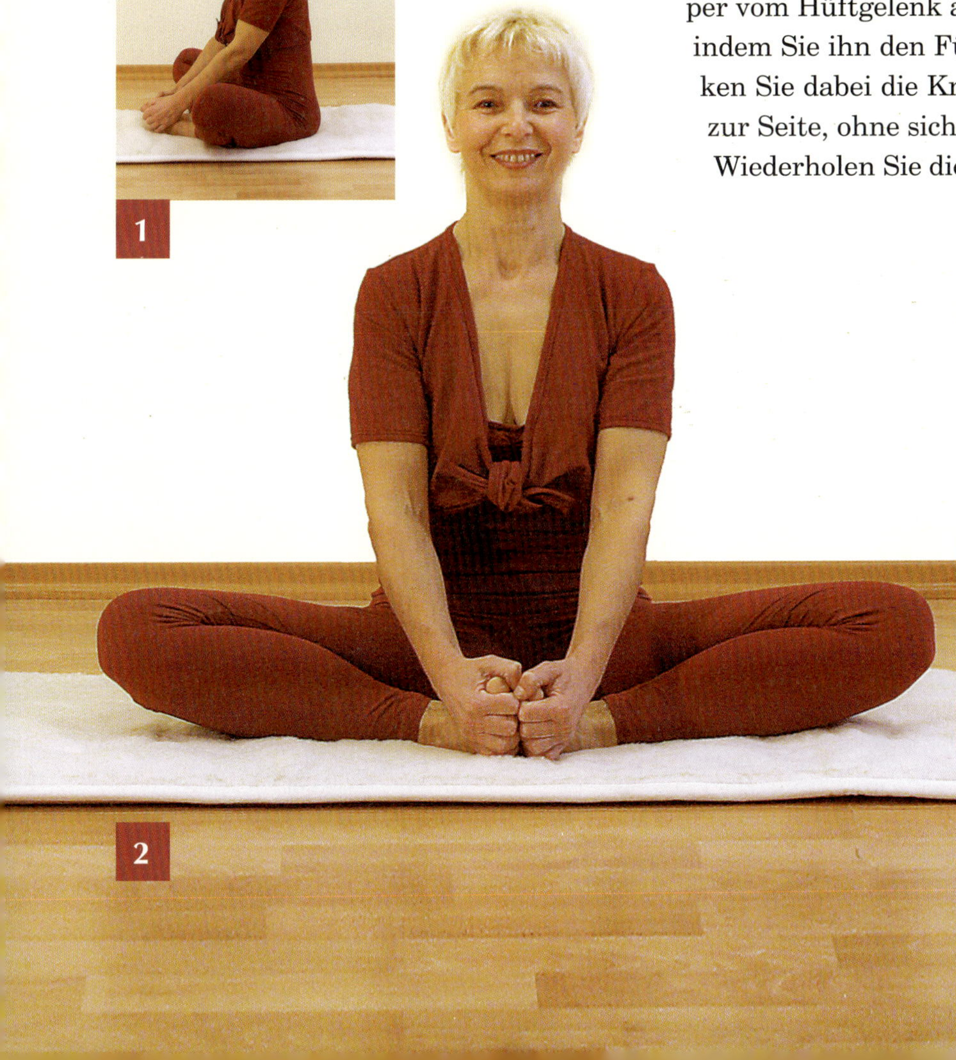

2

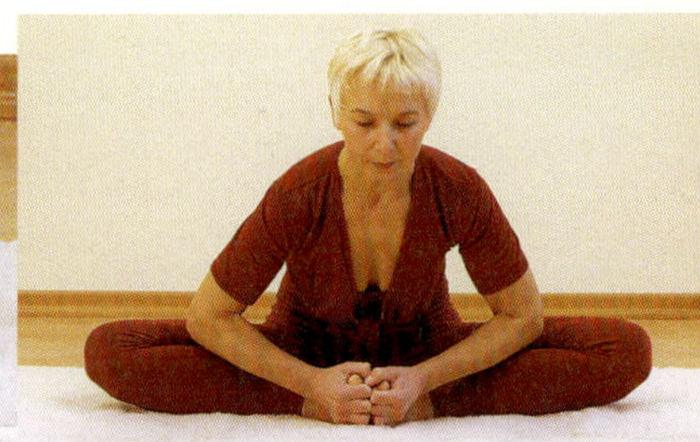

3

1

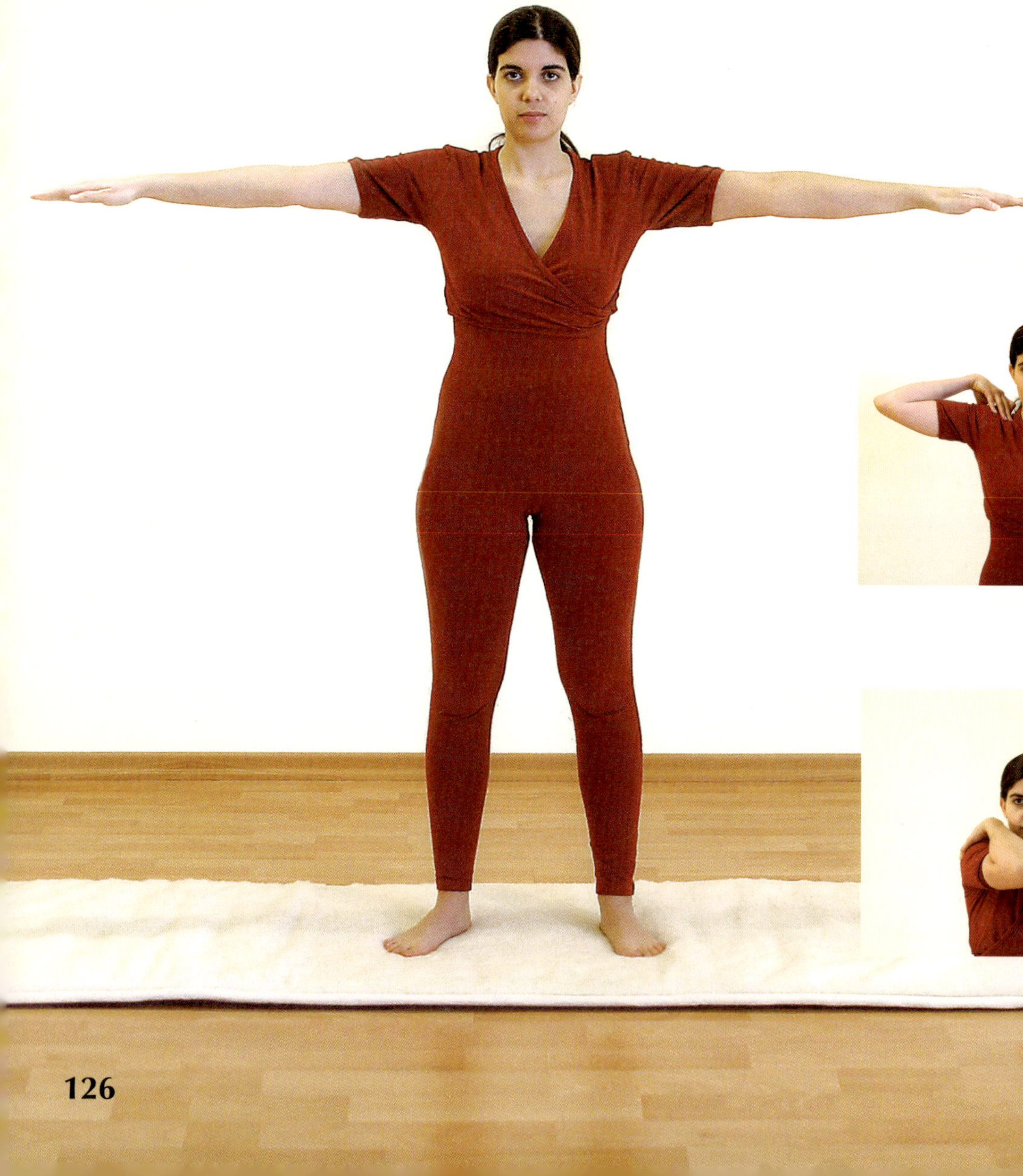

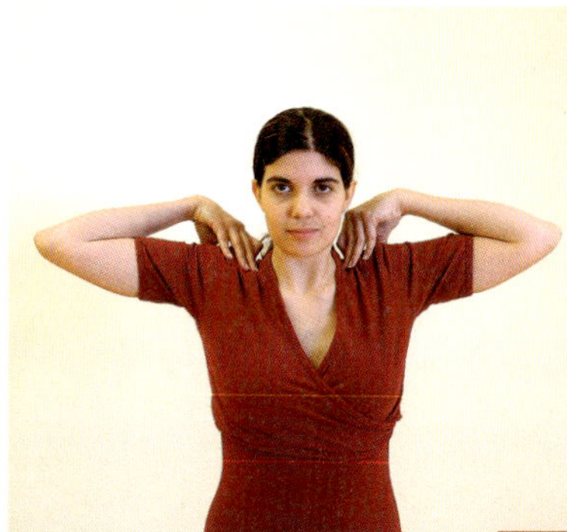

2

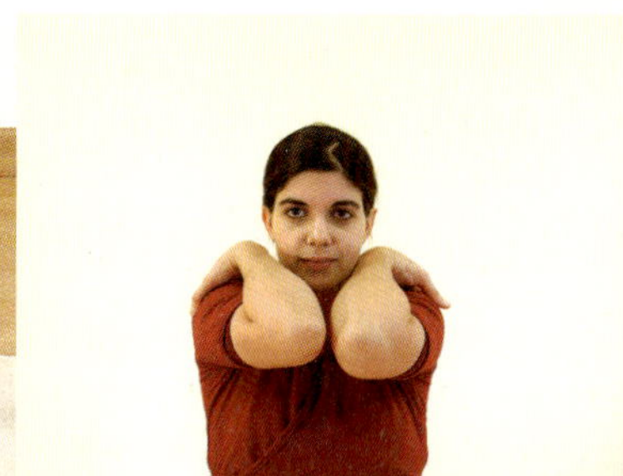

3

Schultergelenke

1. Stellen Sie sich mit leicht auseinanderstehenden Füßen hin. Sie sollten einen sicheren Stand haben. Strecken Sie die Arme zur Seite aus.

2. Beugen Sie sie und berühren Sie mit den Händen die Schultern. Lassen Sie die Hände in dieser Position und führen sie so die folgenden Bewegungen aufmerksam durch:

3. Führen Sie die Ellbogen vor der Brust zusammen.

4. Führen sie die Ellbogen nach oben.

5. Weiten Sie stärker die Brust, und versuchen Sie, die Ellenbogen hinter dem Rücken einander anzunähern.

6. Führen Sie die Ellbogen nach unten in Richtung Hüfte.

Führen Sie mit den Ellbogen langsam und sehr genau sieben solcher Kreisbewegungen aus: Nach vorn – nach oben – nach hinten – nach unten.

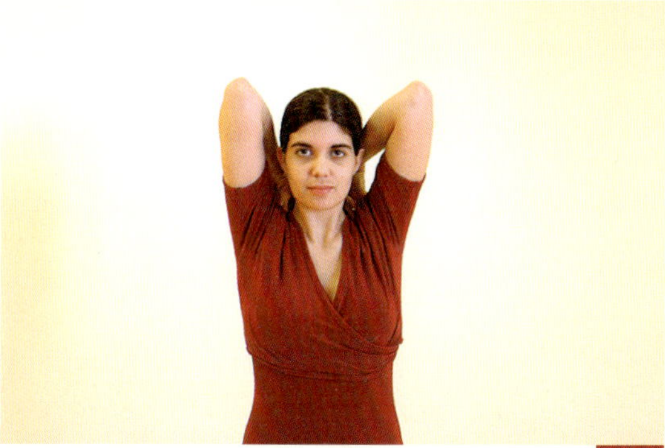

4

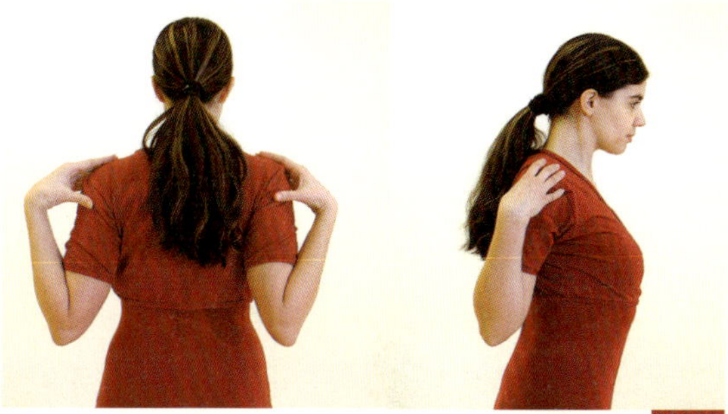

5

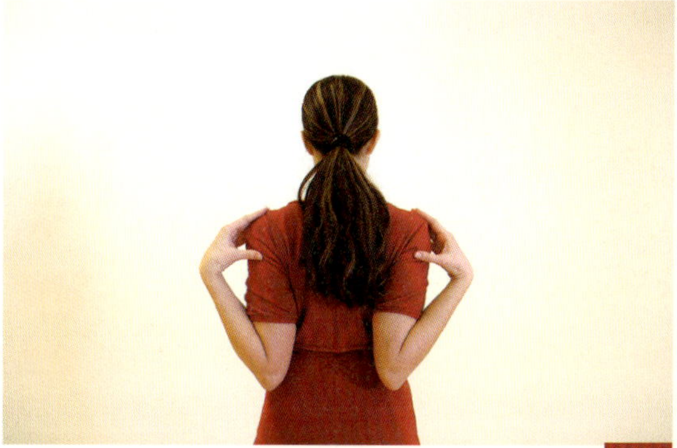

6

Die tägliche Übungsreihe

1. und 2. Stufe (Übungsdauer: 30 Minuten)

Nachdem wir die Grundlagen unserer Arbeit kennengelernt haben, kommen wir nun zur Praxis. Es folgen nun die Übungen, welche die hormonerzeugenden Organe reaktivieren und die Wechseljahrsymptome lindern und dabei gleichzeitig die Vitalität und das allgemeine Wohlbefinden verbessern.

In der Übungsreihe werden Sie einige vereinfachte Formen finden, so daß Sie stufenweise fortschreiten können. Diese vereinfachten Formen können Sie auf der 1. Stufe praktizieren. Führen Sie die vereinfachten Übungen so lange durch, bis Sie sie perfekt beherrschen, erst dann sollten Sie sie durch die Übungen der 2. Stufe ersetzen.

Ein Unterschied zwischen der 1. und 2. Stufe besteht in der Anzahl der Atembewegungen. Praktizieren Sie die Übungen der 1. Stufe mit sieben Atembewegungen über mindestens 10 Tage, bis Sie die Reihe ohne Schwierigkeiten ausführen und möglichst auswendig kennen. Danach gehen Sie dazu über, 15mal zu atmen. Sobald Sie dies können, beginnen Sie, dreimal 15 Atembewegungen zu machen, wobei Sie die Übung immer mit der Energiezirkulation beenden.

Von da ab praktizieren Sie nun täglich dieselbe Übungsreihe.

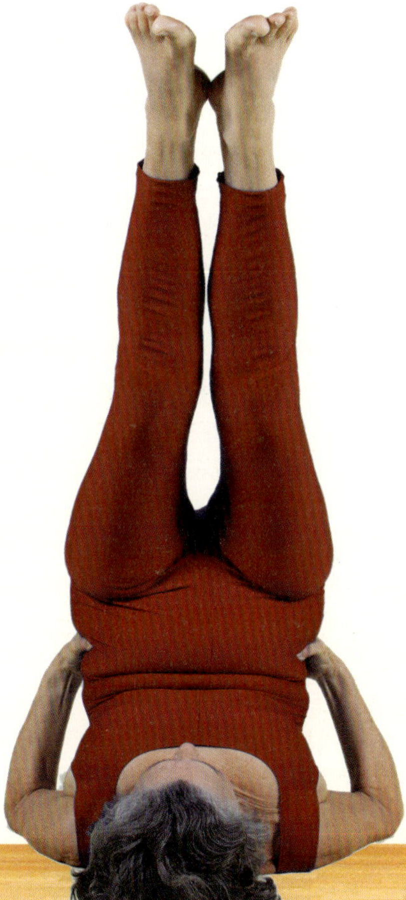

Übersicht über die Reihe der täglichen Übungen

1. Drehsitz – Matsyendrasana
2. Seitliche Dehnung – Mahasana
3. Muslimische Gebetshaltung
4. Vereinfachter Diamantschlaf *oder* vollständiger Diamantschlaf mit Bauchkontraktion
5. Schönheit des Gesichts – 5 Prana-Wellen
6. Entspannung mit Lenkung des Energieflusses zu Eierstöcken und Schilddrüse
7. Schulterbrücke – Vilomasana
8. Fisch – Matsyasana *oder* Thyroidausgleich mit drei Bandhas
9. Aktivierung der Eierstöcke – Sthambhasana *oder* Janushirshasana
10. Aktivierung des Stoffwechsels – Suryabedhana K.D.
11. Schulterstand – Viparita
12. Energieharmonisierung – Eierstöcke, Schilddrüse und Hypophyse
13. Energetische Harmonisierung der beiden Pole
14. Leitung der Energie zum Erwärmen von Händen und Füßen

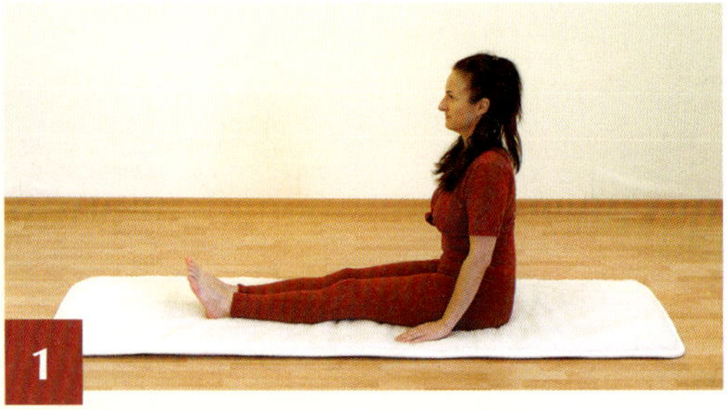

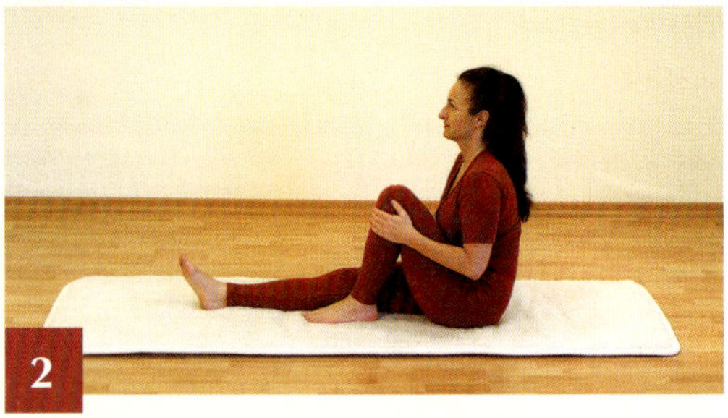

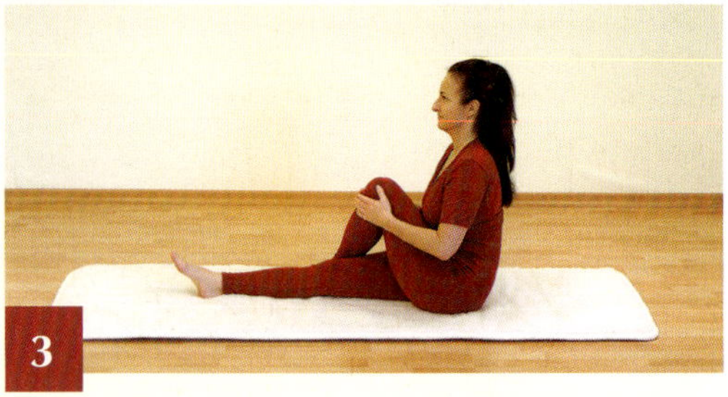

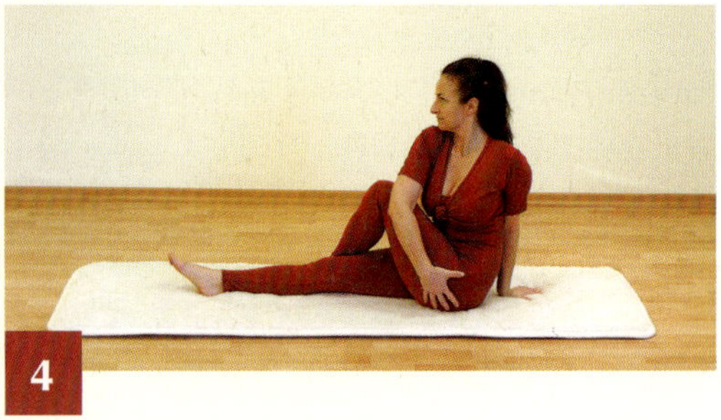

Übung 1
Drehsitz – Matsyendrasana *(vereinfacht)*

1. Setzen Sie sich auf den Boden, die Beine liegen ausgestreckt aneinander.

2. Beugen Sie das linke Bein, und fassen Sie es mit den Händen, wobei Sie die Wirbelsäule aufrecht und die Brust gedehnt halten. Machen Sie 7 rasche Bhastrikas, und achten Sie dabei darauf, den Bauchnabel beim Ausatmen gut einzuziehen. Lassen Sie danach die Energie zirkulieren, d.h.: Atmen Sie ein, halten Sie die Luft an, führen Sie die Zungenspitze an den weichen Gaumen, und konzentrieren Sie sich auf die Nasenspitze. Führen Sie Mulabandha aus (Kontraktion des Anus und Perineums), und spüren Sie, wie die Energie bis zur Nase aufsteigt, oder warten Sie 3 Sekunden. Verlagern Sie die Konzentration auf den linken Eierstock, und atmen Sie langsam aus, indem Sie dem Fluß der Energie zum Eierstock nachspüren.

3. Lassen Sie das linke Bein angewinkelt, und stellen Sie den linken Fuß rechts neben das ausgestreckte Bein.

4. Drehen Sie die Wirbelsäule etwas nach links, umfassen Sie das gebeugte linke Bein mit dem rechten Arm, und stützen Sie den linken Arm hinter dem Rumpf auf dem Boden auf.

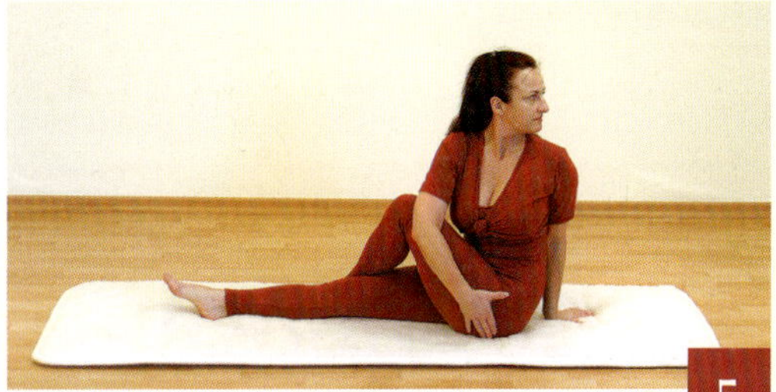

5

5. Wenden Sie nun den Blick nach hinten. Führen Sie 7 Bhastrikas aus, und lassen Sie danach die Energie zirkulieren: Atmen Sie ein, halten Sie die Luft an, führen Sie die Zunge an den Gaumen, konzentrieren Sie sich auf die Nasenspitze und die Kontraktion des Anus. Verlagern Sie die Konzentration auf denselben linken Eierstock, und atmen Sie langsam aus.

6. Drehen Sie die Wirbelsäule noch etwas weiter nach links, und umfassen Sie mit der rechten Hand den linken Knöchel, indem Sie den rechten Ellbogen an die Innenseite des linken Knies vorbeiführen. Wenn Ihnen das anfangs nicht gelingt, schlingen Sie einfach nur den rechten Arm um das linke Bein, wobei Sie die Wirbelsäule etwas mehr eindrehen. Machen Sie 7 Bhastrikas, und lassen Sie ein weiteres Mal die Energie durch den linken Eierstock zirkulieren.

Wiederholen Sie den gesamten Ablauf nun zur anderen Seite, wobei Sie das rechte Bein anwinkeln und die Energie zum rechten Eierstock lenken.

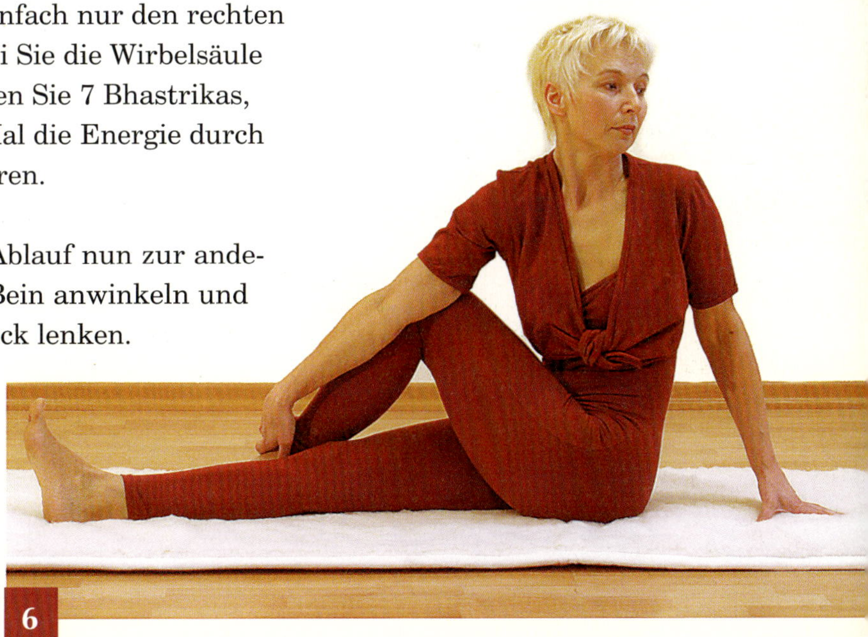

6

Übung 2
Seitliche Dehnung – Mahasana

1

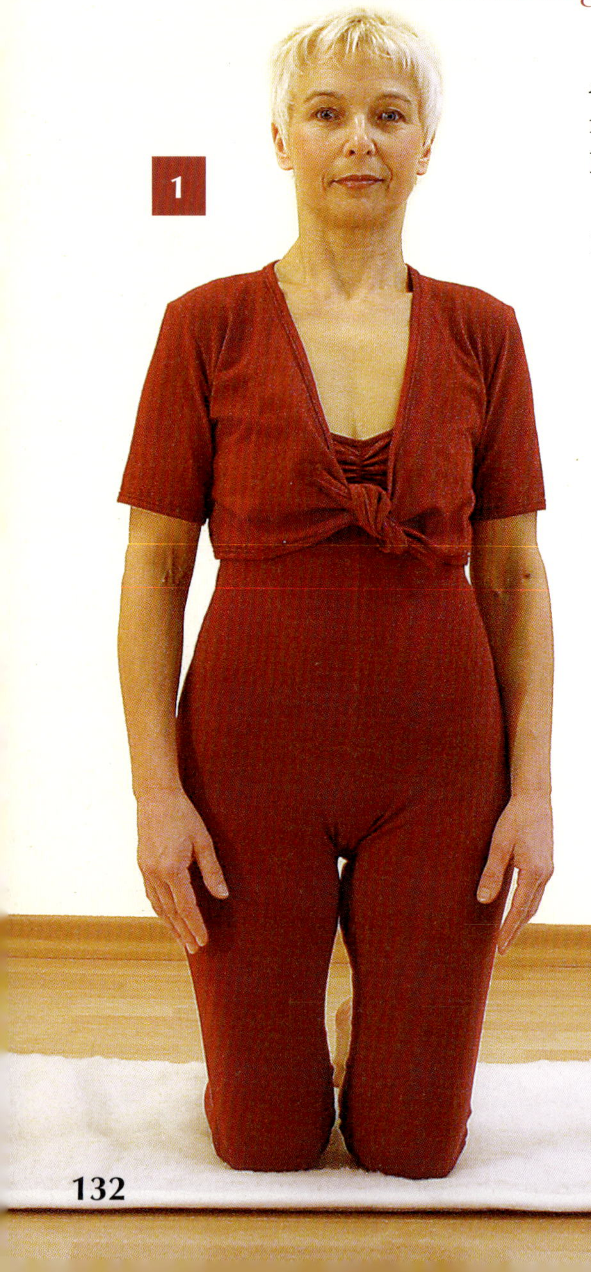

Auf der ersten Stufe soll diese Übung mit freier Atmung ausgeführt werden. Atmen Sie also so, wie ihr Körper es Ihnen vorgibt.

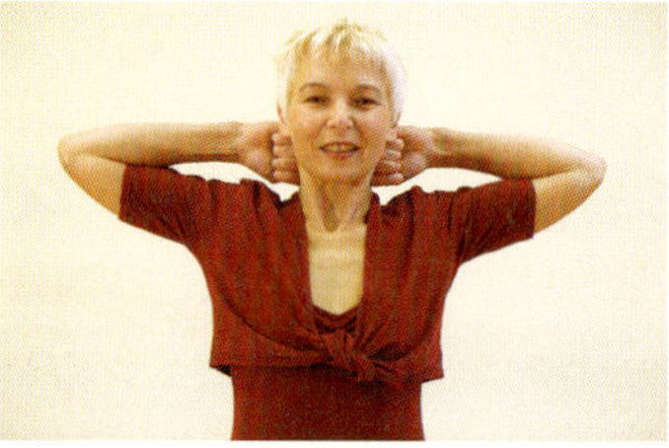

1. Knien Sie sich hin. Ballen Sie die Hände zu Fäusten, wobei der Daumen von den anderen Fingern umschlossen wird. Drükken Sie dann die Fäuste an den Hals, und zwar in der leicht nach unten versetzt liegenden kleinen Vertiefung hinter den Ohren. Führen Sie in dieser Position die folgenden vier Bewegungen aus:

2. Neigen Sie den Oberkörper zur rechten Seite, wobei Sie den Ellbogen dem Boden annähern und die Hüfte nach links sinken lassen, als ob Sie sich hinsetzen wollten. Wiederholen Sie die Bewegung zur linken Seite.

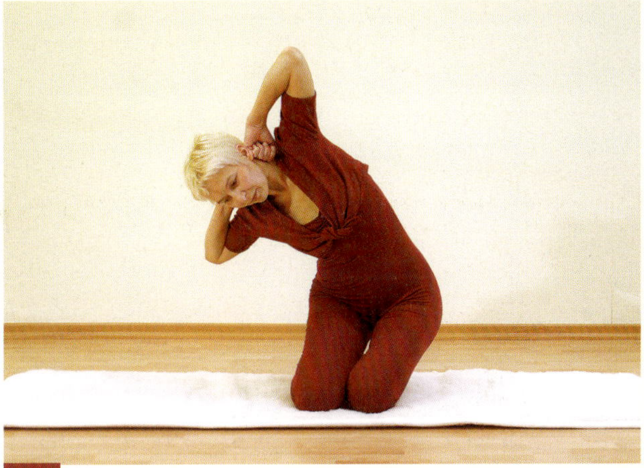

2

3. Neigen Sie den Oberkörper nach hinten (nicht zu weit), und beugen Sie sich dann nach vorn, indem Sie den Oberkörper in Richtung Boden neigen. Atmen Sie zweimal zwischendurch, und wiederholen Sie die Übung noch zweimal.

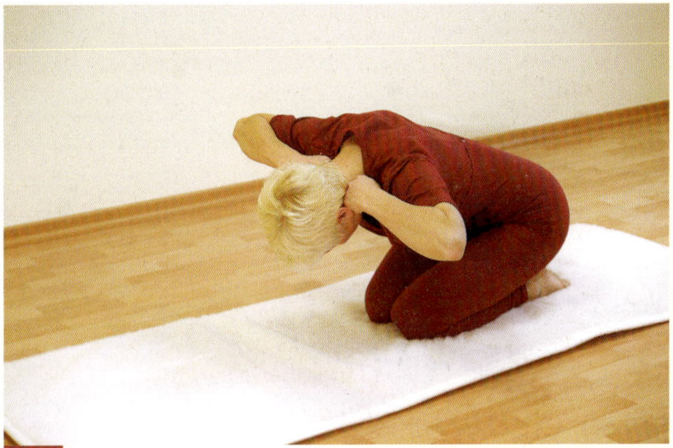

3

Wenn Sie die Mahasana-Übung der 1. Stufe mit Leichtigkeit ausführen, gehen Sie zur 2. Stufe über:
Atmen Sie ein, und führen Sie dieselben Bewegungen mit angehaltenem Atem aus. Wiederholen Sie die Bewegungen, so oft Sie es mit angehaltenem Atem können (zwei- oder dreimal). Halten Sie danach kniend inne, atmen Sie aus und ein, halten Sie den Atem wieder an, und wiederholen Sie die Bewegungen. Machen Sie die Übung noch ein weiteres Mal. Achten Sie darauf, die Lungen nicht zu sehr zu füllen, das erleichtert die Durchführung.

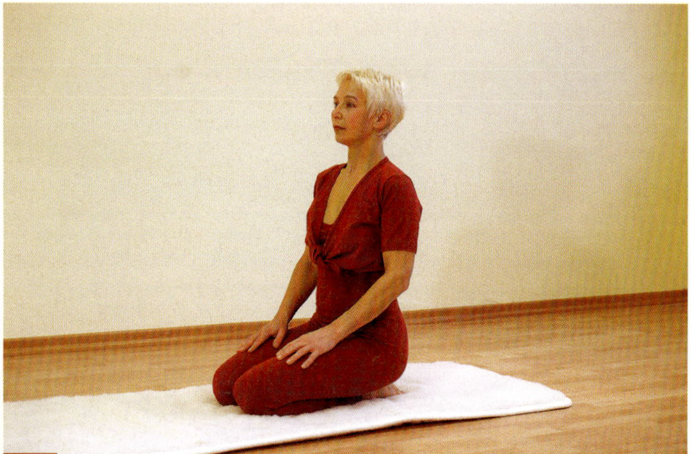

1

Übung 3
Muslimische Gebetshaltung

1. Setzen Sie sich auf die Fersen.
2. Strecken Sie die Arme nach vorn aus, und legen Sie die Stirn auf den Boden.
3. Strecken Sie das linke Bein aus, und drücken Sie dabei die Hüfte fest auf die rechte Ferse. Das rechte Knie sollte in der Mitte der Brust bleiben. Machen Sie in dieser Position 7 Bhastrikas, und lassen

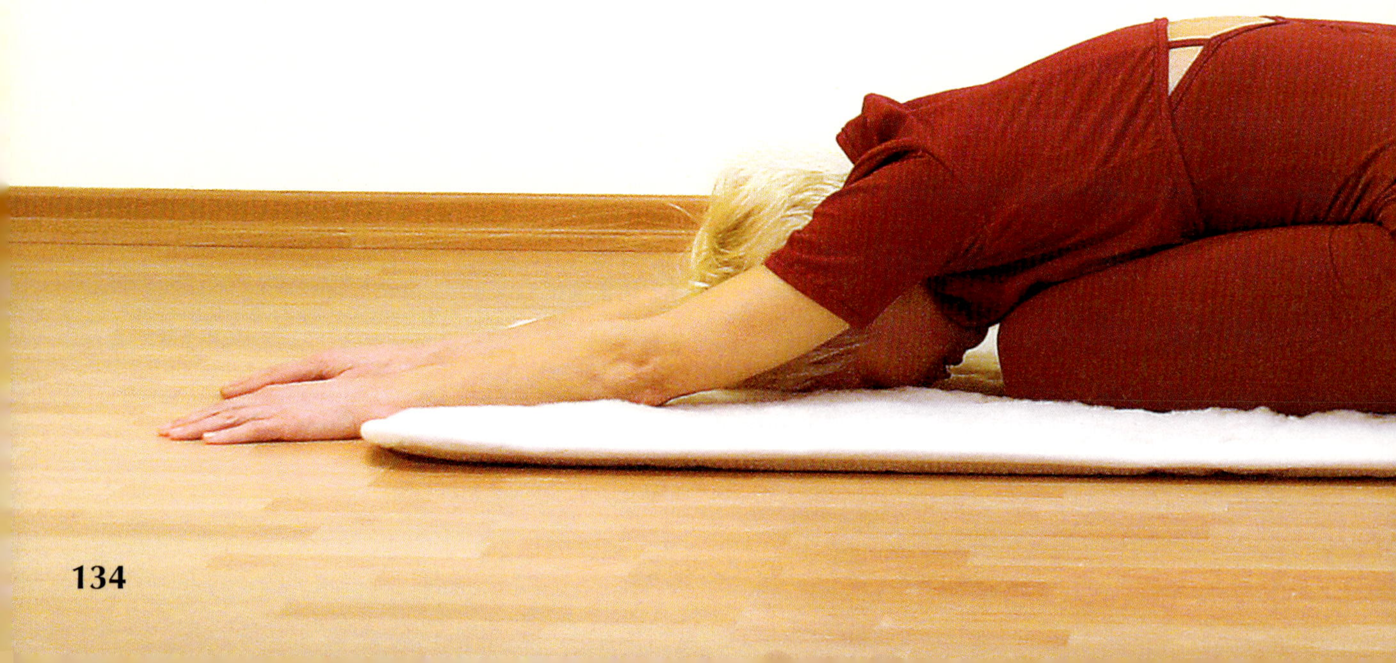

Sie danach die Energie zirkulieren – zuerst zur Nasenspitze und danach zum rechten Eierstock. Führen Sie die Übung noch zweimal aus.

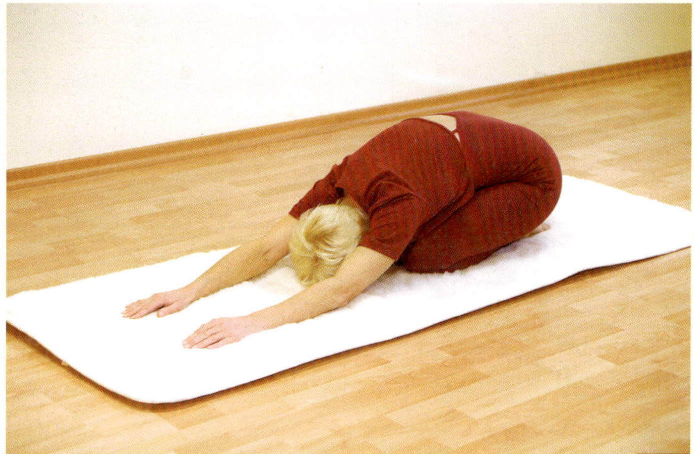

2

Wiederholen Sie die Übung, indem Sie nun das linke Bein angewinkelt halten und die Energie zum linken Eierstock fließen lassen. Machen Sie die Übung insgesamt dreimal zu jeder Seite.
Auf der 2. Stufe führen Sie 15 anstatt 7 Bhastrikas aus.

3

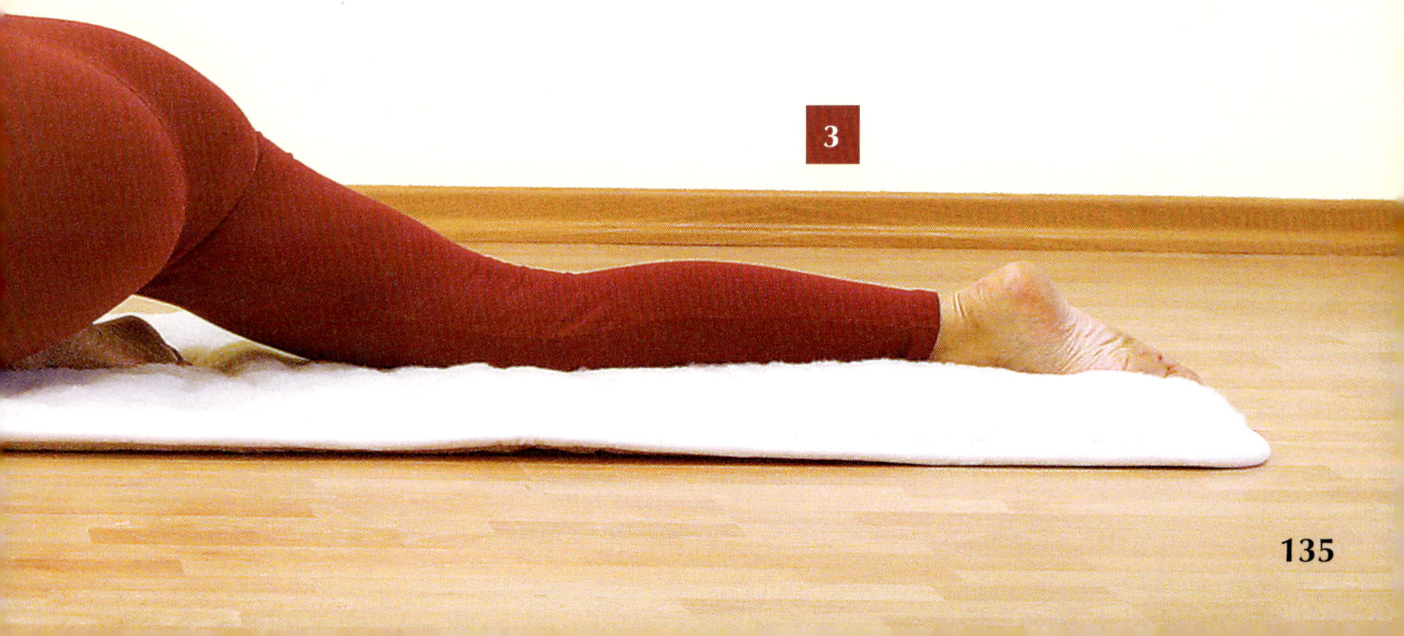

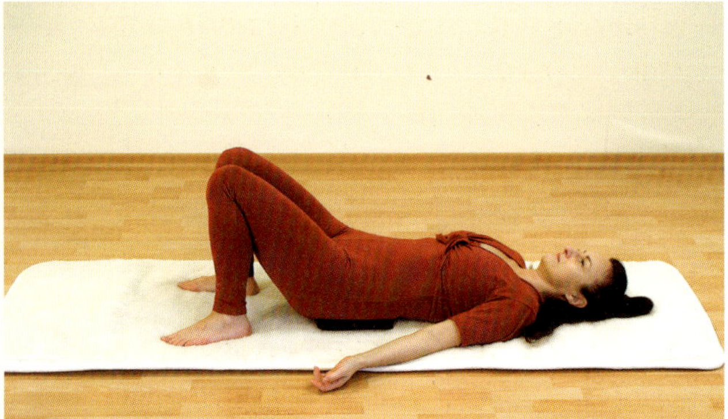

1

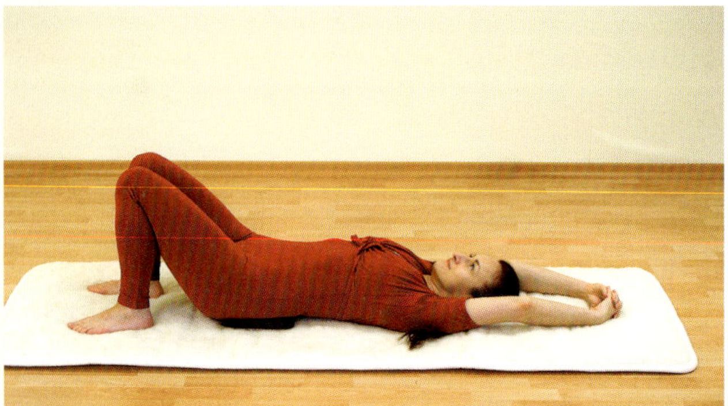

2

Übung 4
Diamantschlaf – Supta Vajrasana *vereinfacht*

Supta Vajrasana verlangt eine sehr gute Dehnbarkeit der Oberschenkelmuskulatur. Deshalb beginnen wir mit der vereinfachten Version.

1. Legen Sie sich mit angewinkelten Beinen auf den Rücken.
2. Heben Sie die Hüfte ein wenig an, und legen Sie ein kleines Kissen unter Ihr Kreuzbein. Der Bereich der Eierstöcke soll nun gedehnt werden, und dabei hilft es, wenn er etwas höher liegt als der Rest des Körpers.
3. Kreuzen Sie die Beine, senken Sie die Knie zum Boden (wie beim Schneidersitz), und führen Sie die ausgestreckten Arme mit verschränkten Händen über den Kopf. Strecken Sie sich gut, und machen Sie 7 Bhastrikas K.D. Lassen Sie dann die Energie zur Nasenspitze zirkulieren und danach zu beiden Eierstöcken gleichzeitig.

Machen Sie die Übung dreimal, und entspannen Sie sich danach, indem Sie die Beine vor dem Bauch anwinkeln und mit den Armen umschlingen.

Sobald die Muskulatur Ihrer Oberschenkel und Knöchel eine gute Dehnbarkeit hat, können Sie die folgende Übung (2. Stufe) durchführen. Zwingen Sie sich jedoch nicht dazu, denn sie ist wirklich nur für Fortgeschrittene gedacht und sollte nur praktiziert werden, wenn Sie körperlich ausreichend vorbereitet sind.

Beugen Sie die Arme mit verschränkten Händen und atmen Sie ein. Drücken Sie nun die gesamte Luft aus den Lungen hinaus. Strecken Sie mit leeren Lungen die Arme über den Kopf, und dehnen Sie dabei die Rippen und die Seiten, indem Sie in der Magengegend ein Vakuum erzeugen. Wenn Sie wollen, könen Sie außerdem 3 Bauchkontraktionen in derselben Position auführen. Bevor Sie einatmen, entspannen Sie die Bauchmuskulatur und atmen ganz langsam ein.

3

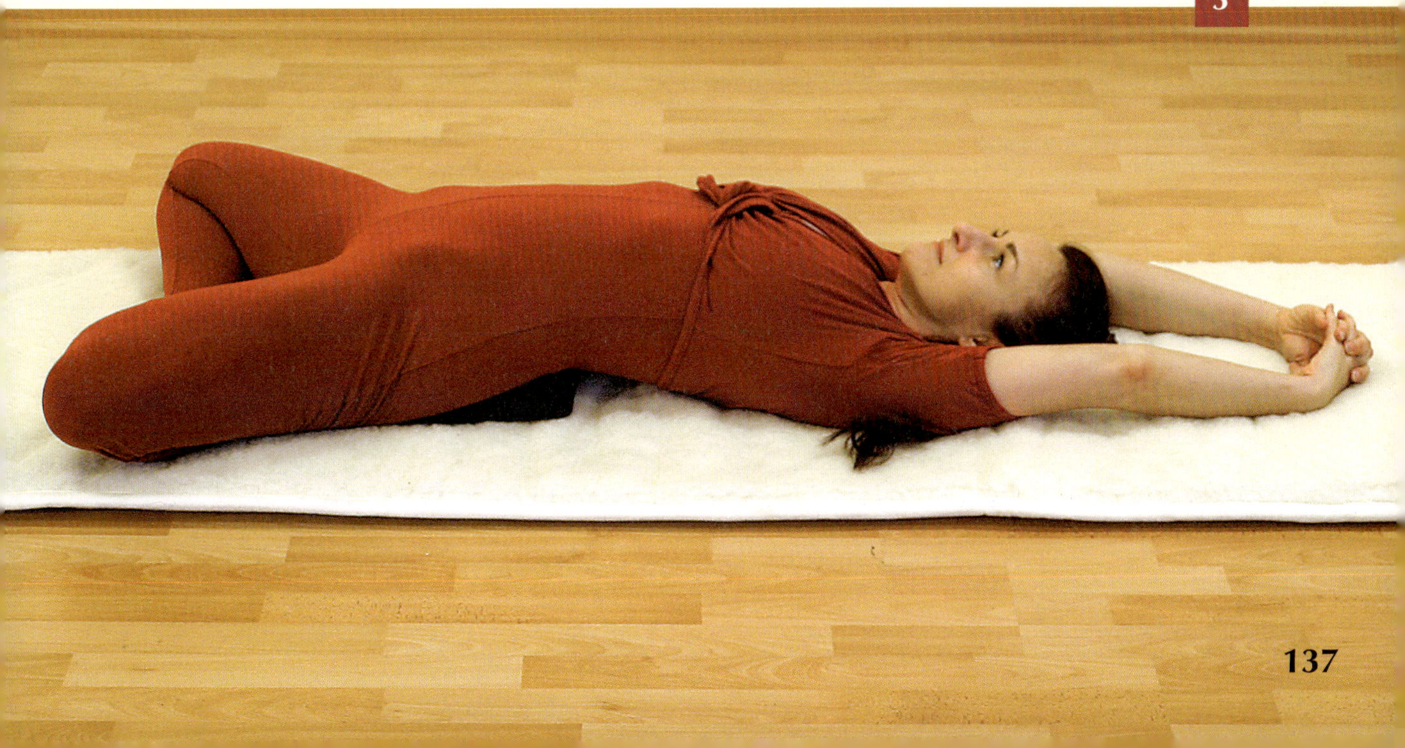

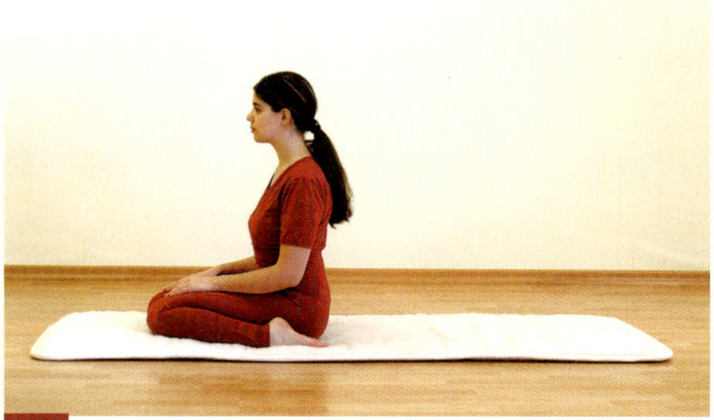

1

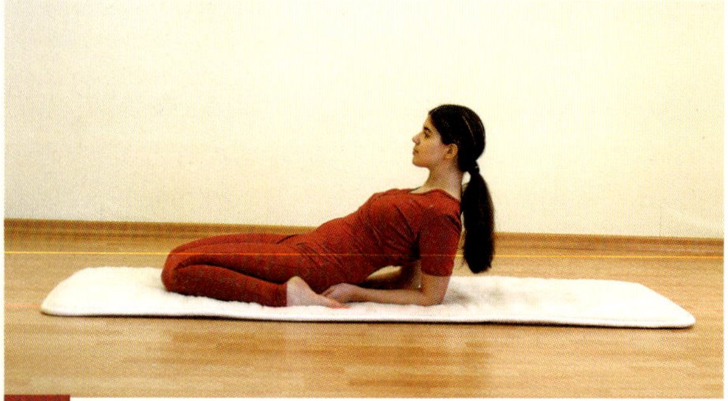

2

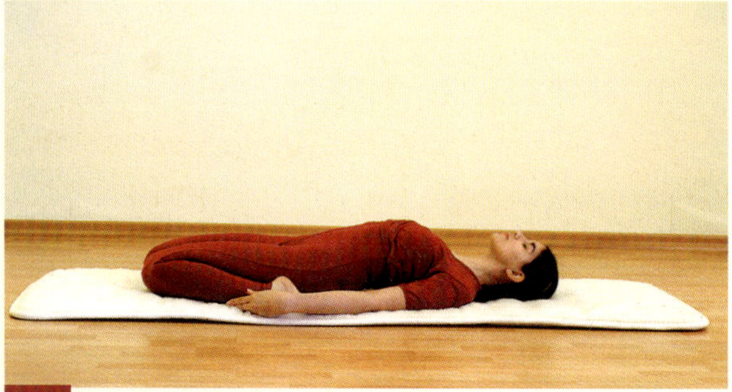

3

Alternativ für Übung 4
Diamantschlaf – Supta Vajrasana *vollständig und mit Bauchkontraktion*

Praktizieren Sie Supta-Vajrasana nur mit aufgewärmtem Körper, um die Wirbelsäule nicht zu schädigen.

1. Setzen Sie sich in Vajrasana (Diamantsitz; Sitz zwischen den Fersen). In dieser Stellung sollen die Fußspitzen, um die Knie nicht zu schädigen, niemals zur Seite zeigen.

2. Stützen Sie sich mit den Händen am Boden hinter dem Körper ab, und senken Sie langsam zuerst den linken und dann den rechten Ellbogen auf den Boden.

3. Lassen Sie nun den Oberkörper und den Kopf auf den Boden sinken, und entspannen Sie sich so einige Sekunden.

4. Verschränken Sie die Hände, und führen Sie die Arme über den Kopf. Dehnen Sie Ihren Körper.

Machen Sie in dieser gedehnten Position 15 Bhastrikas, und lassen Sie die Energie zur Nasenspitze und danach zu beiden Eierstöcken gleichzeitig zirkulieren.
Wiederholen Sie die Übung dreimal.

Auf der 2. Stufe führen Sie, immer noch in derselben Haltung, zusätzlich drei Bauchkontraktionen durch:
Lösen Sie die Dehnung, und beugen Sie die Arme. Atmen Sie einmal normal ein, und atmen Sie aus, indem Sie die Lungen maximal entleeren. Mit leeren Lungen ziehen Sie nun den Bauch ein. Strecken Sie die Arme, heben Sie den Brustkorb, dehnen Sie dabei auch das Rippengewebe, und spüren Sie das Vakuum in der Bauchgegend, die dabei einsinkt. Bleiben Sie in dieser Haltung, ohne zu atmen, so lange es Ihnen angenehm ist.
Entspannen Sie vor dem Einatmen die Arme und die Bauchmuskulatur, und atmen Sie dann langsam ein. Wiederholen Sie die Übung noch zweimal, und umfassen Sie danach zum Ausgleich die Beine angewinkelt gegen den Bauch.

4

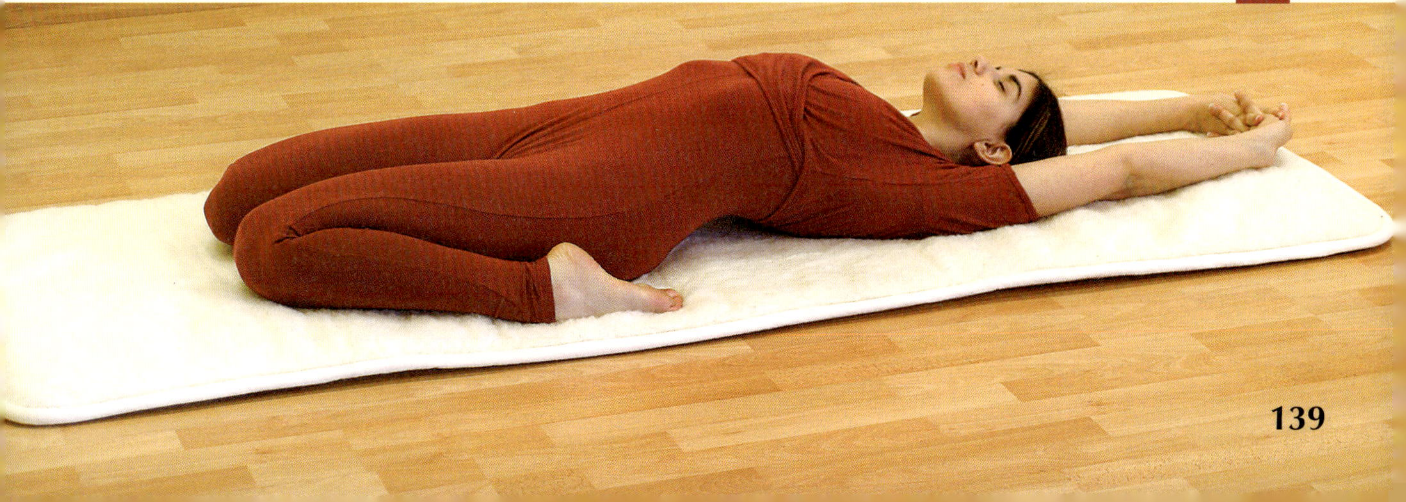

Übung 5
Schönheit des Gesichts (Fünf Prana-Wellen)

Ausgangsposition: Legen Sie sich auf den Rücken.

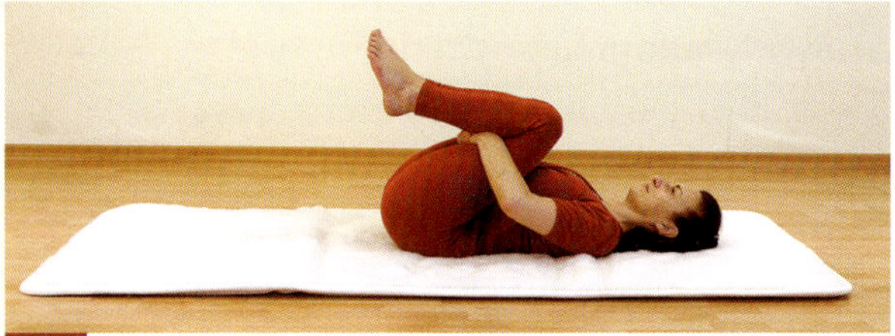

1

1. Welle

Winkeln Sie beide Beine an, verschlingen Sie Ihre Hände unter den Knien, und drücken Sie die Knie gegen den Bauch (1). Spüren Sie dabei, wie die Taille am Boden anliegt (auf diese Weise aktivieren Sie auch die Nebennieren). Machen Sie 7 Bhastrikas, ohne die Beine zu bewegen (wobei Sie immer beim Ausatmen den Bauchnabel einziehen), und lassen Sie danach die Energie zur Nasenspitze und danach zum ganzen Gesicht und zu den Haaren zirkulieren.

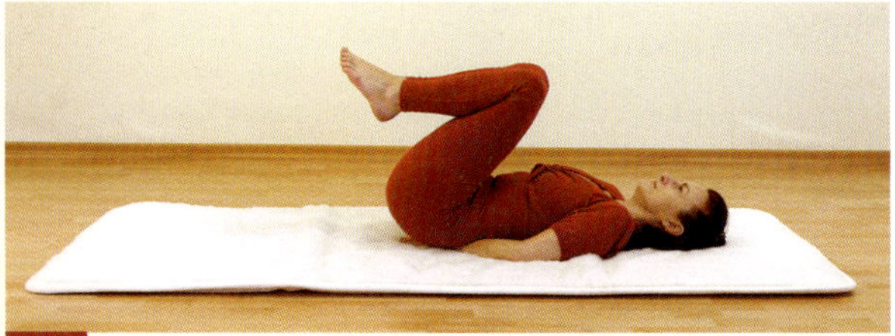

2

2. Welle

Schieben Sie Hände und Handgelenke unter die Hüften, mit den Handflächen zum Boden (2). Das Gewicht der Hüften sollte auf den Handgelenken liegen. (Achten Sie darauf, daß das Gewicht der Hüften tatsächlich auf den Handgelenken ruht, da die Hände bis zur Übung 6 in dieser Position bleiben werden.

Dieser Teil der Übung aktiviert die Eierstökke, denn die Handgelenke sind Reflexzonen der Eierstöcke.)

Winkeln Sie die Beine über den Bauch an. Danach strecken Sie die Beine abwechselnd ca. 15 cm waagrecht über dem Boden aus, wobei Sie beim Beugen des rechten Beins (3) einatmen und beim Beugen des linken Beins (4) ausatmen. Denken Sie immer daran, den Bauchnabel beim Ausatmen einzuziehen. Achten Sie darauf, daß Sie nicht »Fahrrad fahren« – die Beine sollten sich parallel zum Boden bewegen (5).

Winkeln Sie anschließend die Beine über dem Bauch an, und lassen Sie die Energie zirkulieren, zur Nasenspitze und beim Ausatmen zum Gesicht und zu den Haaren.

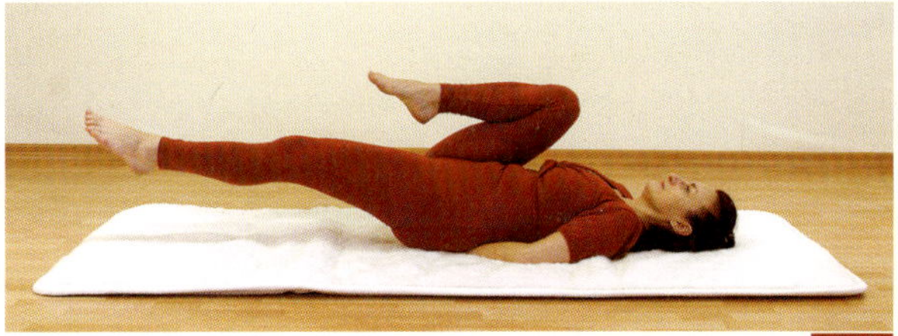

3

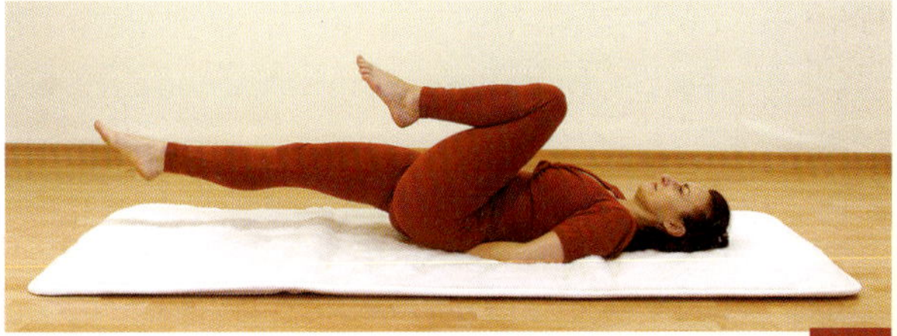

4

3. Welle

Wiederholen Sie die Übung, indem Sie nun ausatmen, wenn Sie das rechte Bein beugen. Am Ende beugen Sie beide Beine über dem Bauch (2) und lassen die Energie wie zuvor zirkulieren (zum Gesicht und zu den Haaren).

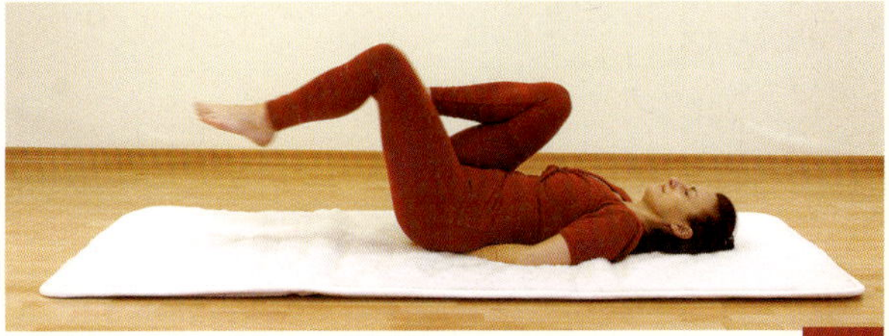

5

4. Welle

Die Handgelenke bleiben unter den Hüften, mit den Handflächen zum Boden (2). Winkeln Sie die Beine an, bis die Oberschenkel senkrecht stehen (6), wobei Sie die Fußsohlen parallel zum Boden halten. Geben Sie sich in dieser Stellung abwechselnd Tritte mit der Ferse gegen Ihre Gesäßbacken. Atmen Sie beim Treten mit dem linken Fuß ein und beim Treten mit dem rechten aus.

Achtung: Es ist wichtig, daß Sie die Oberschenkel senkrecht halten und die Fußsohlen parallel zum Boden, damit Ihre Fersen die Gesäßbacken treffen (7+8).

Nach 7 Bhastrikas beim Treten mit der rechten Ferse lassen Sie die Energie zur Nasenspitze und danach zum Gesicht und zu den Haarwurzeln fließen.

Wenn es Ihnen am Anfang nicht gelingt, gegen die Gesäßbacken zu treten, machen Sie sich keine Sorgen. Führen Sie die Bewegungen aus, so gut Sie es können, und bald wird Ihre Oberschenkelmuskulatur die dafür erforderliche Dehnbarkeit gewonnen haben.

6

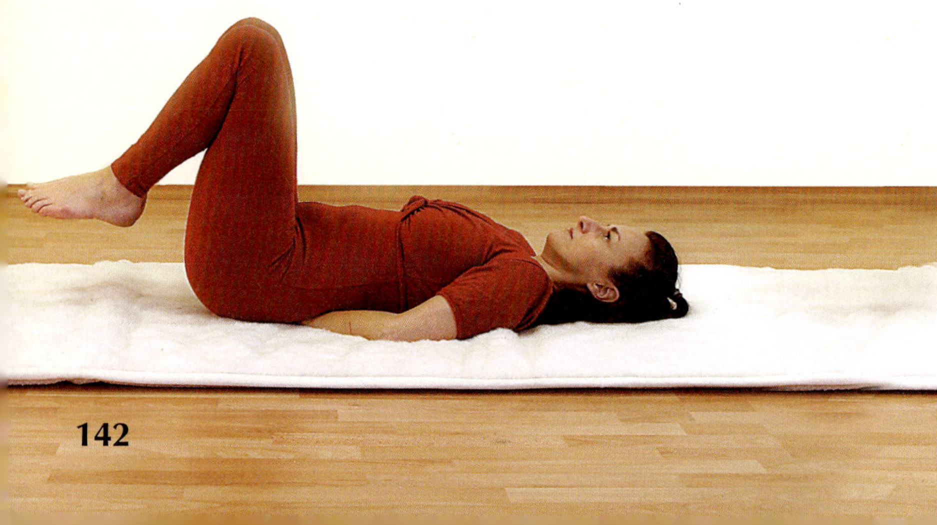

7

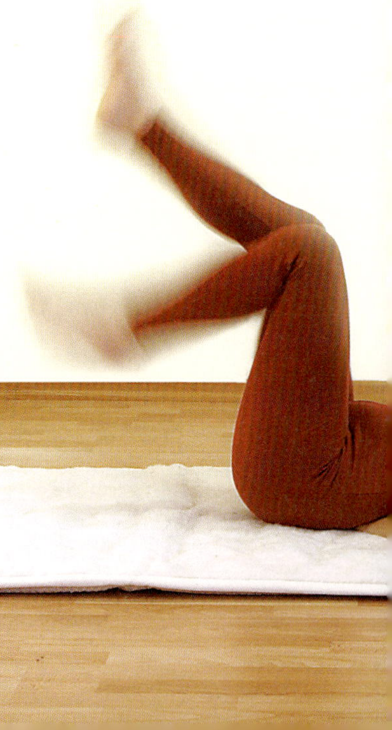

5. Welle

Wiederholen Sie die Übung, indem Sie beim Treten mit dem linken Fuß ausatmen, und lassen Sie danach die Energie auf gleiche Weise zirkulieren.

Auf der 2. Stufe machen Sie 15 Bhastrikas anstatt 7.
Die 4. und 5. Welle können auch mit angehaltenem Atem durchgeführt werden: Atmen Sie ein, treten Sie 15mal und atmen Sie danach aus. Lassen Sie dabei die Handgelenke unter den Hüften.

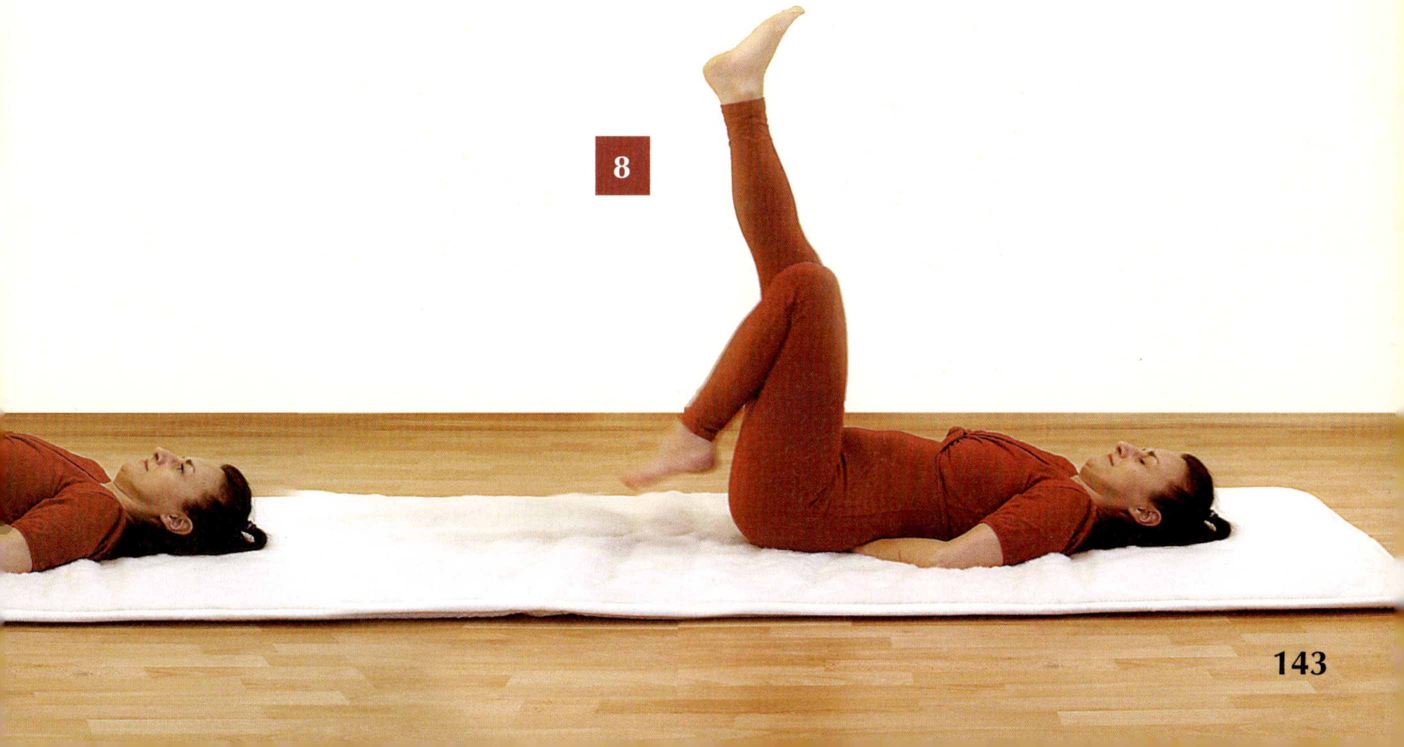

Übung 6
Entspannung mit Lenkung der Energie zur Aktivierung von Eierstöcken und Schilddrüse

Sie liegen weiterhin auf dem Rücken, die Beine bleiben angewinkelt, die Füße stehen im Abstand von etwa 30 cm auf dem Boden, und die Knie sind aneinandergelegt. Erst jetzt ziehen Sie die Handgelenke unter den Hüften hervor und entspannen die Arme, die Sie ausgestreckt und mit den Handflächen nach oben zur Seite ablegen. Dies ist eine Variation der im Yoga praktizierten Position der Entspannung.
Schließen Sie die Augen, atmen Sie tief ein und langsam aus, wobei Sie Ihren ganzen Körper entspannen, so daß sich alle Muskelverspannungen lösen. Konzentrieren Sie sich auf die linke Hand, als ob Sie zu ihr schauen würden. Atmen Sie nun ganz langsam ein, und stellen Sie sich dabei vor, daß Sie die Luft durch Ihre Finger einziehen und daß sie durch die Hände und Arme bis zum Hals (Schilddrüse) strömt. Konzentrieren Sie sich danach auf die rechte Hand, und atmen Sie aus, als ob die Luft durch das Handgelenk und die Finger der rechten Hand ausströmen würde. Atmen Sie nun durch die Finger der rechten Hand über die Arme bis zum Hals ein und durch die linke Hand aus. Auf diese Weise machen Sie drei- oder viermal weiter, indem Sie immer durch die Finger einatmen, durch die Sie gerade ausgeatmet haben. Sie beenden die Übung mit dem Ausatmen durch die linke Hand.
Was Sie durch die Arme bewegen, ist Prana-Energie, nicht Luft (diese strömt durch die Nase). Versuchen Sie, zu spüren oder sich vorzustellen, wie sich die Energie gleich Licht überall ausbreitet – in Fingern, Handgelenken und Hals.

Außer daß Sie dabei Energie zu den Eierstöcken und zur Schilddrüse lenken, hat diese Übung auch eine stark beruhigende Wirkung und kann deshalb gut abends vor dem Schlafengehen gemacht werden (in diesem Fall können Sie sie mit ausgestreckten und etwas gespreizten Beinen ausführen). Die gelenkte Prana-Energie reinigt die Nadis (Energiekanäle), und in vielen Fällen beseitigt sie Sehnenentzündungen in den Unterarmen sowie Schmerzen in den Fingergelenken.

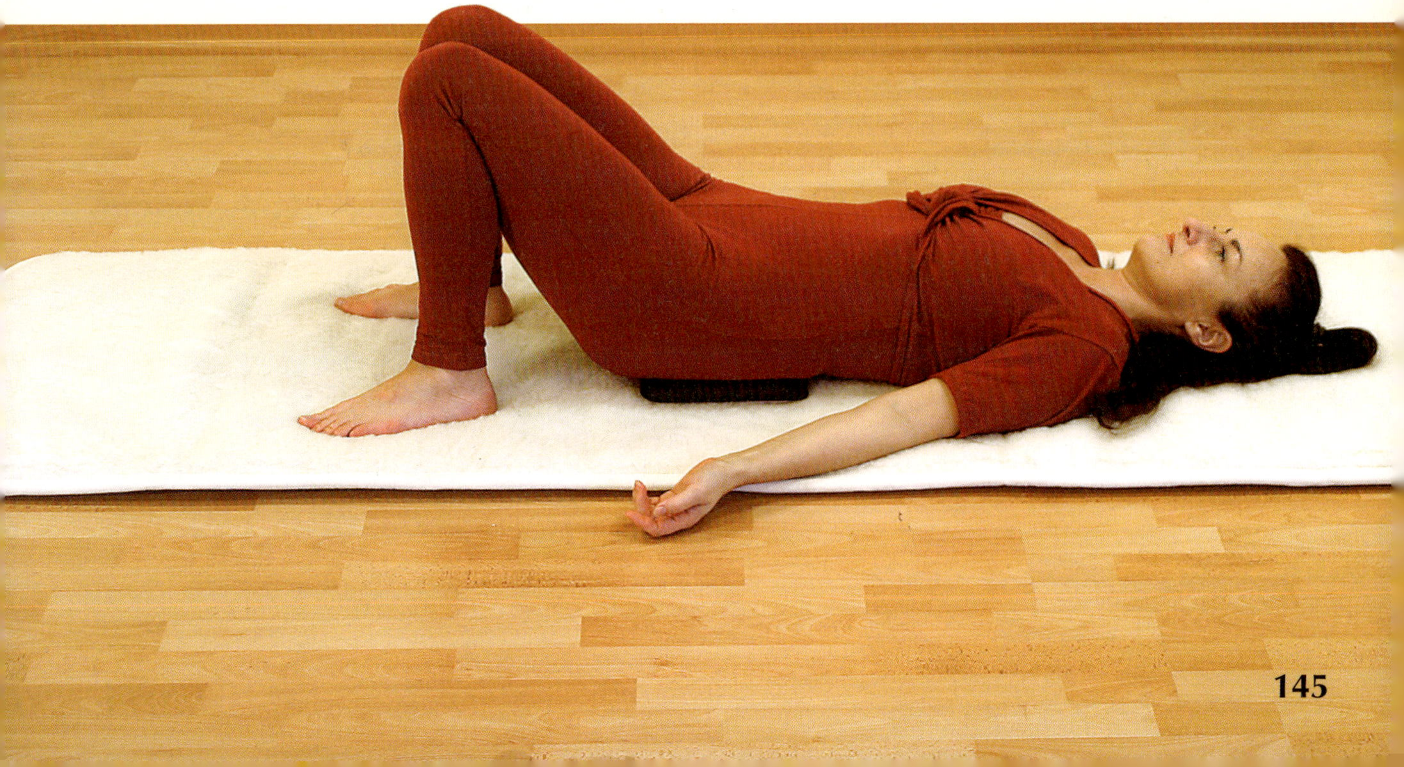

Übung 7
Schulterbrücke – Vilomasana *(dynamisch)*

1. Bleiben Sie liegen, winkeln Sie die Knie an, positionieren Sie die Füße in einem Abstand von 20 bis 30 cm, und umschlingen Sie Ihre Knöchel. (Falls dies schwierig sein sollte, legen Sie die Hände nahe den Füßen auf den Boden, oder fassen Sie den Bund der Hosenbeine.) Atmen Sie, wie es Ihnen Ihr Körper vorgibt.

2. Heben und senken Sie nun die Hüfte siebenmal, wobei Sie mit der Wirbelsäule eine Wellenbewegung auf folgende Weise ausführen: Heben Sie beim Einatmen zuerst die Hüfte an, lassen aber die Taille auf dem Boden; heben Sie danach erst die Taille und schließlich den Oberkörper an. Atmen Sie aus, und senken Sie dabei den Oberkörper, die Taille, die Hüfte, und heben Sie danach die Taille etwas, indem Sie eine leichte Kippbewegung machen.

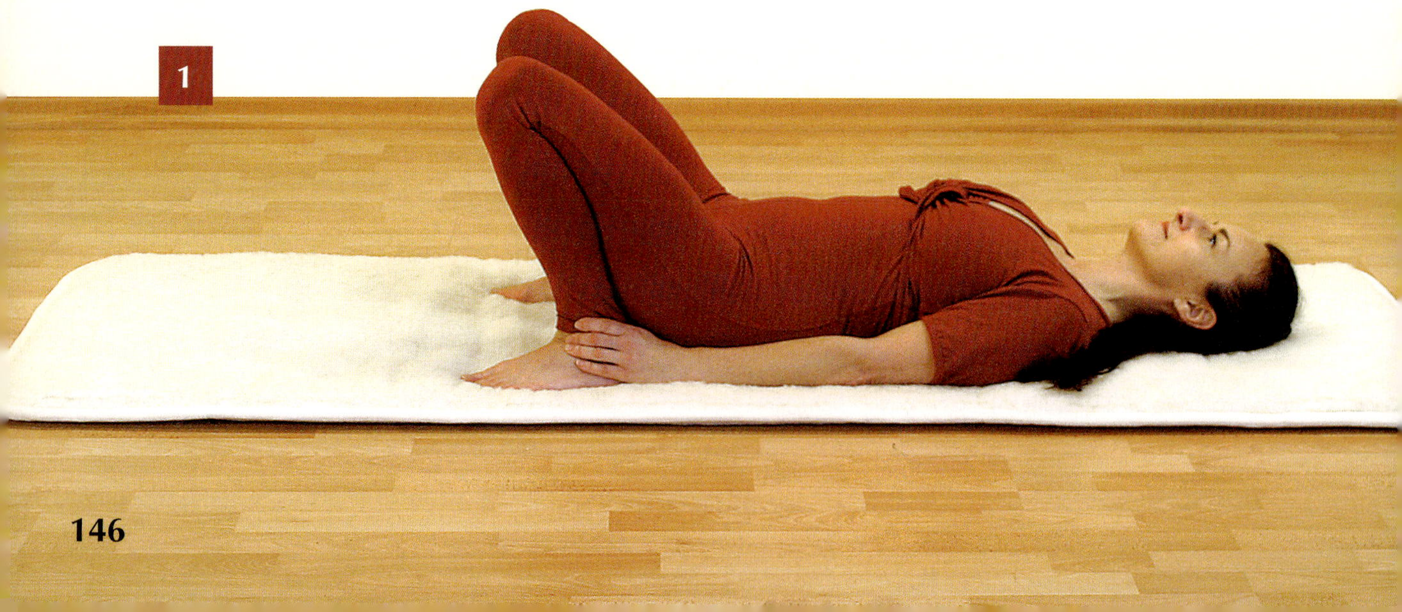

1

Es ist wichtig, daß diese Welle sorgfältig ausgeführt wird, damit ihre Wirkung Ihrer Wirbelsäule, Ihren Nieren und Nebennieren in vollem Umfang zugute kommt. Machen Sie insgesamt sieben Hebungen und Senkungen, und halten Sie bei der letzten (der achten) Hebung das Becken oben, indem Sie die Hüfte von unten mit den Händen abstützen.

Mit angehobener Hüfte machen Sie 7 Bhastrikas K.D. und lassen dann die Energie zur Nasenspitze und dann zum Hals (Schilddrüse) fließen.
Senken Sie nun vorsichtig die Wirbelsäule, indem Sie noch eine Welle ausführen (zuerst Oberkörper, dann Taille und Hüfte). Wenn Sie wieder auf dem Boden liegen, lassen Sie die Energie wie zuvor beschrieben zirkulieren (zur Schilddrüse). Entspannen Sie sich ein oder zwei Minuten, indem Sie die Knie bei noch angewinkelten Beinen aneinanderlegen.

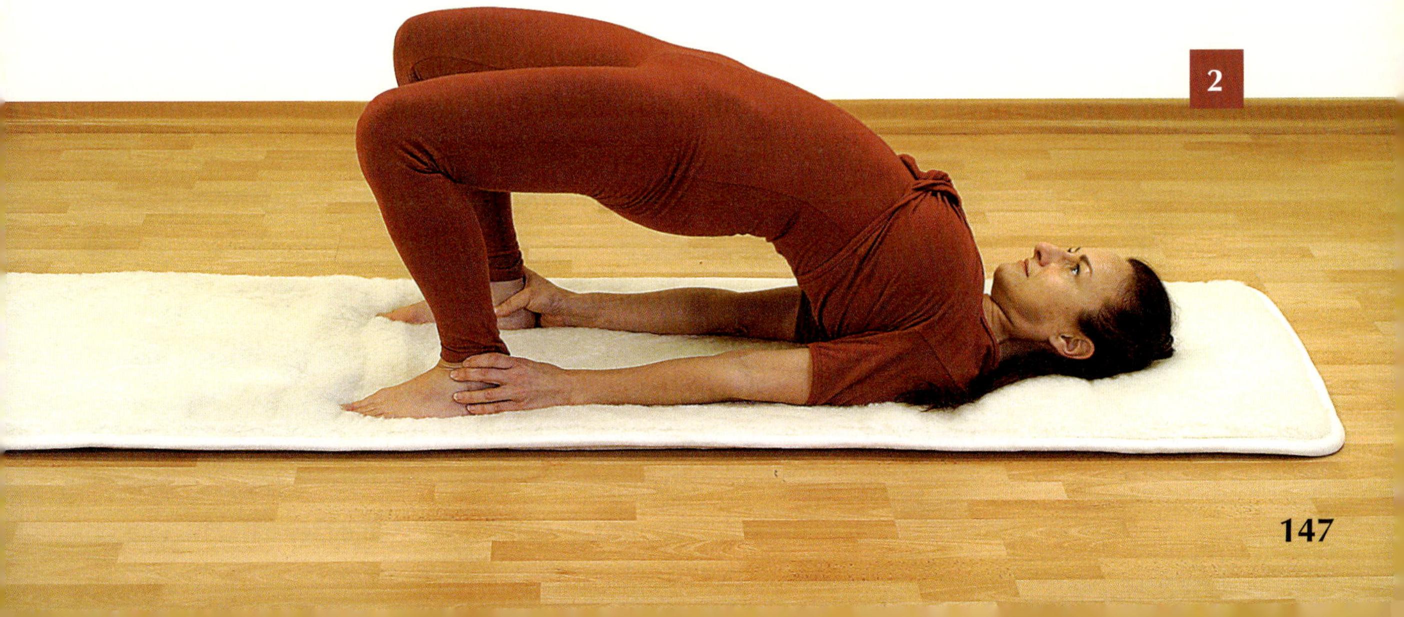

Übung 8
Fisch – Matsyasana *(dynamisch)*
Übung zum Abnehmen, nicht geeignet für Personen mit Schilddrüsenüberfunktion

Erinnern Sie sich an die Atemtechnik Ujjayi (S. 84)? Wiederholen wir sie hier noch einmal: Ujjayi besteht aus weiten Atemzügen (mittlere und obere Atmung), bei denen der Durchgang der Luft dadurch erschwert wird, daß man die Stimmritze sowohl beim Einatmen als auch beim Ausatmen teilweise schließt. Die Ujjayi-Atmung hört sich an wie Schnarchen mit geschlossenem Mund.
Diese Übung besteht aus vier Teilen. In jeder Position führen wir drei Ujjayi-Atmungen durch und lassen danach die Prana-Energie zum Hals (Schilddrüse) fließen.

Ausgangsposition: Legen Sie sich auf den Rücken, die Beine aneinander, die Fußspitzen zeigen nach oben. Spreizen Sie, wenn möglich, die Zehen. Die Arme liegen neben dem Körper. Entspannen Sie die Schultern.

1. Drehen Sie den Kopf nach links, und versuchen Sie, das Kinn der Schulter anzunähern. Machen Sie drei weite Ujjayi-Atemzüge, lassen Sie die Energie zur Nasenspitze fließen, und leiten Sie sie beim Ausatmen zum Hals. Wiederholen Sie diese Dehnung zur rechten Seite.

1

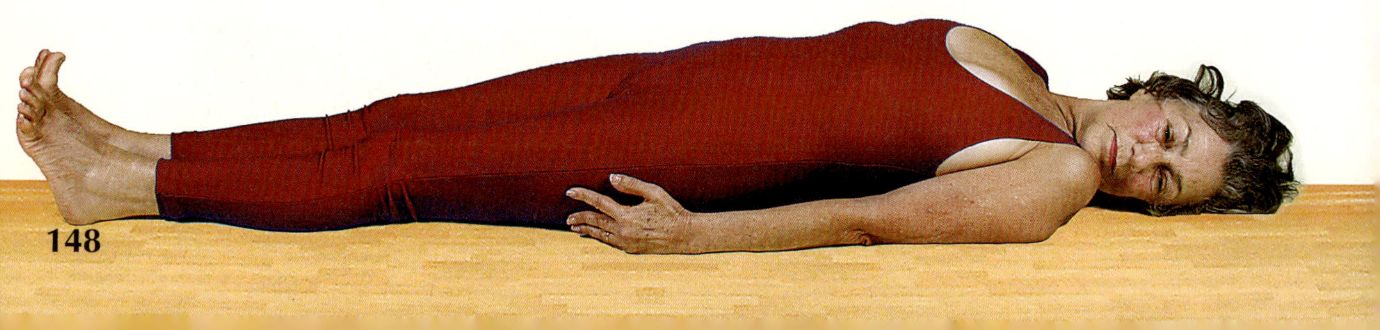

2. Heben Sie nun den Oberkörper leicht, und stützen Sie sich auf die Unterarme. Strecken Sie Füße und Fußspitzen so, daß sie eine Linie mit dem Bein bilden. Atmen Sie ein, und drücken Sie die Brust beim Ausatmen nach vorn, und führen Sie den Kopf nach hinten. Machen Sie in dieser Position, ohne den Kopf zu bewegen, drei sehr weite Ujjayi-Atmungen, und spüren Sie beim Ausatmen der Dehnung im Schilddrüsenbereich nach. Lassen Sie dann die Energie zur Nasenspitze und danach zur Schilddrüse fließen. Gehen Sie vorsichtig mit dem Oberkörper wieder herunter, wobei Sie die Wirbelsäule beim Becken beginnend nach und nach ablegen. Entspannen Sie die Nackenmuskeln, indem Sie den Kopf dreimal langsam von einer Seite zur anderen fallen lassen.

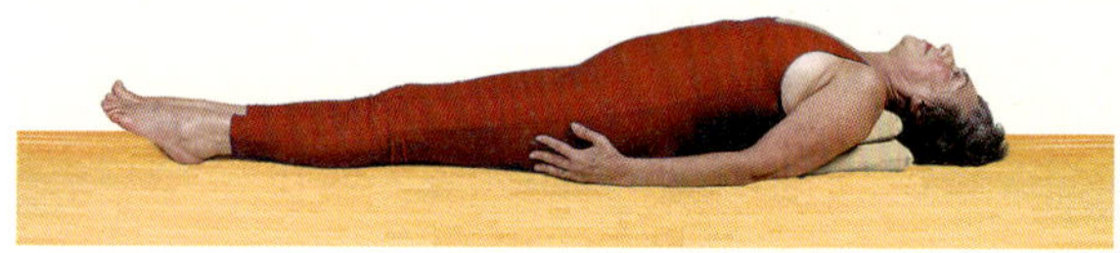

Vereinfachte Variation (siehe rechts):
Wenn Sie Probleme mit der Nackenmuskulatur haben, legen Sie, anstatt sich auf die Unterarme zu stützen, ein nicht zu weiches Kissen (ca. 10 cm dick) in der Höhe der Schulterblätter unter den Rücken, und legen Sie den Kopf auf den Boden. Trotz der Vereinfachung ist das Ergebnis ähnlich dem der Vollversion (wenn das Kissen am richtigen Ort liegt, fühlen Sie beim Ausatmen die Dehnung in der Halsgegend). Achten Sie auf die richtige Höhe des Kissens. Machen Sie die drei Ujjayi-Atmungen, und lassen Sie danach die Energie zirkulieren.

2

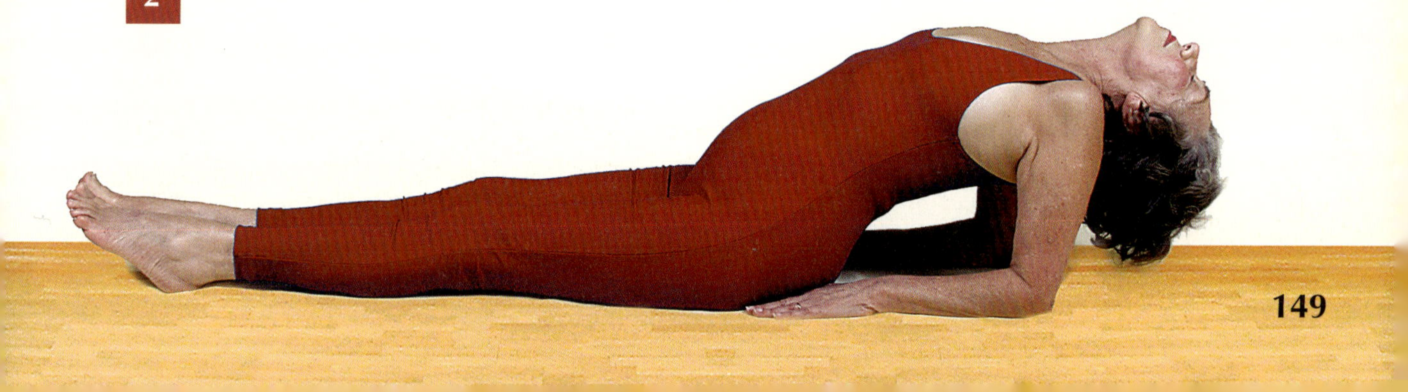

3. Bleiben Sie liegen, und strecken Sie die Beine aus. Die Fußspitzen zeigen nach oben, die Zehen sind gespreizt. Heben Sie den Kopf, schauen Sie auf die Füße, indem Sie das Kinn auf das Brustbein legen (Jalandhara-Bandha), und bleiben Sie in dieser Position. Machen Sie nun drei sehr weite Ujjayi-Atmungen, und spüren Sie dabei dem Druck im Schilddrüsenbereich nach.
   Verschränken Sie danach die Hände im Nacken, um den Kopf abzustützen, entspannen Sie den Hals, und lassen Sie die Energie zur Nasenspitze fließen und beim Ausatmen zur Schilddrüse.

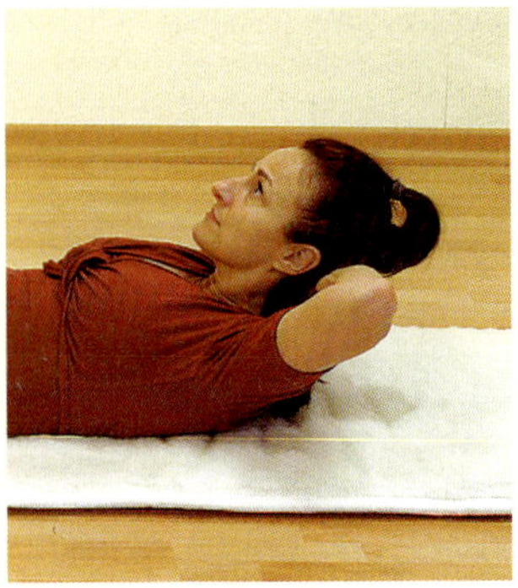

Vereinfachte Variation:
Wenn die Halsmuskulatur noch schwach ist, können Sie diese Übung von Anfang an mit im Nacken verschränkten Händen ausführen, doch lassen Sie dabei die Ellbogen breit zur Seite gestreckt, um nicht die mittlere und obere Atmung der Ujjayi-Übung zu behindern.

3

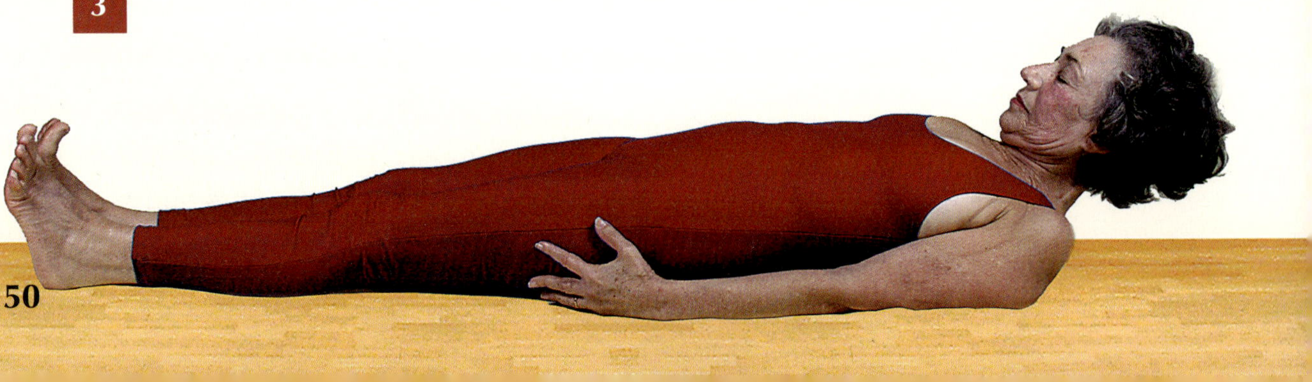

Alternativ für Übung 8
Thyroidausgleich mit drei Bandhas

Ausgangsposition: Setzen Sie sich mit geradem Rücken hin. Legen Sie die Zungenspitze an den weichen Teil des Gaumens, und konzentrieren Sie sich auf Ihre Nasenspitze.

1. Atmen Sie ein, halten Sie den Atem an und senken Sie Ihren Kopf langsam, wobei Sie Jalandhara Bandha ausführen, also das Kinn dem Brustbein nähern.

2. Verharren Sie ein paar Sekunden in dieser Haltung und konzentrieren Sie sich dann auf den Kehlbereich (Vishudha). Atmen Sie dann langsam aus und dehnen Sie den Kehlbereich im Vishudha Chakra, indem Sie den Kopf allmählich in den Nacken sinken lassen.

3. Führen Sie, ohne neuen Atem zu holen, Uddiyana Bandha aus: Ziehen Sie den Bauch in Richtung Wirbelsäule ein.

Um einen Thyroidausgleich zu bewirken, sollten Sie diese Übung sieben- bis elfmal täglich ausführen.

Lebensstil
Finden Sie ein Gleichgewicht zwischen Arbeit, Schlaf und Aktivitäten im Freien; halten Sie Kontakt mit der Natur (suchen Sie sich körperliche, aber nicht streßerzeugende Aktivitäten). Versuchen Sie, sich künstlerisch oder handwerklich zu betätigen.

Übung 9
Aktivierung der Eierstöcke – Sthambasana *(dynamisch)*

Diese Übung ist sehr gut geeignet zur Aktivierung der Eierstöcke und auch zur Korrektur von Lordose (Hohlkreuz).

Ausgangsposition: Bleiben Sie zunächst liegen (1). Heben Sie dann beide Beine, bis sie senkrecht stehen (2). Winkeln Sie sie nun an, fassen Sie mit der linken Hand von außen den linken Fuß, und führen Sie den Unterschenkel des angewinkelten Beins (vom Knie bis zum Fuß) in die Senkrechte, wie einen Pfeiler (3). Der Oberschenkel bleibt dabei seitlich am Oberkörper. Strecken Sie das rechte Bein aus bis etwa 10 cm über dem Boden (4). Legen Sie die rechte Hand auf den rechten Oberschenkel, so daß Sie ihn beim Ausatmen nach unten drücken können. Heben Sie den Kopf leicht an.
Machen Sie in dieser Position sieben Bhastrika-Atmungen, wobei Sie den linken Fuß bei jeder Ausatmung neben den Brustkorb nach unten ziehen und so das Knie dem Boden annähern, dabei aber den Unterschenkel in der Senkrechten lassen (5). Lassen Sie danach die Energie in dieser Position zum linken Eierstock zirkulieren.

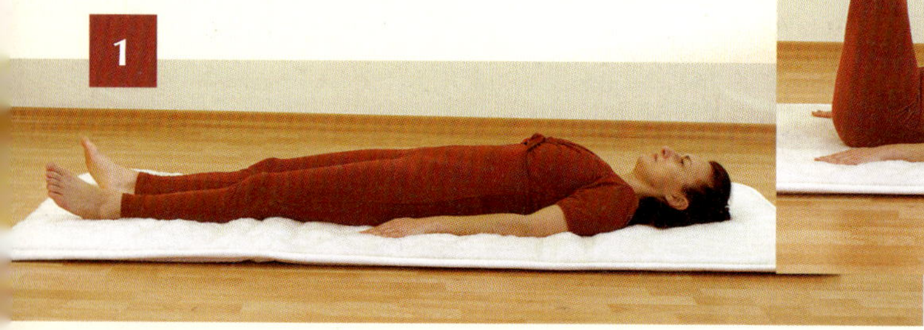

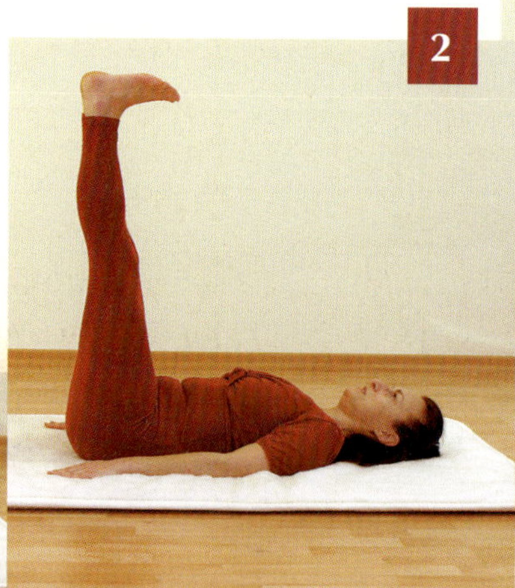

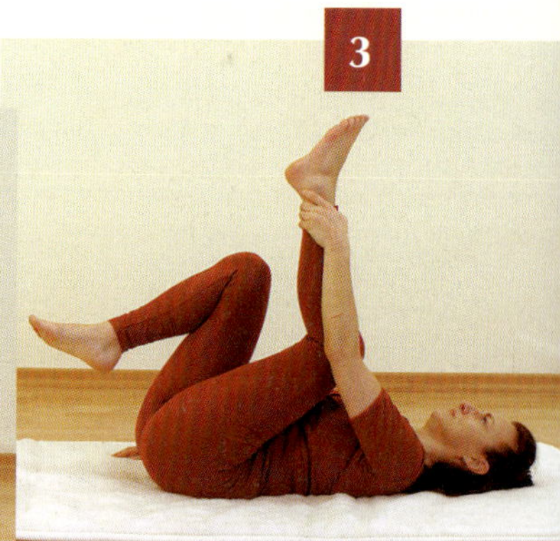

Wiederholen Sie die Übung zweimal, gehen Sie danach in die Ausgangsposition, und entspannen Sie sich. Machen Sie dann die Übung ebenfalls dreimal mit dem rechten Bein.

5

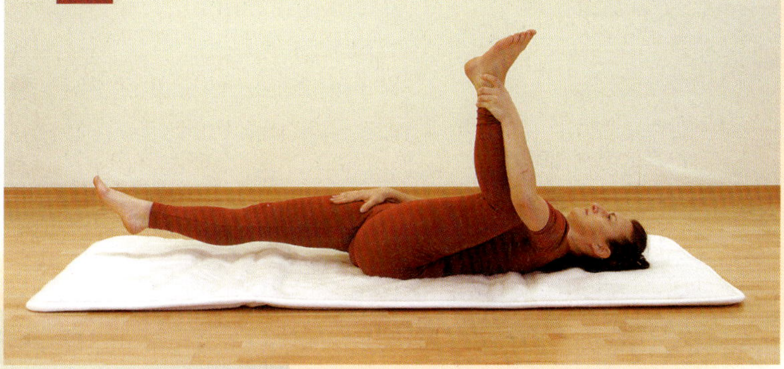

4

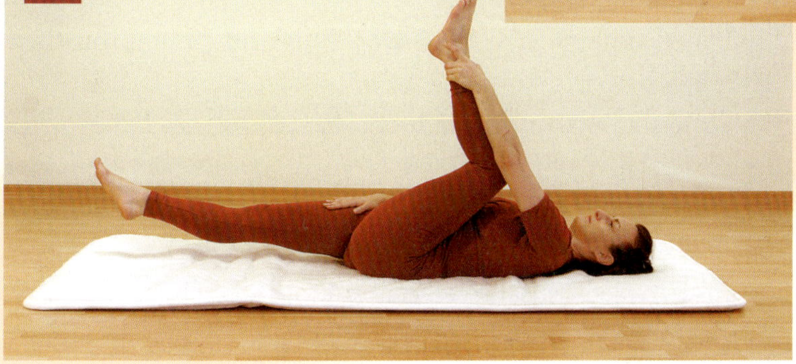

Nachdem Sie Sthambasana eine Woche oder länger praktiziert haben, können Sie variieren und die Übung durch Surya-Bedhana mit Dehnung K.D. (Übung 11) ersetzen. Diese Übung arbeitet mit der aktivierenden Energie – Surya – und bearbeitet gleichzeitig die Eierstöcke in gedehnter Position.

1

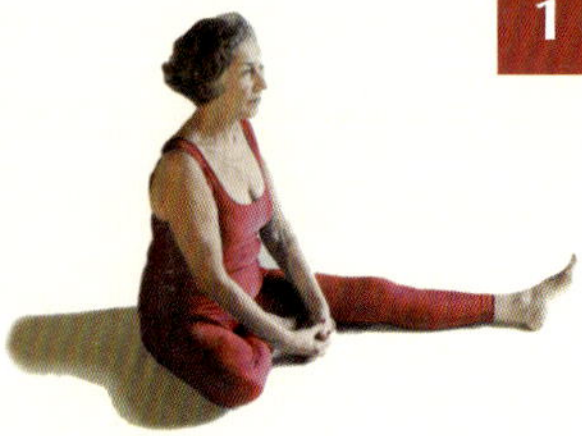

Alternativ für Übung 9
Janushirshasana

Ausgangsposition: Setzen Sie sich mit geradem Rücken und ausgestreckten Beinen hin.

1. Beugen Sie das rechte Bein, und legen Sie die Ferse so nah wie möglich ans Perineum (Damm). Lassen Sie das Knie zu Boden sinken.
2. Heben Sie die Arme, und drehen Sie sich nach links. Lassen Sie sich nach vorn sinken, und ergreifen Sie mit beiden Händen den großen Zeh des linken Beines.
3. Machen Sie nun sieben Bhastrikas:
   - Beim Einatmen entspannen Sie Ihren Fuß und ziehen ihn über das Weiten des Brustkorbs zu sich.
   - Beim Ausatmen entspannen Sie Ihren Brustkorb und ziehen Ihren Oberkörper mit dem Fuß nach vorn, indem Sie den Fuß strecken.
4. Nachdem Sie die sieben Bhastrikas ausgeführt haben, halten Sie Ihren Fuß weiter ausgestreckt. Lassen Sie in dieser Haltung die Energie zirkulieren:
   - Atmen Sie ein, und halten Sie den Atem an.
   - Legen Sie die Zunge an den weichen Gaumen und konzentrieren Sie sich auf Ihre Nasenspitze.
   - Machen Sie Mulabhanda, und zählen Sie »1–2–3«.
   - Lenken Sie Ihre Konzentration auf den linken Eierstock, und atmen Sie langsam aus.

2

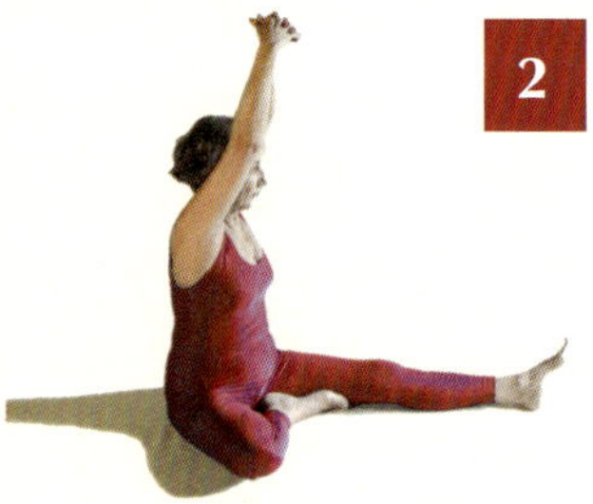

3

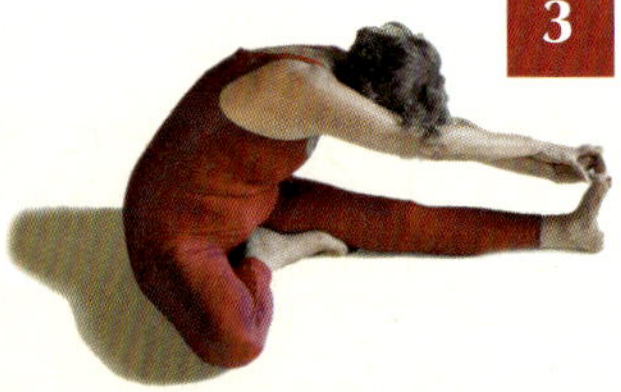

4

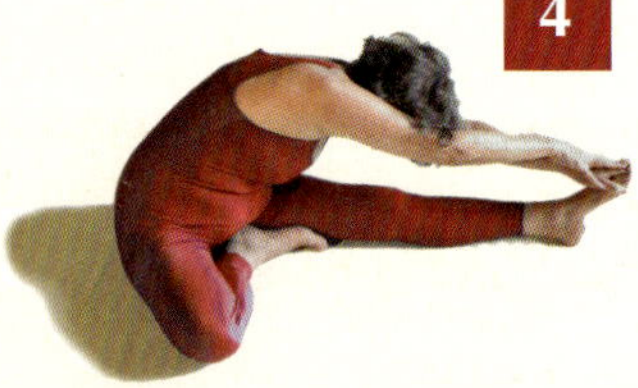

Machen Sie das gleiche nun zur rechten Seite hin, mit der Ferse des linken Fußes am Perineum. Führen Sie diese Übung dreimal auf jeder Seite aus.

Übung 10
Aktivierung des Stoffwechsels – Surya Bedhana
(mit Dehnung K.D.)

Bei dieser Übung werden wir mit der aktivierenden Energie des Stoffwechsels arbeiten (im Sanskrit Surya genannt, dt. Sonne).

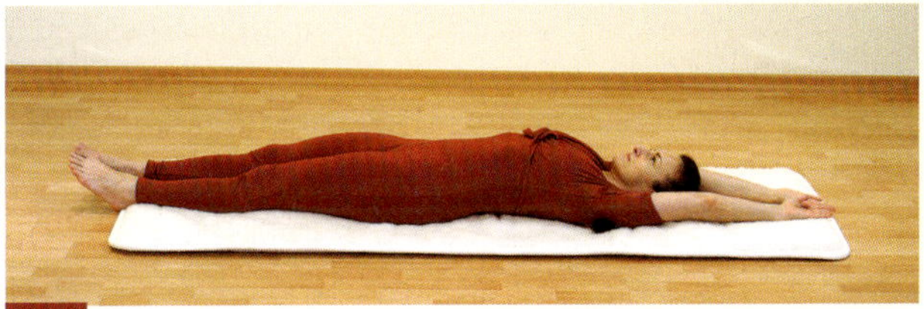

1

Rechte Körperseite:

Ausgangsposition: Legen Sie sich auf den Rücken.

Bereiten Sie nun die Dehnung der rechten Körperseite vor:

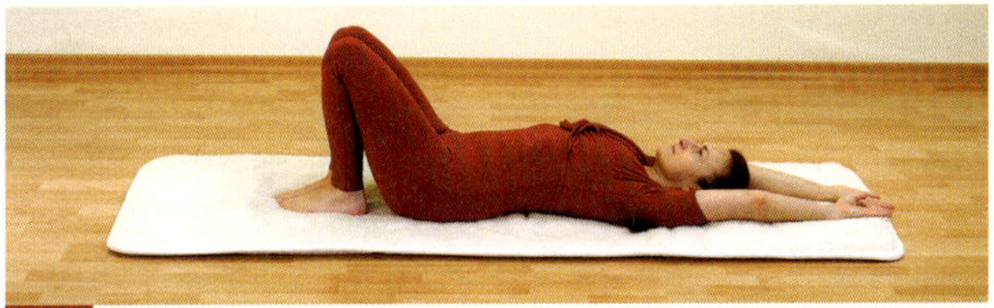

2

1. Atmen Sie ein, und machen Sie sich lang. Strecken Sie die Arme über den Kopf und die Fußspitzen nach unten.
   Atmen Sie aus, lassen Sie dabei den Oberkörper und den rechten Arm gestreckt.
2. Beugen Sie nun beide Beine.
3. Senken Sie das rechte Knie nach außen zum Boden, und führen Sie den rechten Fuß unter dem linken Bein hindurch. Ziehen Sie den rechten Fuß an die linke Hüfte, um so die Dehnung der rechten Seite zu verstärken.
4. Stellen Sie nun den linken Fuß auf das rechte Knie, um es so auf dem Boden zu halten. Der rechte Arm bleibt ausgestreckt und behält die Dehnung bei.

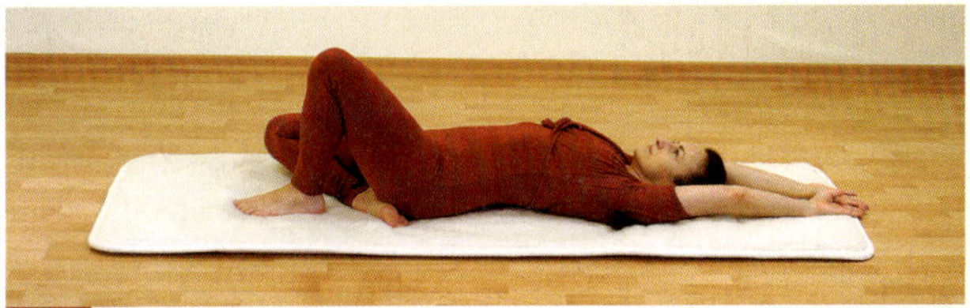

3

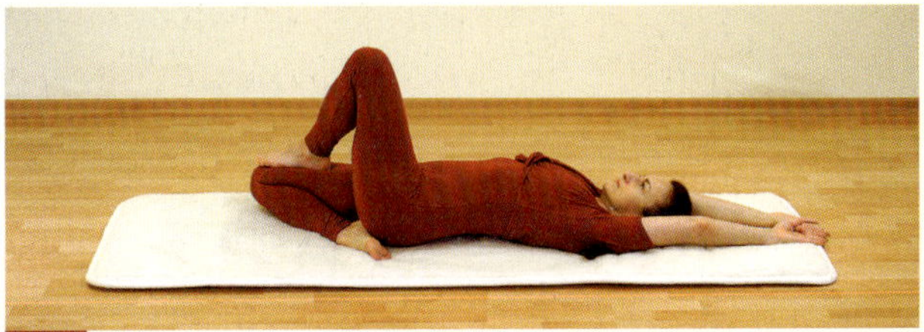

4

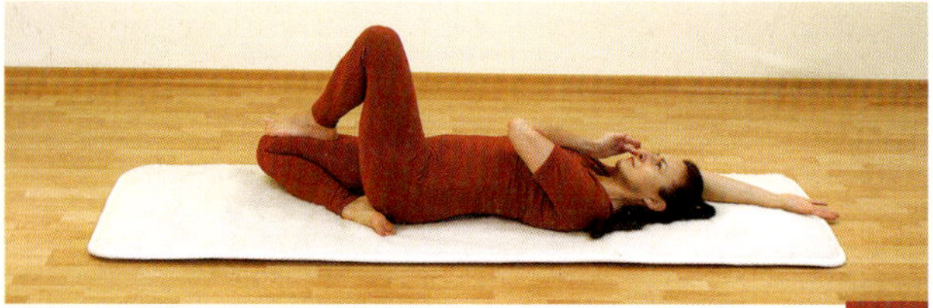

5

5. Mit dem Mittelfinger der linken Hand drücken Sie nun das linke Nasenloch zu. Machen Sie in dieser Dehnungshaltung 7 Bhastrikas, wobei Sie immer durch das rechte Nasenloch ein und ausatmen, und ziehen Sie den Bauch beim Ausatmen weit ein.

Für den Energiefluß:

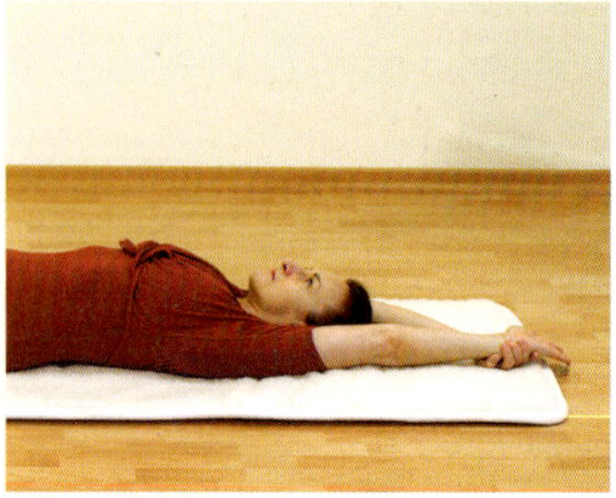

Fassen Sie das rechte Handgelenk mit der linken Hand, um so die Dehnung zu verstärken, und lassen Sie die Energie zur Nasenspitze und danach zum rechten Eierstock fließen. Machen Sie noch zweimal 7 Atemzüge, und lassen Sie anschließend die Energie zirkulieren.
Führen Sie nun einmal die Bauchkontraktion aus: Beugen Sie die Arme leicht, atmen Sie erst ein und dann Sie völlig aus. Strecken Sie, mit leeren Lungen, die Arme lang aus, und heben

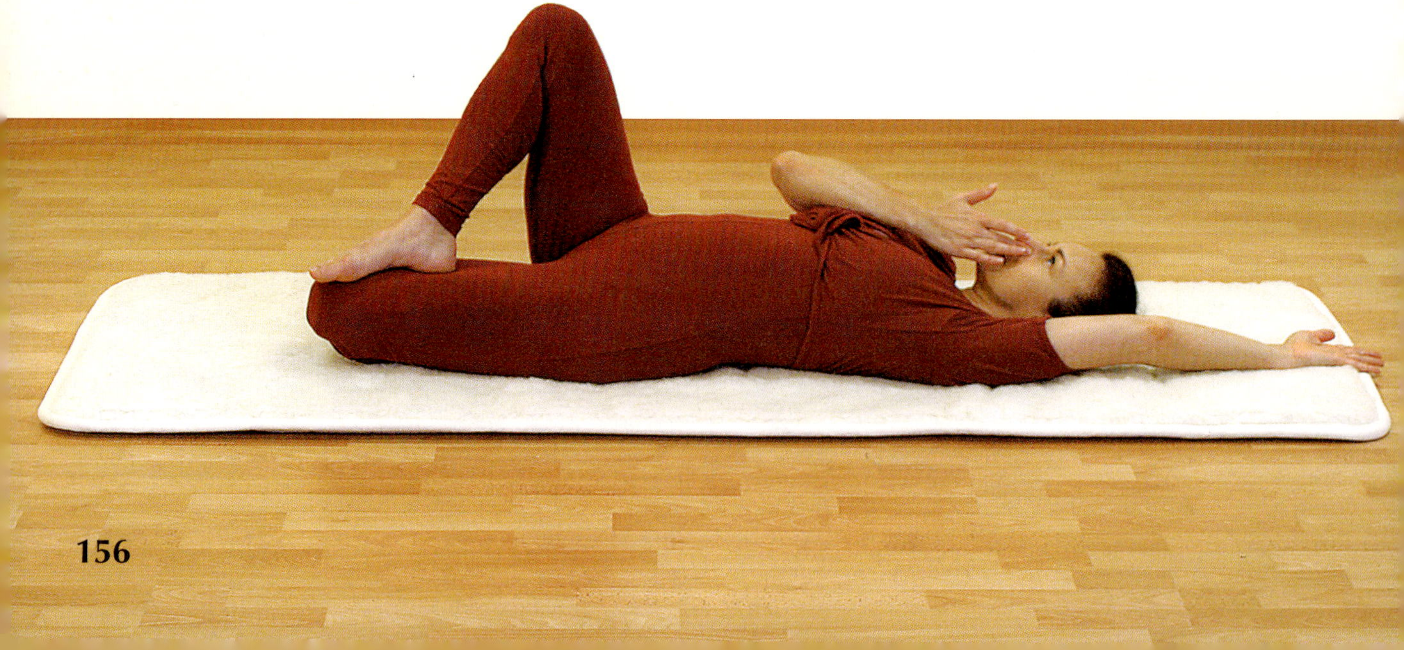

Sie den Brustkorb, bis Sie spüren, wie sich der Bauch nach innen wölbt. Bleiben Sie in dieser Haltung, so lange Sie es aushalten. Entspannen Sie danach Bauchmuskulatur und Brustkorb, so daß die Luft langsam in Ihre Lungen einströmen kann.

Linke Körperseite:

Führen Sie die Übung nun mit der Dehnung auf der linken Seite durch, doch mit einem Unterschied: Schließen Sie mit dem Mittelfinger der rechten Hand wieder das linke Nasenloch. Dies geschieht deshalb, weil wir lediglich mit der aktivierenden Energie arbeiten wollen, die durch das rechte Nasenloch eintritt. Machen Sie 7 Bhastrikas, und lassen Sie danach die Energie zur Nasenspitze fließen und dann zum linken Eierstock.
Wiederholen Sie die Übung noch zweimal.
Führen Sie noch einmal die Bauchkontraktion aus.

Umkehrhaltungen
Gesundheit und Verjüngung

Die Umkehrhaltungen dürfen bei der Yoga-Praxis nicht fehlen, denn sie sind extrem förderlich für die Gesundheit und die Verjüngung. Indem wir die Position unseres Körpers umkehren (d.h., der Kopf befindet sich auf einer tieferen Ebene als die Füße), kehren wir unsere Polarität um und erzielen so eine ganze Reihe wohltuender Wirkungen:

- Verbesserung der Durchblutung des Gehirns, infolgedessen klare Gedanken und Sinne und besseres Gedächtnis
- Stimulierung der Hypophyse, der Zirbeldrüse und der Schilddrüse
- Stärkung des Nervensystems
- Schaffung guter Bedingungen zur Erholung des Kreislaufsystems (sehr hilfreich bei Krampfadern)
- Verbesserung des Gehörs, der Sehkraft
- Kräftigung der Haare und der Haut
- Hilfe bei Kopfschmerzen, Migräne, Reizbarkeit und Depression
- Förderung der Gesundheit im allgemeinen und der Verjüngung
- Energetisches Auftanken

Übung 11
Schulterstand – Viparita
(dynamisch)

Viparita wird im Hormon-Yoga in ihrer dynamischen Form ausgeführt. Die ideale Dauer beträgt insgesamt 5 Minuten.

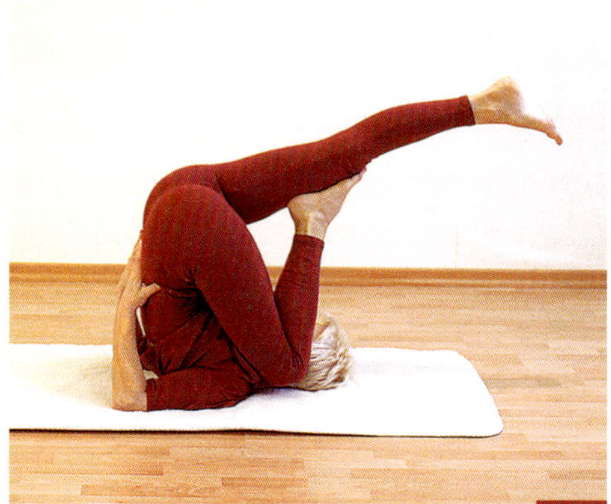

2

1

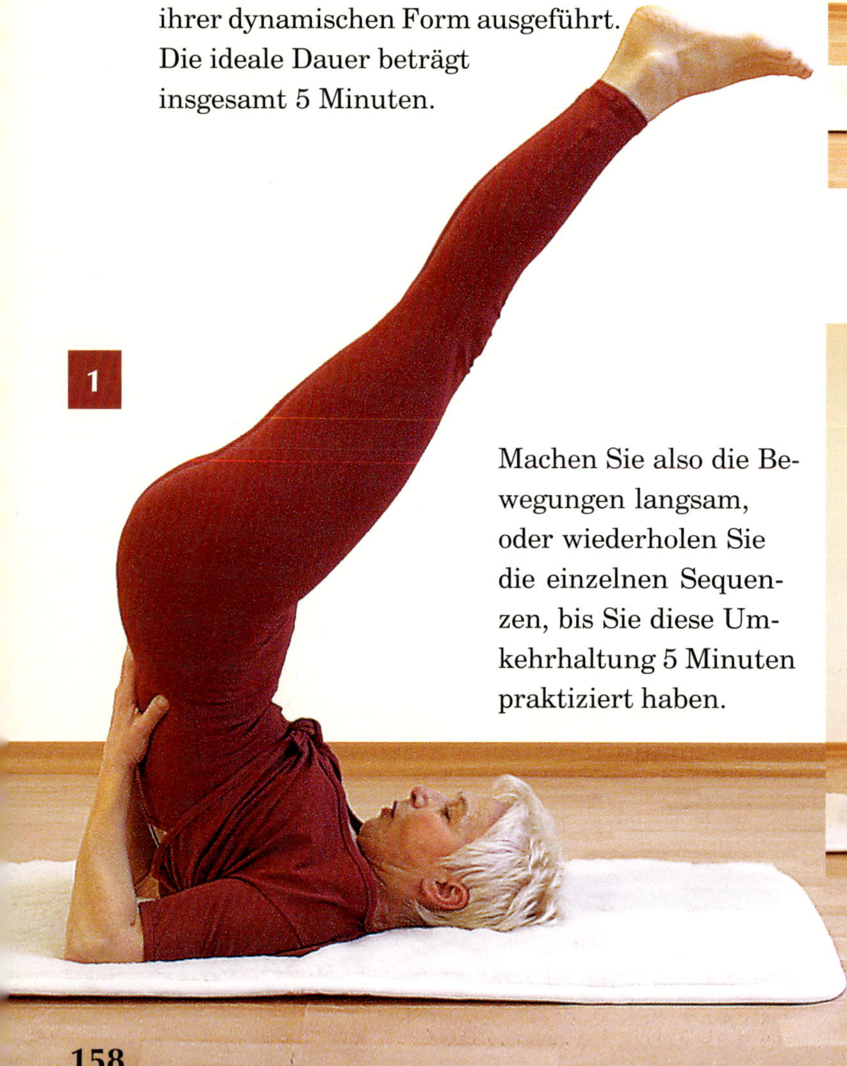

Machen Sie also die Bewegungen langsam, oder wiederholen Sie die einzelnen Sequenzen, bis Sie diese Umkehrhaltung 5 Minuten praktiziert haben.

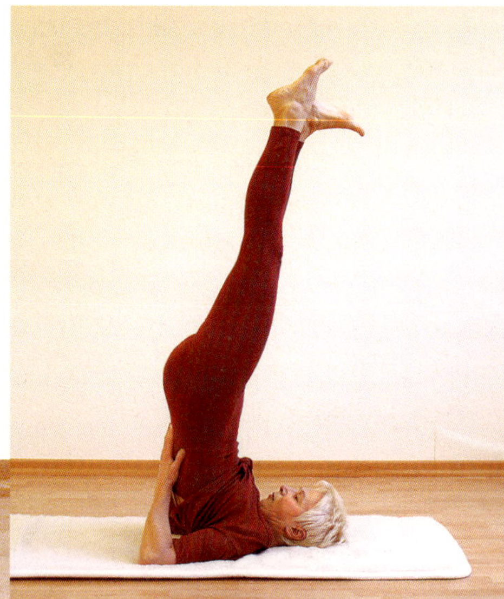

3

Anfangsposition: Legen Sie sich auf den Rücken.

1. Heben Sie beim Einatmen die Beine und danach die Hüfte, wobei Sie sie mit den Händen abstützen. Diese Position heißt *Viparita* (doch Achtung: Dieses Viparita unterscheidet sich vom klassischen des Hatha-Yoga. Bei unserer Version setzen Sie die Daumen auf der Höhe der Taille vor das Darmbein, um bei den Bewegungen von Bhastrika K.D. Widerstand auszuüben, damit die Eierstöcke besser massiert werden). Die Beine sollen fast senkrecht bleiben. Entspannen Sie Kehle und Hals. Diese Position besteht aus sechs Sequenzen. Bei jeder werden wir die Energie immer zur Nasenspitze fließen lassen, danach zur Schilddrüse und zur Hypophyse, d.h. zum Hals und zum Zentrum des Kopfes.

2. Bleiben Sie in der Viparita-Haltung, beugen Sie das linke Bein, und setzen Sie den Fuß auf das rechte Knie. Das linke Knie bleibt dabei nah an der linken Seite des Gesichts. Bleiben Sie in dieser Position, machen Sie 7 Bhastrika-Atmungen, und lassen Sie danach die Energie zur Nasenspitze und zur Schilddrüse und Hypophyse fließen. Wiederholen Sie die Übung zweimal in dieser Form. Machen Sie dann die Übung dreimal zur rechten Seite, wobei Sie das rechte Bein beugen, und lassen Sie die Energie erneut zirkulieren.

3. Strecken Sie die Beine aus, und machen Sie 7 Bhastrikas K.D., indem Sie abwechselnd die Füße bewegen, erst nach oben weg und dann zum Gesicht hin (als ob Sie Pedale treten würden, doch ohne die Knie zu bewegen). Wenn Sie den rechten Fuß zum Gesicht hin bewegen, atmen Sie aus, beim linken Fuß atmen Sie sein. Machen Sie so 7 Bhastrikas; wobei Sie die Energie zunächst zur Nasenspitze fließen lassen und beim Ausatmen dann zur Kehle und zur Hypophyse (im Zentrum des Kopfes). Damit die Energie leichter zur Hypophyse fließt, entspannen Sie Hals und Kehle. Machen Sie diese Atemübung weitere 15mal, wobei Sie diesmal ausatmen, wenn Sie den linken Fuß zum Gesicht hinbewegen. Lassen Sie danach die Energie auf gleiche

4

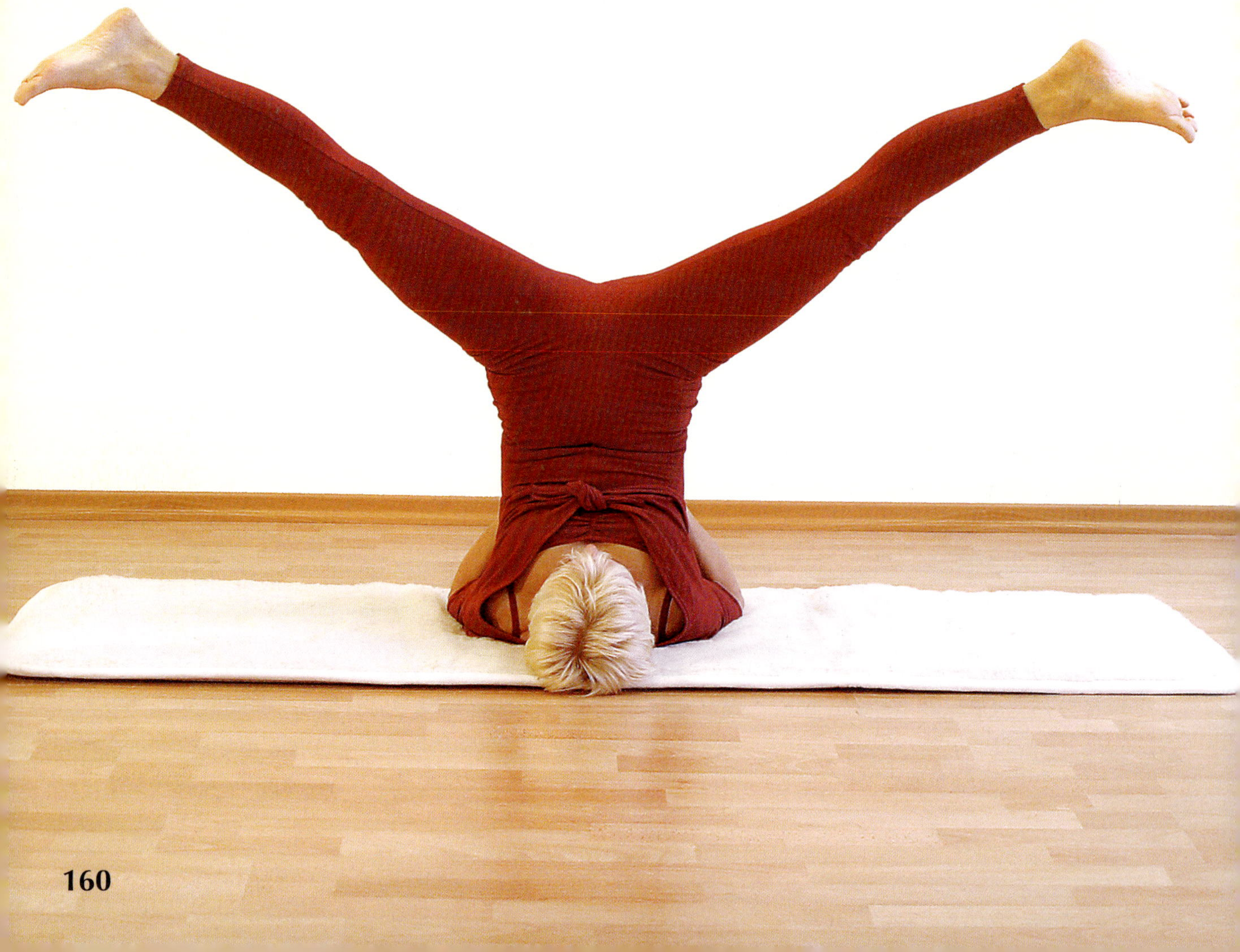

Weise zirkulieren, indem Sie sie zur Nasenspitze und danach zum Hals und zur Hypophyse lenken.

4. In Viparita-Haltung spreizen Sie die ausgestreckten Beine zu einem V, ohne daß Sie sich dabei nach vorn neigen. Achtung – entspannen Sie Perineum (Damm) und Anus. Machen Sie, ohne die Beine zu bewegen, 7 Bhastrikas K.D., und spüren Sie dabei der Bewegung in der Dammgegend nach. Lassen Sie dann die Energie zur Nasenspitze und danach zur Schilddrüse und zur Hypophyse fließen.
   Bleiben Sie in Viparita-Haltung und spreizen Sie die Beine etwa 40 cm auseinander. Machen Sie 7 Bhastrikas, indem Sie beim Spreizen der Beine einatmen, und wenn Sie ausatmen, schlagen Sie zweimal die Fersen leicht gegeneinander. Lassen Sie die Energie zur Nasenspitze, Schilddrüse und Hypophyse fließen.

5. Bleiben Sie in Viparita-Haltung, und führen Sie die Beine zusammen. Atmen Sie ein, ziehen Sie die Beckengegend ein, und schließen Sie dabei auch die Harnröhre, als ob Sie den Urin einhalten wollten. Bleiben Sie in dieser kontrahierten Haltung, und zählen Sie »1 und 2 und 3 und 4 und 5«, entspannen Sie danach die Dammgegend, und atmen Sie aus. (Diese Sequenz basiert auf den Übungen von Dr. Arnold Kegel zur Vorbeugung gegen Inkontinenz)
   Wiederholen Sie die Übung noch viermal. Lassen Sie danach die Energie zur Nasenspitze, zum Hals und zur Hypophyse fließen.

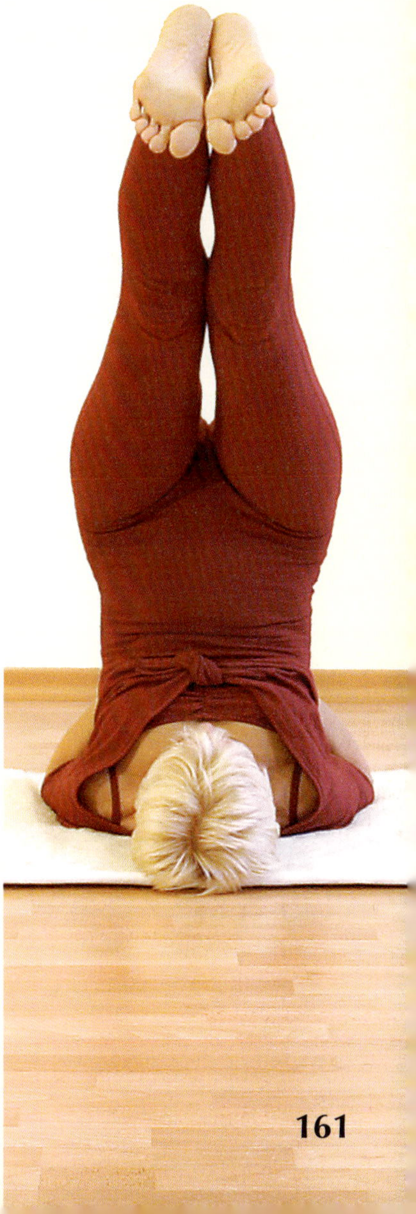

6. Machen Sie 7 Bhastrikas K.D., indem Sie die ausgestreckten Beine abwechselnd nahe dem Kopf in Richtung Boden bewegen. Atmen Sie ein, wenn Sie den rechten Fuß nach unten bewegen, und atmen Sie aus, wenn Sie den linken Fuß nach unten bewegen (Achtung: Ziehen Sie beim Ausatmen gut den Bauchnabel ein). Atmen Sie dann ein und lassen Sie die Energie zur Nasenspitze und danach zum Hals und zur Hypophyse fließen. Wenn es Ihnen nicht gelingt, die Beine weit nach unten zu bewegen, machen Sie sich keine Sorgen. Mit der Zeit werden Sie Fortschritte machen. Wiederholen Sie die Übung, indem Sie ausatmen, wenn Sie das rechte Bein nach unten bewegen. Lassen Sie erneut die Energie zirkulieren.

Zur Beendigung von Viparita legen Sie die Füße zunächst hinter dem Kopf ab. Dann rollen Sie die Wirbelsäule Wirbel für Wirbel ab (der Kopf bleibt am Boden), bis die Beine senkrecht nach oben zeigen. Winkeln Sie nun die Beine vor dem Bauch an, umschlingen Sie sie fest, und ziehen Sie den Kopf zu den Knien. Legen Sie den Kopf wieder ab, lösen Sie den Griff um die Beine und entspannen Sie sich in der Rückenlage.

6

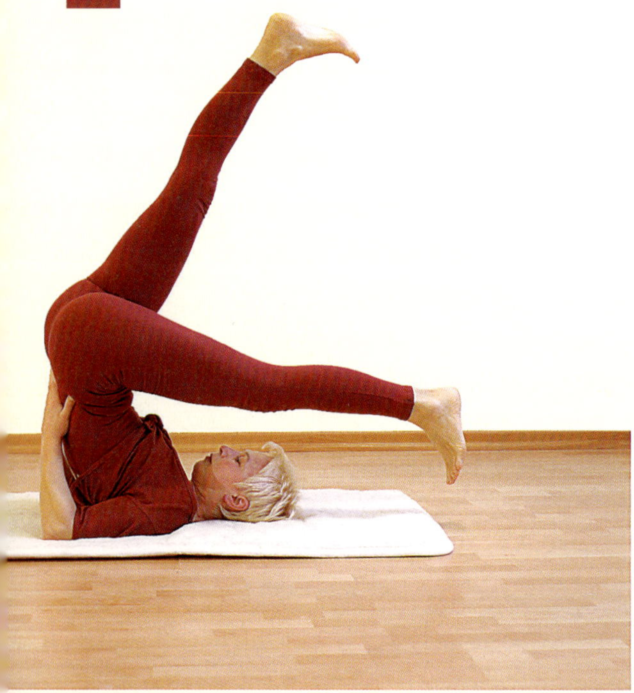

Haben Sie Schwierigkeiten, in der Viparita-Haltung zu bleiben?

Wenn die Handgelenke zu sehr ermüden, können Sie die Hüfte herunterlassen. Entspannen Sie etwas, indem Sie mit den Händen Kreisbewegungen machen. Gehen Sie danach wieder in die Viparita-Haltung und fahren Sie fort, die Übungen so lange zu wiederholen, bis 4 oder 5 Minuten vorüber sind.

Falls das Gewicht Ihrer Hüften zu groß ist:
Wenn Ihre Hüften sehr schwer sind und es Ihnen deshalb sehr schwerfällt, in der Viparita-Haltung zu bleiben, stützen Sie zur Erleichterung die Hüften am Rand des Sofas ab, doch so, daß ein Teil des Gesäßes über der Stütze bleibt, so daß Sie die Bewegungen ausführen können. Lassen Sie Viparita jedoch nicht aus, denn die Übung aktiviert die Hypophyse und wirkt verjüngend.

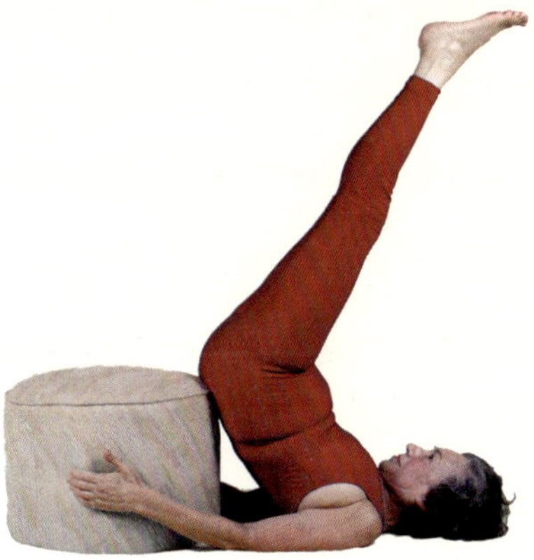

Schwierigkeiten im Bereich der Hals- und Nackenwirbel:
Wenn Ihre Schwierigkeiten im Bereich der Hals- und Nackenwirbel liegen (z.B. bei Arthrose), können Sie dieselben Bewegungen auf einem geneigten Brett ausführen:
Beginnen Sie zur Vereinfachung mit einem Brett mit einer Neigung von etwa 30°. Legen Sie sich vorsichtig auf das Brett, mit dem Kopf nach unten. Fassen Sie die Seiten des Brettes, um festen Halt zu haben, und sichern Sie so während der ganzen Zeit Ihren Halt. Die Wirbelsäule liegt vom Steißbein bis zu den Halswirbeln in einer Ebene auf dem Brett. Auf diese Weise werden die Halswirbel nicht beansprucht. Machen Sie nun die Übungsschritte 2 bis 6.

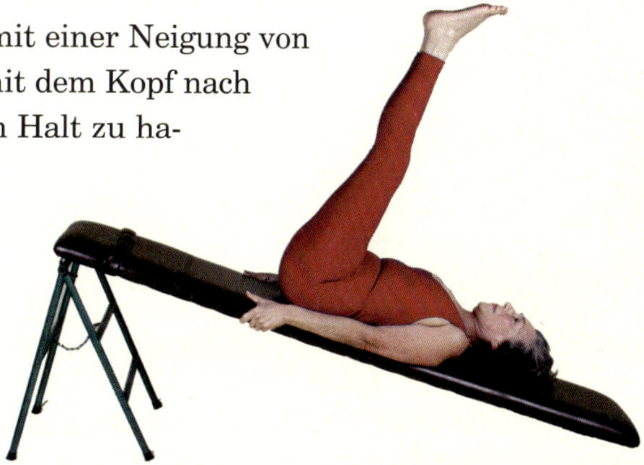

Übung 12
Energetische Harmonisierung für Eierstöcke – Schilddrüse – Hypophyse

Sie haben Ihren Körper nun gut bearbeitet, haben Ihre Prana-Energie aktiviert und in verschiedene Teile Ihres Körpers fließen lassen, hauptsächlich zur Hypophyse, Schilddrüse, den Eierstöcken und den Nebennieren. Nun werden wir diese Energie harmonisieren.

Lesen Sie zuerst aufmerksam die folgende Entspannungsübung, und prägen Sie sie sich ein, um sie danach selbst durchführen zu können. Die Entspannungsübung besteht aus Wellen beruhigender Energie, die die verschiedenen Teile Ihres Körpers »durchströmen« und ihn völlig entspannen.

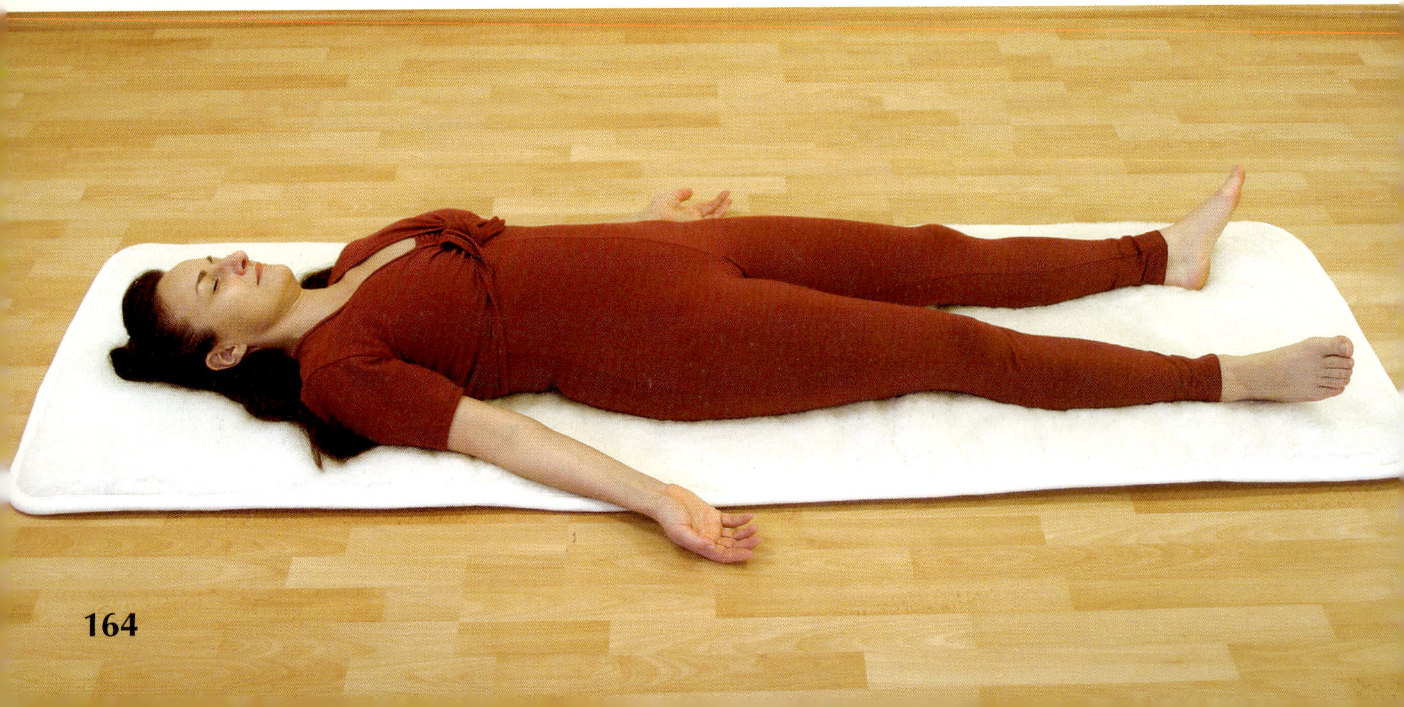

Entspannungsübung

Ausgangsposition: Legen Sie sich mit geschlossenen Augen auf den Rücken, die Füße auseinander und locker zu den Seiten fallend. Richten Sie, ohne den Kopf vom Boden zu heben, die Halswirbel gerade, indem Sie das Kinn etwas dem Brustbein annähern. Dies erleichtert das Fließen der Energie zur Hypophyse. Wenn Sie möchten, benutzen Sie ein kleines Kissen als Stütze unter den Knien.
Atmen Sie tief und langsam aus, und entspannen Sie dabei Ihren ganzen Körper. Beobachten Sie nun Ihre natürliche Atmung einige Sekunden lang. Spüren Sie der Luft nach, die Ihre Lungen ausdehnt und zusammenzieht, ohne daß Sie willentlich etwas dazu beitragen, es passiert einfach.

- Konzentrieren Sie sich auf Ihr linkes Hüftgelenk. Spüren Sie das Gelenk. Atmen Sie nun ein, und während Sie ganz langsam ausatmen, spüren Sie, wie eine Welle der Entspannung Ihr linkes Bein hinunterläuft. Versuchen Sie zu fühlen, wie die Entspannungswelle jede Stelle Ihres Beins durchläuft, Oberschenkel, Knie, Wade, Knöchel und Fuß.
  Wiederholen Sie das zweimal, indem Sie zuerst einatmen und dann beim Ausatmen der Entspannung nachspüren. Sprechen Sie zu sich: »Mein linkes Bein ist ganz entspannt und schwer.«

- Konzentrieren Sie sich nun auf Ihr rechtes Hüftgelenk. Spüren Sie das Gelenk. Atmen Sie ein, und während Sie langsam ausatmen, spüren Sie, wie eine Welle der Entspannung durch den Oberschenkel, das Knie, die Wade bis zum rechten Fuß hinunterläuft. Spüren Sie der Empfindung nach. Die Entspannung sollte gefühlt und nicht nur gedacht werden.
  Machen Sie noch zwei Entspannungswellen vom selben Gelenk aus. Sprechen Sie dann zu sich: »Mein rechtes Bein ist ganz entspannt und schwer«.

- Konzentrieren Sie sich nun auf die linke Schulter, und lassen Sie drei Entspannungswellen durch Ihren Arm, den Ellbogen, den Unterarm und das Handgelenk bis in die Fingerspitzen hinunterlaufen. Spüren Sie, wie Ihr linker Arm völlig entspannt ist. Sprechen Sie zu sich: »Mein linker Arm ist ganz entspannt und schwer«.

- Wiederholen Sie dies mit drei Wellen von der rechten Schulter aus. Spüren Sie, wie Ihr rechter Arm gut entspannt ist. Sprechen Sie zu sich: »Mein rechter Arm ist ganz entspannt und schwer.«

- Konzentrieren Sie sich nun auf den Scheitelpunkt des Kopfes. Spüren Sie den Scheitelpunkt des Kopfes (Kronen-Chakra).
  Atmen Sie etwas weiter ein, und während Sie ganz langsam ausatmen, spüren Sie, wie eine Entspannungswelle Ihren ganzen Körper hinunterläuft: über Kopfhaut, Gesicht, Hals, Oberkörper und Arme, Taille, Bauch, Oberschenkel, Unterschenkel und Füße.

Wiederholen Sie dies zweimal, wobei Sie die Wellen durch den ganzen Körper laufen lassen und dabei in einen Zustand totaler und tiefer Entspannung gelangen. Sprechen Sie zu sich selbst: »Mein ganzer Körper ist völlig entspannt und schwer.«

Mit diesen Schritten haben Sie den idealen Zustand erreicht, um die Energien zu harmonisieren, die durch die vorangegangenen Übungen aktiviert wurden.

Tips zur Erhaltung der geistigen Beweglichkeit

- Lesen Sie viel und lernen Sie Dinge auswendig, z.B. Gedichte, Lieder, wichtige Nummern (z.B. Kontonummer und Bankleitzahl).
- Spielen Sie, z.B. Schach oder Bridge, oder lösen Sie Rätsel.
- Nutzen Sie die Yoga-Übungen zur Aktivierung des Gehirns, z.B. Viparita (S. 158).

Harmonisierung der Energie

Bleiben Sie in derselben Position, entspannt und mit locker zur Seite geneigten Füßen.

1. Reiben Sie die Hände 36mal mit geschlossenen Fingern, wobei Sie mit den Mittelfingern einen größeren Druck gegeneinander ausüben, bis die Hände warm werden.

2. Legen Sie nun die Hände über die Eierstöcke, um die Energetisierung zu verstärken, doch achten Sie darauf, daß Sie Ihre Schultern nicht zusammenziehen.

   - Konzentrieren Sie sich nun auf Ihren linken Fuß, als ob Sie ihn anschauen würden. Stellen Sie sich vor, daß sich in Ihrem linken Fuß ein funkelnder Stern befindet, der Prana-Energie ausstrahlt.

   - Sie wissen, daß es die Atmung ist, die die Energie bewegt. Atmen Sie ganz langsam ein, so daß Sie die Energie des Sterns einziehen und spüren, wie er durch den Fuß eintritt, die Innenseiten der Oberschenkel entlangläuft, weiter bis zum linken Eierstock, wo der Glanz zunimmt, danach bewegt sich der helle Stern weiter bis zur

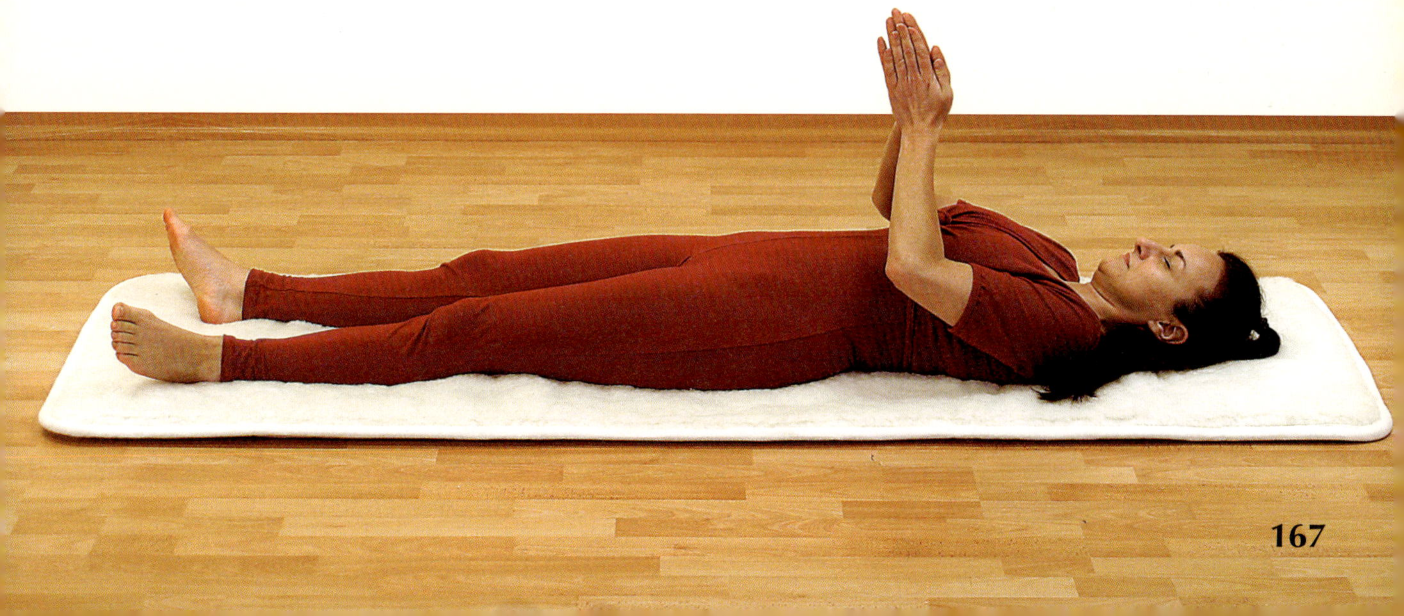

Schilddrüse, in der Halsgegend, und wieder nimmt der Glanz zu. Konzentrieren Sie sich auf das Zentrum des Kopfes (Hypophyse), und atmen Sie aus. Spüren Sie, wie sich die Energie in Ihrem Kopf mit einem weißen, funkelnden Licht ausbreitet.

- Atmen Sie erneut ein, und sammeln Sie dabei die ganze Energie in einem einzigen Punkt im Zentrum des Kopfes, und atmen Sie danach langsam durch die rechte Seite aus, indem Sie die Energie zur Schilddrüse, zum rechten Eierstock und zum rechten Fuß leiten und dabei immer den hellen Stern visualisieren, der stärker glänzt, wenn er zum Eierstock und zur Schilddrüse gelangt.

- Die Richtung wieder umkehrend, atmen Sie durch den rechten Fuß ein und leiten die Energie zum rechten Eierstock, zur Schilddrüse, dann atmen Sie im Zentrum des Kopfes aus (wobei Sie immer das Licht visualisieren oder die Schwingungen dieser Energie erspüren). Atmen Sie dann erneut ein, wobei Sie die ganze Energie auf einen Punkt im Zentrum des Kopfes konzentrieren, und atmen Sie durch die Schilddrüse, den linken Eierstock und den linken Fuß aus.

- Wiederholen Sie dies mindestens fünfmal, um die durch die Übungen aktivierten Energien zu harmonisieren. Beenden Sie diese Übung immer über die linke Seite.

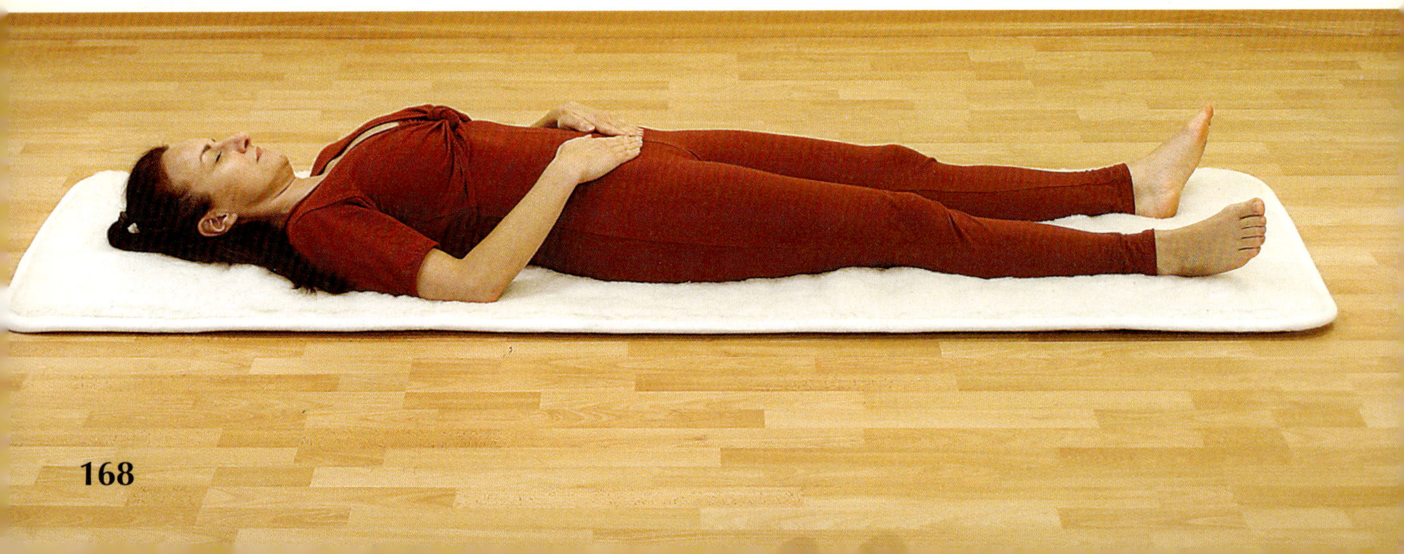

Übung 13
Energetische Harmonisierung der beiden Pole (und Nebennieren)

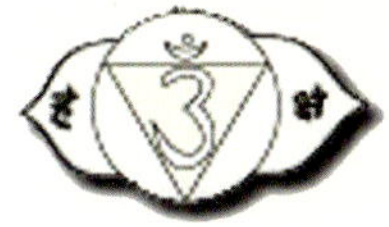

Die Übung soll im Anschluß an die vorherige gemacht werden. Sie revitalisiert die Wirbelsäule und bringt die Energie aller Chakras ins Gleichgewicht, die entlang der Wirbelsäule liegen.
Die beiden Pole in dieser Übung sind: das Ajna-Chakra (befindet sich zwischen den Augenbrauen, wird auch Drittes Auge genannt) und das Muladhara-Chakra (befindet sich in der Dammgegend, wird auch Wurzel-Chakra genannt). Ajna ist das mentale, geistige Zentrum, es steht für das individuelle Sein. Muladhara liegt im Bereich der Fortpflanzungsorgane und verkörpert die Spezies, das artverkörpernde Sein.
Bei diesen Übungen lassen Sie die Energie durch die Wirbelsäule von einem Pol zum anderen fließen, und am Ende hüllen Sie Ihren ganzen Körper in Prana ein.

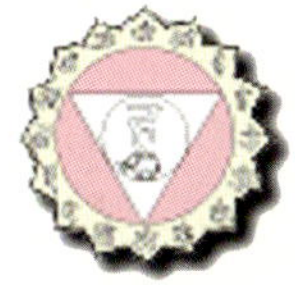

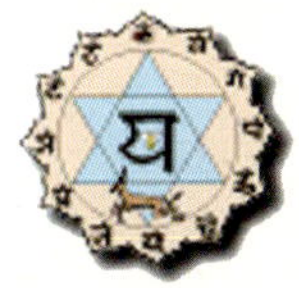

- Bleiben Sie weiterhin entspannt, beugen Sie die Beine, die Füße bewahren einen Abstand von etwa 30 cm. Stützen Sie die Knie gegeneinander, um die Entspannung zu erleichtern. Die Hände bleiben über den Eierstöcken.

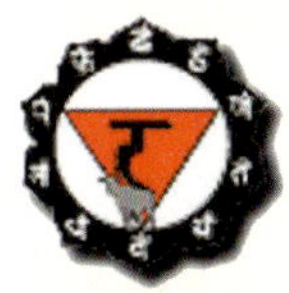

- Konzentrieren Sie sich auf den Punkt zwischen den Augenbrauen, und stellen Sie sich ein helles weißes Licht über diesem Punkt vor. Atmen Sie langsam ein, indem Sie sich vorstellen, daß Sie das Licht einatmen, konzentrieren Sie sich auf das Zentrum des Kopfes, und atmen Sie langsam aus, indem Sie die Energie wie einen großen Stern aus weißem und funkelndem Licht spüren, das sich in Ihrem Kopf ausbreitet. Verweilen Sie so einige Sekunden, und spüren Sie die Energie im Pol des individuellen Seins (Zentrum des Kopfes).

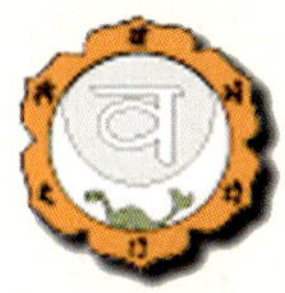

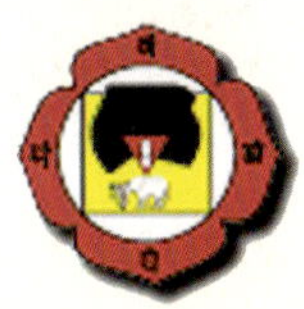

- Atmen Sie nun ein, indem Sie diese Energie in einem einzigen Punkt sammeln, und atmen Sie aus, indem Sie die Aufmerksamkeit auf den Dammbereich verlagern und fühlen, wie die Energie durch die Wirbelsäule bis zum Pol des artverkörpernden Seins (beim Damm) hinabläuft und sich dabei wie ein Stern von sehr weißem Licht ausbreitet – erspüren Sie es.

- Atmen Sie erneut ein, indem Sie die Energie in einem einzigen Punkt sammeln (im Dammbereich), wechseln Sie mit Ihrer Aufmerksamkeit zum Zentrum des Kopfes, und atmen Sie aus – spüren Sie, wie sich das Licht in Ihrem Kopf ausbreitet.

- Machen Sie damit weiter, so lange Sie wollen, wobei Sie die Energie die Wirbelsäule entlang von einem Pol zum anderen leiten. Beenden Sie die Übung mit einem weiten Atemzug, bei dem Sie die Energie in einem einzigen Punkt im Zentrum des Kopfes sammeln. Konzentrieren Sie sich dann auf den Scheitelpunkt des Kopfes (Sahasrara-Chakra) und atmen Sie aus; fühlen Sie, wie sich die Energie ausbreitet und Ihren Körper wie ein Regenguß aus Licht überströmt. Spüren Sie, wie Sie in Licht gebadet werden.

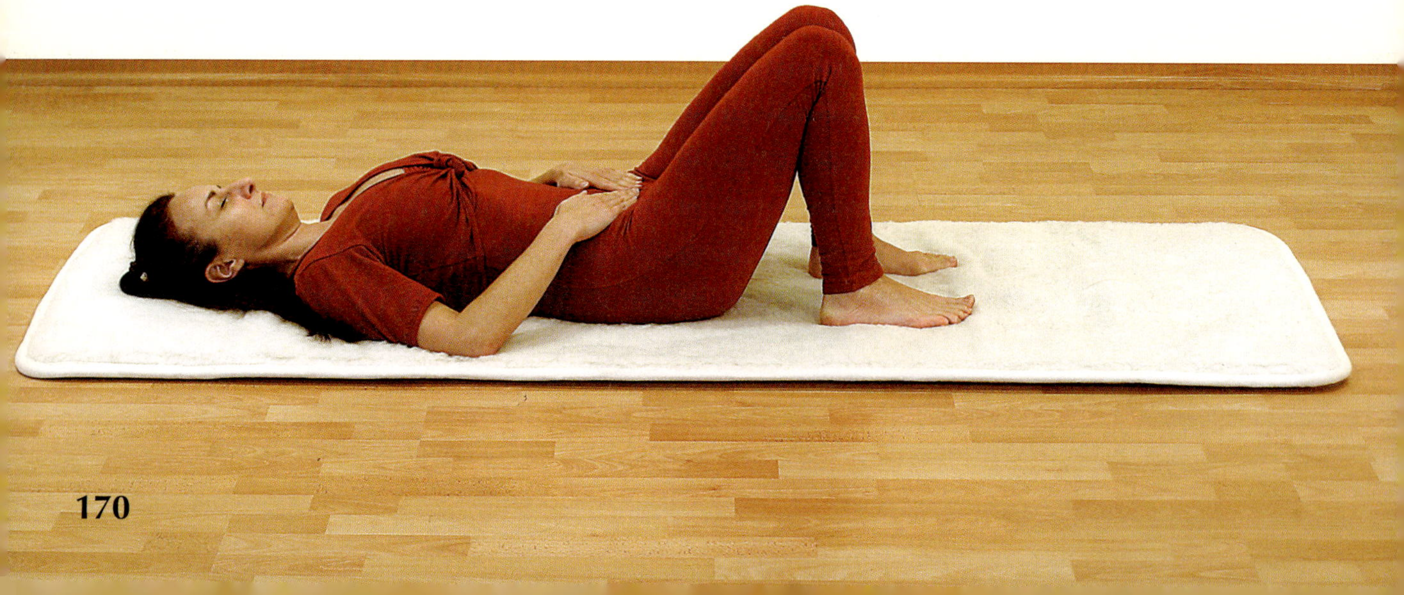

Übung 14
Leitung der Energie zum Erwärmen von Händen und Füßen

Diese Übung hilft besonders bei Migräneanfällen, vor allem wenn sie nach dem Erwärmen von Händen und Füßen mit warmem Wasser gemacht wird.

Ausgangsposition: Legen Sie sich entspannt auf den Rücken, plazieren Sie die Arme vom Körper weg mit den Handflächen nach oben. Beginnen Sie mit der Entspannungsübung der Wellen beruhigender Energie.

- Konzentrieren Sie sich danach auf die linke Hand, und atmen Sie ganz langsam ein. Stellen Sie sich dabei vor, wie die Energie durch die Finger der linken Hand eintritt, und atmen Sie über die rechte Hand aus. Atmen Sie nun wieder über die rechte Hand ein, und spüren Sie dabei, wie die Energie durch die Finger eintritt, und atmen Sie durch die linke Hand aus. Fahren Sie so einige Minuten fort, indem Sie immer durch dieselbe Hand einatmen, durch die Sie ausgeatmet haben. Beenden Sie die Übung mit dem Ausatmen durch die linke Hand.

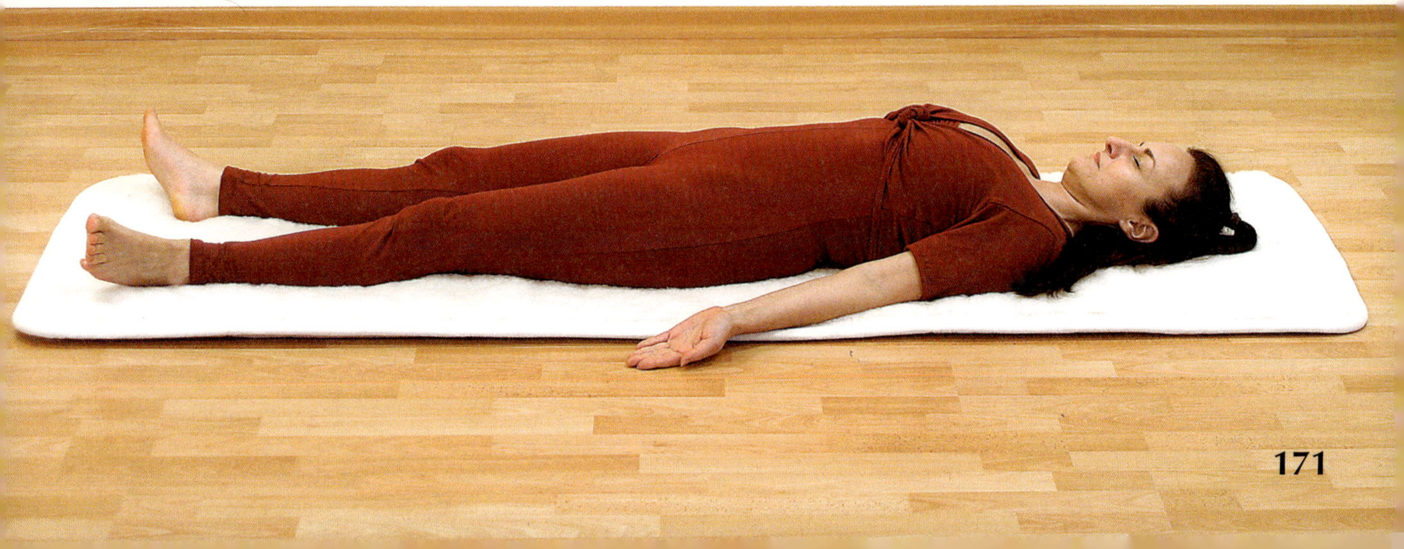

Falls Sie bei einigen Übungen größere Schwierigkeiten hatten, beobachten Sie sich, um herauszufinden, wo die Probleme liegen, und schauen Sie in die Kapitel:

- Übungen für Problemzonen
- Ersatzübungen

Auch wenn Sie schon die Übungen der 2. Stufe ausführen können, sollten Sie weiterhin dieselbe tägliche Übungsserie durchführen, um gute Ergebnisse zu erzielen. Wahrscheinlich werden Sie innerhalb eines Monats oder sogar früher eine Besserung der Symptome erleben, was bedeutet, daß Ihr Hormonspiegel schon ansteigt.
Führen Sie erneut eine Bewertung der Symptome anhand des Fragebogens durch, möglichst ohne die erste Bewertung anzuschauen, um sich nicht beeinflussen zu lassen.
Lassen Sie nach 3 oder 4 Monaten Übungspraxis einen neuen *Östradiol*-Test durchführen. Bei den meisten Kursteilnehmerinnen sind dann schon gute Ergebnisse erkennbar!

Diese Technik macht die Energiekanäle frei und aktiviert die Durchblutung der Hände, die dadurch erwärmt werden.

Um die Füße zu erwärmen, gehen Sie auf ähnliche Weise vor:

- Konzentrieren Sie sich auf den linken Fuß, und atmen Sie ein. Spüren Sie, wie die Energie durch Ihren Fuß eintritt. Atmen Sie danach über den rechten Fuß aus. Atmen Sie ein, und spüren Sie die Energie durch diesen Fuß eintreten, atmen Sie dann über den linken Fuß aus. Beginnen und beenden Sie die Übung immer über die linke Seite.

Ersatzübungen

Falls Sie Schwierigkeiten bei der Ausführung irgendeiner der täglichen Übungen haben, selbst in ihrer vereinfachten Version, ersetzen Sie diese Übung durch eine der folgenden. Doch bedenken Sie dabei, daß es ideal wäre, die komplette tägliche Übungsreihe auszuführen – denn mit dieser haben die Teilnehmerinnen meiner Kurse sehr gute Resultate erzielt, und auf ihnen basieren die wissenschaftlichen Untersuchungen.

Die folgenden Übungen sind eigentlich nicht einfacher, doch da sie anders sind als die der täglichen Übungsreihe und andere Muskeln beanspruchen, kann es sein, daß Ihnen die Ausführung leichter fällt.

Übung zur Aktivierung von Eierstöcken, Nebennieren und Schilddrüse – Parsvotanasana

1

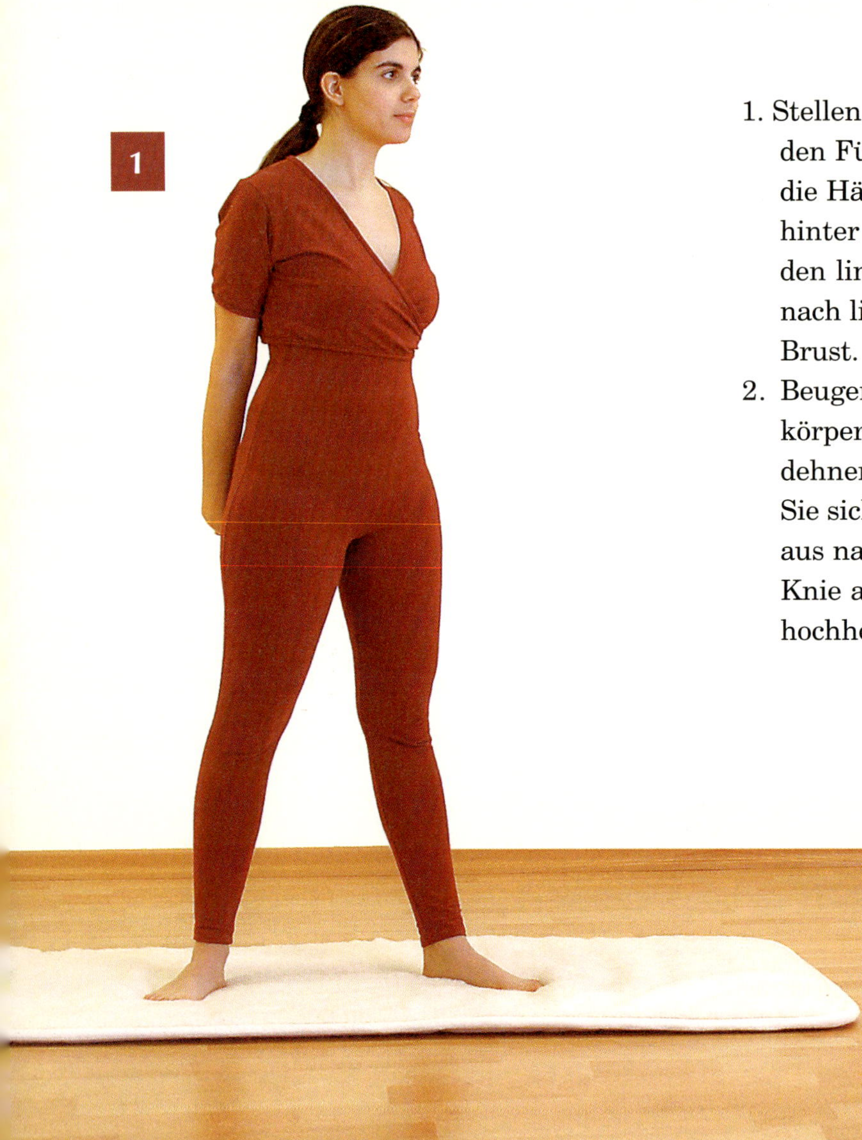

1. Stellen Sie sich mit auseinanderstehenden Füßen hin, und verschränken Sie die Hände bei ausgestreckten Armen hinter dem Rücken. Drehen Sie nun den linken Fuß und den Oberkörper nach links. Weiten Sie dabei gut die Brust.
2. Beugen Sie beim Einatmen den Oberkörper und den Kopf nach hinten, und dehnen Sie dabei den Körper. Beugen Sie sich beim Ausatmen von der Hüfte aus nach vorn, indem Sie den Kopf dem Knie annähern und die Arme hinten hochheben.

Machen Sie in dieser Position 7 Bhastrika-Atmungen. Atmen Sie danach ein, halten Sie den Atem an, und lassen Sie die Energie wie in den anderen Übungen zirkulieren, indem Sie sich zuerst auf die Nasenspitze konzentrieren und danach auf den linken Eierstock. Führen Sie die Atemübung und die Energiezirkulation noch zweimal durch. Richten Sie dann einatmend den Oberkörper auf, beugen Sie sich erneut nach hinten, und kommen Sie wieder in die aufrechte Mittelstellung. Wiederholen Sie die Übung zur anderen Seite.

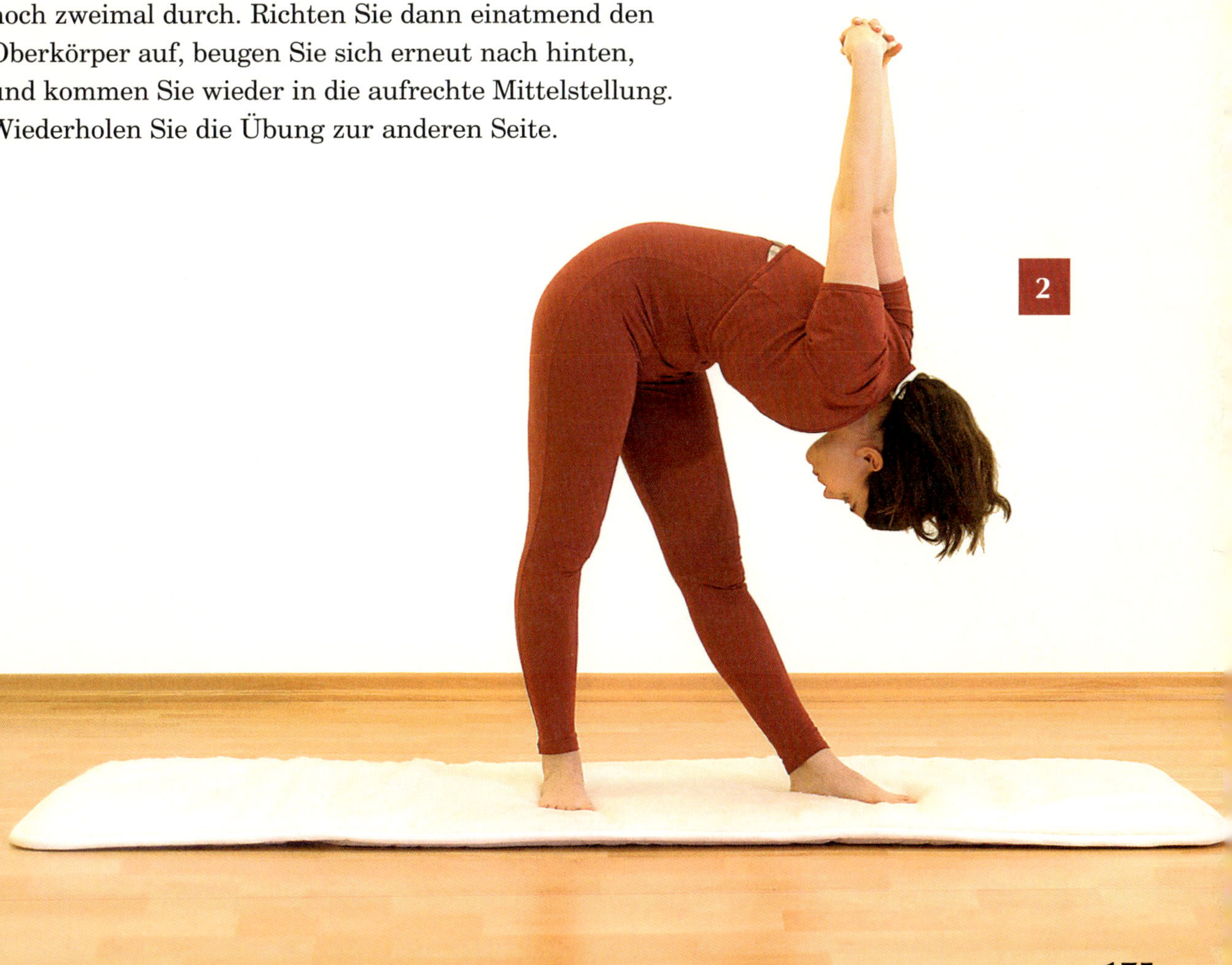

2

Bogen, zur Seite gekippt – Parsva Dhanurasana

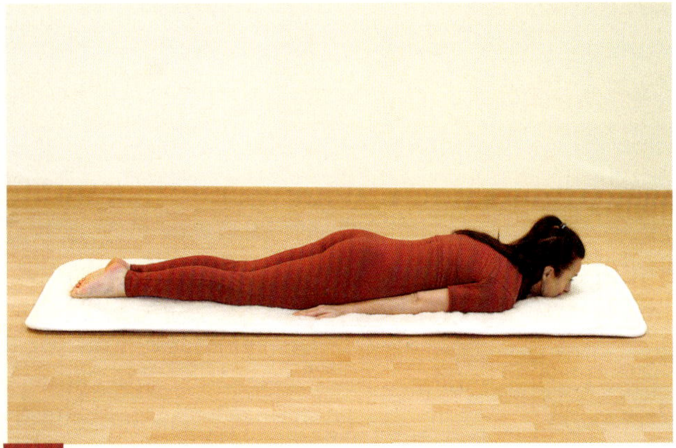

1

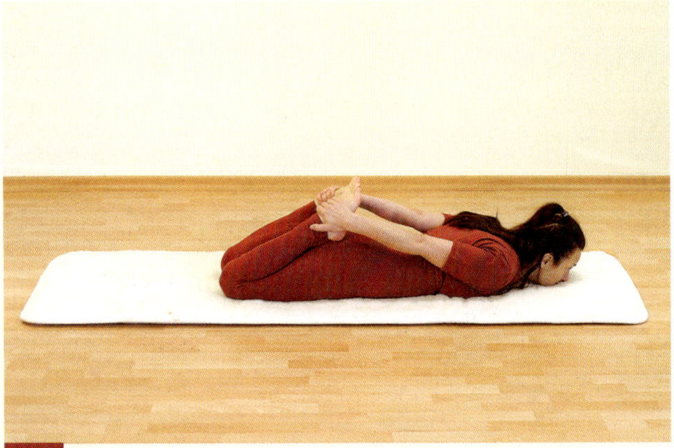

2

Diese Übung verbessert die Dehnbarkeit der vorderen Muskulatur und die Flexibilität des Oberkörpers, außerdem korrigiert sie Kyphose der Wirbelsäule (Buckel). (Kontraindikation: bei Frauen mit Lordose)

1. Legen Sie sich auf den Bauch, mit dem Kinn auf dem Boden.

2. Winkeln Sie die Knie an, und greifen Sie mit den Händen die Knöchel oder die Zehenspitzen – je nachdem, was Ihnen angenehmer ist.

3. Heben Sie beim Einatmen gleichzeitig den Oberkörper und die Beine an. Atmen Sie aus, senken Sie den Körper wieder ab, und entspannen Sie sich.
   Heben Sie beim Einatmen erneut den Oberkörper und die Beine an.

4. Atmen Sie aus, und kippen Sie den Körper zur linken Seite. Atmen Sie frei, und zählen Sie ›*1 und 2 und 3 und 4 und 5*‹, wobei Sie an den Beinen ziehen und gut die Brust weiten.

Atmen Sie danach ein und aus, kommen Sie in die Mittelstellung (2) zurück, und lassen Sie die Beine los. Entspannen Sie sich einige Sekunden auf dem Bauch liegend, indem Sie die Stirn auf die Hände stützen, die Fußspitzen voneinander abrücken und die Fersen aneinanderlegen (Makarasana). Spüren Sie den Solarplexus (Magengegend).
Wiederholen Sie diese Übung zur anderen Seite, wobei Sie wieder ›*1 und 2 und 3 und 4 und 5*‹ zählen. Gehen Sie danach wieder in die Mittelstellung zurück. Nehmen Sie die Ausgleichshaltung (Kindshaltung) ein, indem Sie sich auf die Fersen setzen, nach vorn beugen, den Kopf auf den Boden und die Arme locker an die Seiten des Körpers legen.

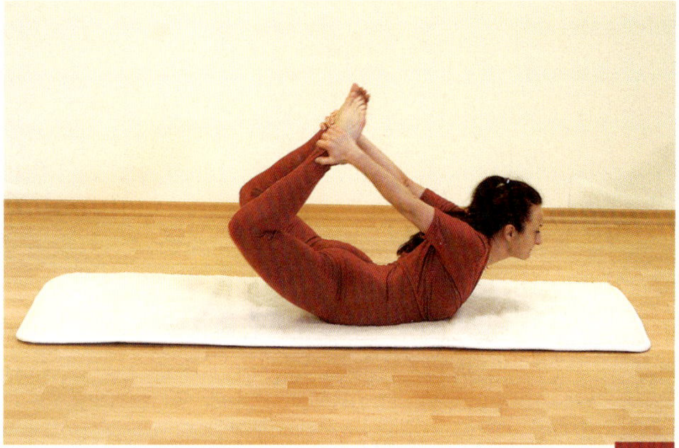
3

Nachdem Sie einige Tage Parsva Dhanurasana praktiziert haben, vervollständigen Sie die Übung, indem Sie sie in der dynamischen Weise ausüben.

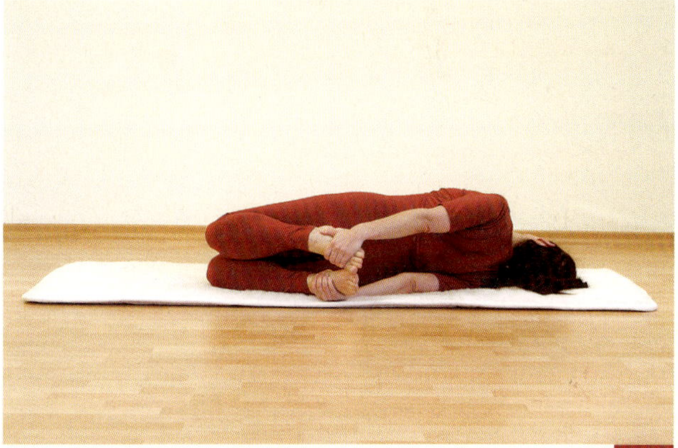
4

Bogenschaukel – dynamisches Dhanurasana

Nehmen Sie die zuvor beschriebene Dhanurasana-Stellung ein (1). Heben Sie nun beim Einatmen den Oberkörper und die Beine an, und senken Sie sie beim Ausatmen ab. Fahren Sie fort, indem Sie beim Einatmen Oberkörper und Beine anheben und beim Ausatmen absenken.
Wiederholen Sie dies fünfmal. Lösen Sie die Haltung danach vorsichtig auf, und gleichen Sie sie aus, indem Sie sich wieder auf die Fersen setzen, den Kopf auf den Boden und die Arme locker neben den Körper legen und sich entspannen.

Bei dieser Übung sollen Sie durch den Mund atmen: „HAHH!“
Eine Variation dieser Übung ist, Oberkörper und Beine abwechselnd anzuheben und dabei zu schaukeln (Bilder 2 und 3).

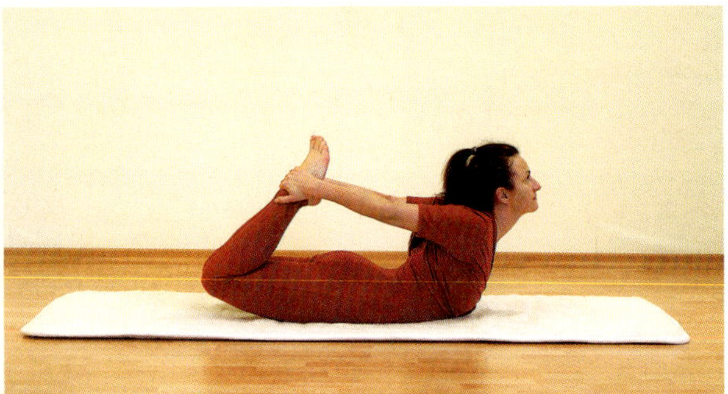

1

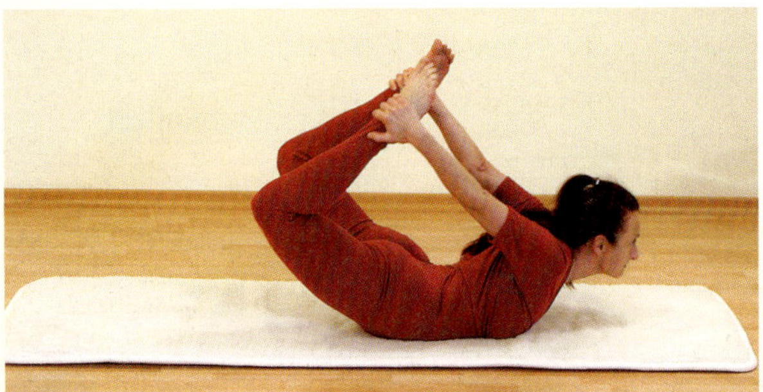

2

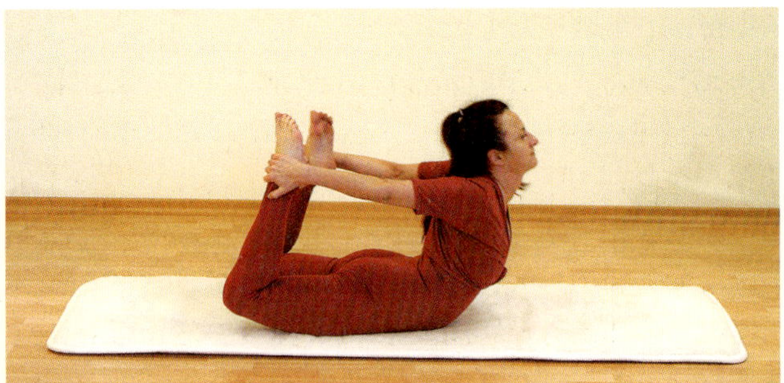

3

Dehnung der vorderen und hinteren Oberschenkel- und der Gesäßmuskulatur – Ardha Bhujangasana

Anfangsposition: Knien Sie sich mit senkrechtem Oberkörper hin (vgl. S. 132).

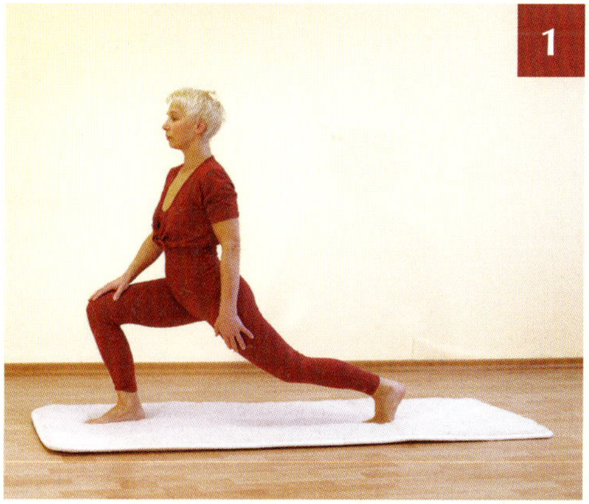

1. Führen Sie den rechten Fuß nach vorn, so daß sich ein rechter Winkel zwischen Ober- und Unterschenkel bildet. Bleiben Sie aufrecht, und drücken Sie den Oberkörper tiefer in Richtung Boden, indem Sie das rechte Bein stärker beugen.

2. Legen Sie nun die rechte Hand auf das rechte Knie, und drehen Sie den Oberkörper und den Kopf nach links; legen Sie dann die linke Hand an den linken Oberschenkel, und schauen Sie nach hinten. Machen Sie 5 weite Bhastrika-Atmungen, und konzentrieren Sie sich dabei auf die Nebennieren. Wiederholen Sie dies zweimal.

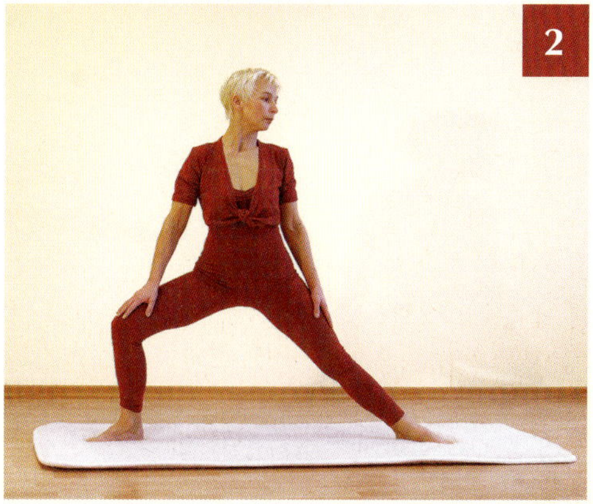

Spüren Sie der Dehnung der vorderen Oberschenkelmuskulatur im linken Bein nach, ebenso der hinteren Oberschenkel- und der Gesäßmuskulatur im rechten Bein. Lassen Sie die Energie zu den Nebennieren fließen. Lösen Sie die Haltung vorsichtig auf, beginnend bei der Drehung, und kehren Sie dann in die Anfangsposition zurück. Wiederholen Sie die Übung zur anderen Seite.

Kröte – Mandukasana K.D.

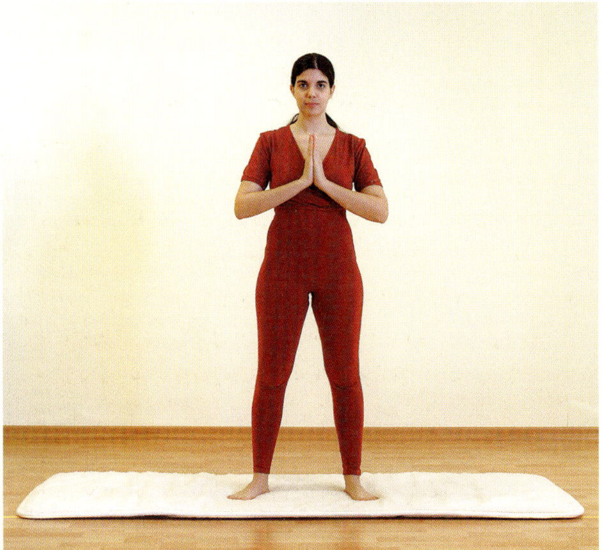

1

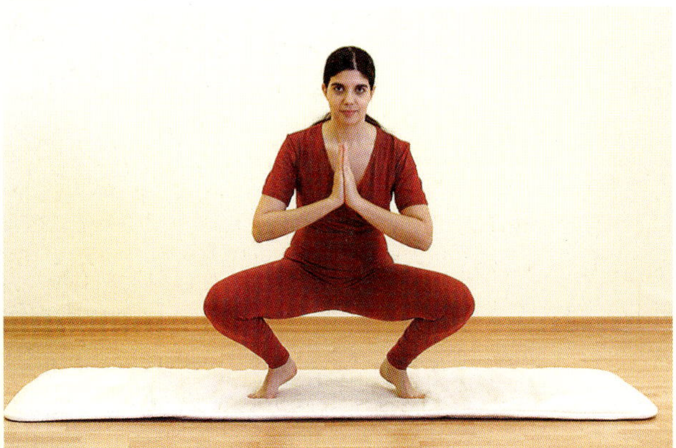

2

1. Stellen Sie sich mit etwa 40 Zentimeter weit auseinandergestellten und leicht nach außen gedrehten Füßen hin. Die Hände befinden sich in Gebetshaltung vor der Brust (Prana-Mudra).

2. Gehen Sie nun vorsichtig in die Knie.

3. Gehen Sie weiter in die Knie, bis die Hüfte nahe an die Fersen kommt. Die Arme sollten zwischen den Knien und dem Körper bleiben. Der Körper ist etwas nach vorn geneigt, um das Gleichgewicht leichter zu halten.

Machen Sie in dieser Position 15 Bhastrika-Atmungen, und lassen Sie danach die Energie zirkulieren: Atmen Sie ein, halten Sie den Atem ein, führen Sie die Zunge an den Gaumen (Khecari-Mudra). Konzentrieren Sie sich auf die Nasenspitze, und kontrahieren Sie den Anus.

Wenn die Energie an der Nasenspitze anlangt (oder wenn Sie »1 und 2 und 3« gezählt haben), wechseln Sie mit der Aufmerksamkeit zu den beiden Eierstöcken und atmen langsam aus. Spüren Sie nach, wie die Energie zu den Eierstöcken fließt. Wiederholen Sie die Übung zweimal.

3

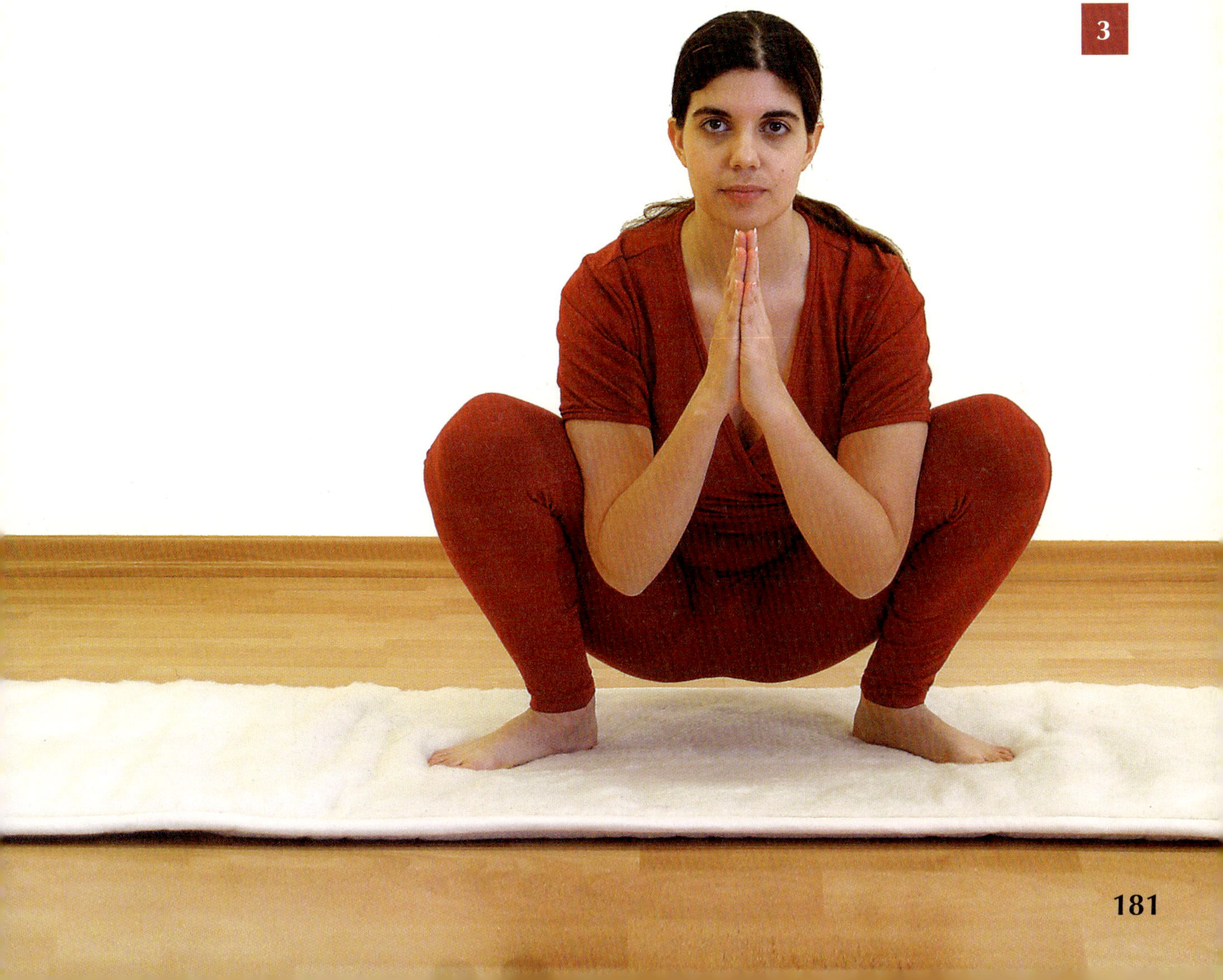

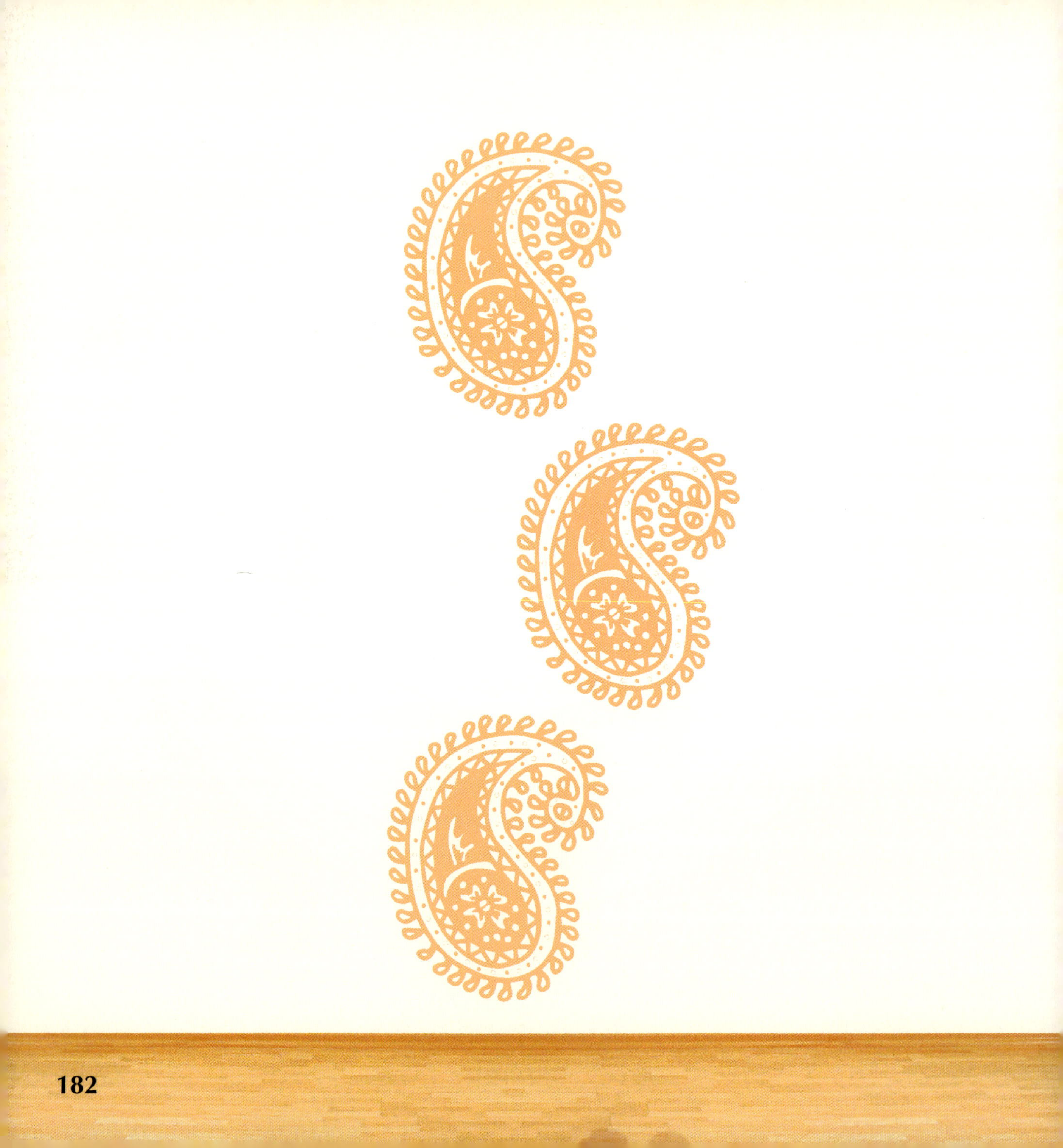

Hormon-Yoga bei Streß

Streßreduktion, Behebung von Schlafstörungen und Erleichterung beim Paniksyndrom

Schlafstörungen

Schlafstörungen können verschiedene Ursachen haben. Oft sind es emotionale Probleme wie Einsamkeit, Unsicherheit und Angst. Diese Art von Schlafstörungen verschwindet im allgemeinen, wenn die Ursache erkannt und behoben wird.
Möglicherweise befinden Sie sich aber auch in einer Lebensphase, in der Sie sich mit großen Herausforderungen auseinandersetzen müssen. Abends können Sie vielleicht nicht aufhören, an ihre Probleme zu denken, Sie suchen nach einer Lösung, und Ihre Gedanken kreisen um einen Strudel von Sorgen.
Schlafstörungen auch ohne erkenntliche Ursache sind typisch für die Wechseljahre. Die Hormonschwankungen stören den Schlafrhythmus, indem sie das Einschlafen erschweren oder das nächtliche Erwachen verursachen. Wissenschaftlichen Forschungen zufolge wird diese Art von Schlafstörungen durch die Östrogensenkung ausgelöst. Die am stärksten beeinträchtigte Phase ist die Traumphase (REM-Phase), die für einen erholsamen Schlaf sehr wichtig ist. (20)
Schlafstörungen rufen Müdigkeit und Reizbarkeit hervor, beeinträchtigen das Gedächtnis und das Denkvermögen. Deshalb erfordern sie eine besondere Aufmerksamkeit.
Was immer auch die Ursache für Ihre Schlafstörungen sein mag, probieren Sie es ein-mal mit den folgenden Übungen. Sie haben bei den Teilnehmerinnen meiner Kurse zu guten Ergebnissen geführt. Bitte denken Sie daran, daß die Übungen

wirksamer sind, wenn Sie vorher eine Vorbereitung durchführen, der ich den Namen Einschlafritual geben werde.

Die Bedeutung eines Rituals

Wenn wir uns ein Ritual vorstellen, läßt uns das an Religiöses denken. In diesem Fall hat es allerdings nichts mit Religion zu tun. Ein Ritual besteht aus einer Reihe von Bewegungen, Worten oder Aktionen, die uns durch häufige Wiederholung konditionieren und in einen gewünschten mentalen Zustand versetzen.
Manche Mütter handeln sehr weise, wenn sie sich beim Zubettbringen der Kinder – eventuell einer familiären Tradition folgend – an ein Ritual halten und jeden Tag dieselben Handlungen wiederholen. Das kann z.B. sein: dem Papa gute Nacht sagen, den Schlafanzug anziehen, die Zähne putzen und ein Nachtgebet sprechen. Und schon wird das Kind schläfrig, legt sich hin und schläft ein, nachdem es vielleicht noch eine kurze Geschichte gehört hat. Entsprechend sollte auch unser Ritual vor dem Einschlafen immer dasselbe sein; so können wir uns konditionieren und fallen leichter in den Schlaf.
Gestalten Sie den Ablauf Ihres Rituals wie ab S. 187 beschrieben oder so, wie Sie es möchten. Wichtig ist nur, daß Sie ihn immer in derselben Reihenfolge ausführen. Wenn dies nicht ausreicht, machen Sie vor dem Ritual die folgenden Übungen gegen Schlafstörungen.

Einschlafritual

Die einzelnen Schritte Ihres Rituals sollten Sie immer in derselben Reihenfolge durchführen, z.B.:

- Ziehen Sie den Pyjama oder das Nachthemd an.
- Putzen Sie sich die Zähne.
- Stellen Sie ein Glas Wasser auf den Nachttisch, damit Sie nicht aufstehen müssen, wenn Sie nachts Durst bekommen sollten.
- Sprechen Sie ein Gebet, erinnern Sie sich an ein schönes Gedicht, oder denken Sie an etwas Angenehmes.

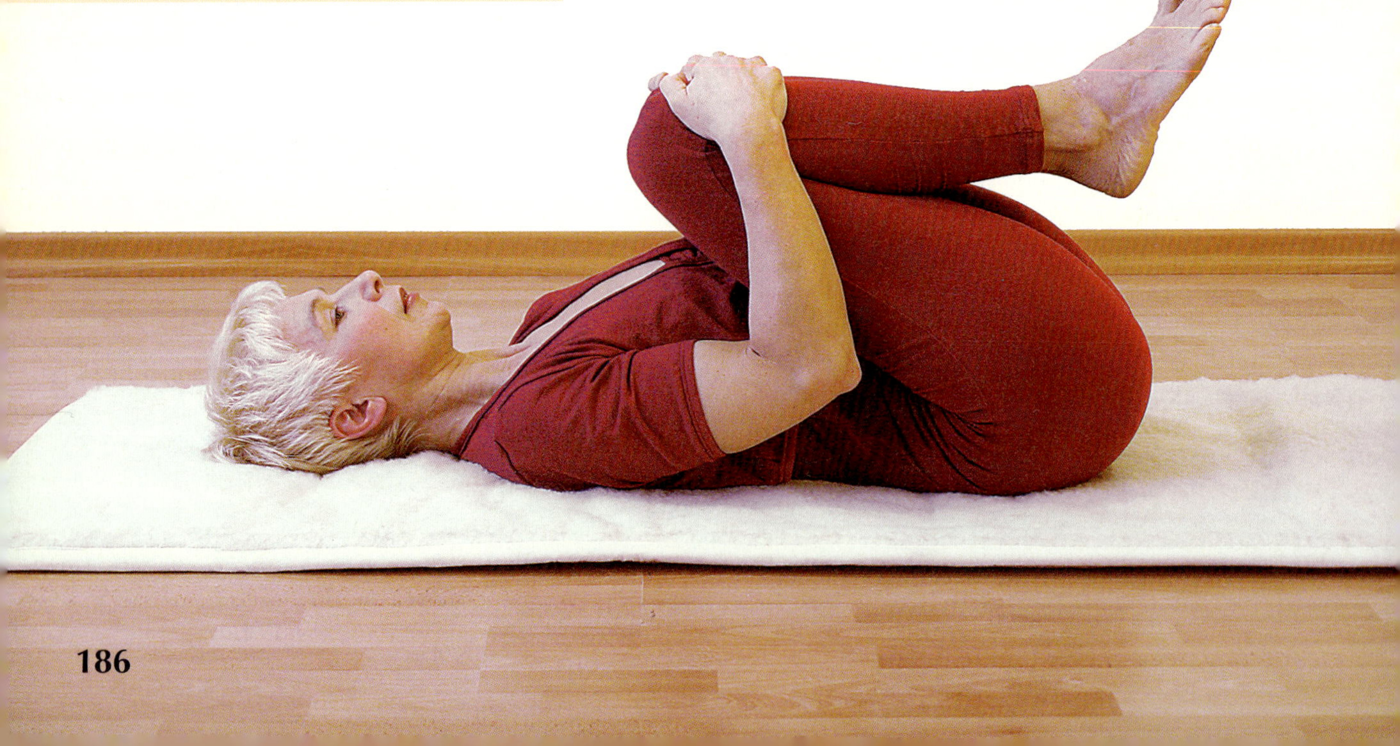

Übungsreihe gegen Schlafstörungen

1. Machen Sie im Stehen 30 Auf-und-ab-Bewegungen Fußspitze-Ferse, wobei Sie beim Hochgehen einatmen und beim Runtergehen ausatmen.

2. Legen Sie sich nun auf eine doppelt gefaltete Decke oder eine andere nicht zu weiche Unterlage. Umfassen Sie die angewinkelten Beine über dem Bauch, und schaukeln Sie so 30mal hin und her, wobei Sie den Rücken gut rund halten. Dies massiert Ihre Wirbelsäule und entspannt.

3. Setzen Sie sich in den Schneidersitz, und machen Sie einige Minuten lang Wechselatmung (Sukha-Purvak siehe »Pranayamas«). Wenn Sie dies zu schwierig finden, ersetzen Sie es durch 12 langsame Atemzüge, wobei Sie darauf achten müssen, daß die Ausatmung sehr viel länger dauert als die Einatmung.

4. Machen Sie die Anti-Streß-Übung SO-HAM (wie bei »Streß« beschrieben). Dies ist eine sehr beruhigende Übung, die Ihnen helfen wird, einzuschlafen.

5. Legen Sie sich nun ins Bett, und entspannen Sie sich. Das Kopfkissen sollte flach sein und etwas unter den Schultern liegen. Lösen Sie bewußt alle Spannungen im ganzen Körper.

   Machen Sie nun eine Entspannungsübung in Art der Wellen, die Teile Ihres Körpers durchlaufen. Es ist eine leichte Entspannungsübung, die Sie ohne weitere Hilfe ausführen können:

Legen Sie sich auf den Rücken, entspannt und mit geschlossenen Augen, die Füße auseinander. Strecken Sie Hals und Nacken gerade, wobei Sie das Kinn etwas dem Brustbein annähern. Dies erleichtert den Fluß der Energie. Versuchen Sie, alle Muskeln Ihres Körpers zu entspannen. Beobachten Sie nun einige Sekunden lang Ihre natürliche Atmung. Spüren Sie der Luft nach, die Ihre Lungen beim Einatmen ganz natürlich ausfüllt und beim Ausatmen zusammenzieht.

- Konzentrieren Sie sich auf das linke Hüftgelenk. Fühlen Sie das Gelenk. Atmen Sie nun ein, und spüren Sie beim Ausatmen der Empfindung nach, wie eine Welle der Entspannung Ihr linkes Bein hinunterläuft, vom Oberschenkel über das Knie, die Wade, den Knöchel bis zu den Zehen.
  Wiederholen Sie dies zweimal – einatmen, und dann der Welle der Entspannung beim Ausatmen nachspüren. Ihr linkes Bein wird vollkommen entspannt und schwer werden.

2. Konzentrieren Sie sich nun auf das rechte Hüftgelenk. Fühlen Sie das Gelenk. Atmen Sie ein, und spüren Sie beim Ausatmen der Empfindung nach, wie eine Welle der Entspannung Ihren rechten Oberschenkel über das Knie, die Wade, den Knöchel bis zum Fuß hinunterläuft.
   Erspüren Sie es – Sie müssen die Entspannung fühlen und nicht denken. Lassen Sie noch zwei Entspannungswellen durch das rechte Bein laufen. Ihr rechtes Bein soll vollkommen entspannt und schwer werden.

- Konzentrieren Sie sich nun auf Ihre linke Schulter, und lassen Sie drei Entspannungswellen über Ihren linken Arm, Ellbogen, das Handgelenk bis zu den Fingern hinunterlaufen. Fühlen Sie, wie Ihr Arm vollkommen entspannt wird.

- Nun lassen Sie noch drei Entspannungswellen von der rechten Schulter zur rechten Hand laufen. Fühlen Sie, wie Ihr rechter Arm sich vollkommen entspannt.

- Konzentrieren Sie sich nun auf den Scheitelpunkt des Kopfes. Fühlen Sie ihn. Atmen Sie etwas tiefer ein, und spüren Sie beim Ausatmen der Empfindung nach, wie eine Welle der Entspannung Ihren ganzen Körper hinunterläuft: Kopfhaut, Gesicht, Hals, Brustkorb und Arme, Taille, Bauch, Oberschenkel, Waden und Füße.
  Lassen Sie noch zwei weitere Wellen den ganzen Körper hinunterlaufen und Sie in eine vollkommene und tiefe Entspannung führen. Fühlen Sie, wie Ihr Körper ganz entspannt ist.

- Nun wollen wir uns noch tiefer entspannen. Bei dieser letzten Übung werden Sie sich entspannen, indem Sie Ihre ganze Aufmerksamkeit auf die Prana-Energie lenken, die Ihre Atmung begleitet. Konzentrieren Sie sich auf den linken Fuß. Atmen Sie langsam ein, und fühlen Sie dabei, wie die Energie durch Ihren linken Fuß eintritt und bis zum Hals hinauffließt. Atmen Sie aus, indem Sie die Energie durch den rechten Fuß austreten spüren. (Achtung: Leiten Sie die Energie nicht zum Kopf, um nicht die mentale Aktivität zu stimulieren. Im Augenblick wollen Sie ja schläfrig werden.)
  Atmen Sie danach über den rechten Fuß bis zum Hals ein und über den rechten Fuß aus. Atmen Sie ruhig weiter, langsam und natürlich, und spüren Sie dabei den Fluß der Energie, der mit der Atmung durch Ihre Beine strömt. Dies wird Sie vollkommen entspannen.

Tips gegen Schlafstörungen I

- Praktizieren Sie die Übungsreihe des Hormon-Yoga täglich.
- Machen Sie jeden Abend vor dem Einschlafen eine Atemübung zur Beruhigung und zwei oder drei gegen Streß.
- Gehen Sie so oft wie möglich an die frische Luft: Arbeiten Sie im Garten, oder gehen Sie spazieren, möglichst in Begleitung.
- Beginnen Sie mit irgendeiner Art von Handarbeit oder Kunsthandwerk.
- Treiben Sie Sport.

Sorgen Sie sich um nichts, geben Sie sich nur ganz der Übung hin, und Sie werden einschlafen, ohne es zu bemerken. Doch denken Sie daran: Diese Übungen sind Hilfsmaßnahmen. Die Hauptsache ist, die Übungen des Hormon-Yoga zu machen, die den Östrogenspiegel anheben werden und damit auch die Schlafstörungen beseitigen.

Streß

Streß wirkt sich sehr schädlich auf die Hormonerzeugung aus. In vielen Fällen kann es passieren, daß es, nachdem zunächst die Hormonerzeugung durch das Praktizieren von Hormon-Yoga erfolgreich reaktiviert wurde, zu einer plötzlichen Hormonsenkung kommt. Sollte dies bei Ihnen der Fall sein, überprüfen Sie, ob Sie eine Streßphase durchgemacht haben. Und lassen Sie sich dadurch nicht entmutigen, denn dies ist lediglich ein weiterer Bereich, der bearbeitet werden muß, um den Östrogenspiegel zu heben. Wie das möglich ist? Durch geeignete Übungen, die ich im folgenden erläutern werde.

Laut Definition ist Streß eine physiologische und emotionale Antwort auf einen äußeren Reiz, der unseren Organismus in einen Zustand der Reaktionsbereitschaft versetzt. Doch es gibt verschiedene Arten von Streß:

»Normaler Streß«

Wir können Streß als eine normale und gesunde Reaktion des Individuums ansehen, mit der wir eine Krisensituation bewältigen oder Schwierigkeiten begegnen. Mit dieser Reaktion bereitet sich unser Organismus auf einen Kampf oder eine Gefahrensituation vor. Auf diese Weise sorgt er dafür, daß wir in der entsprechenden Situation energisch und prompt reagieren können. Das kann unser Leben retten oder unsere Integrität in jeder Hinsicht bewahren. Ist die Krise bewältigt, sollte dieser Zustand erhöhter Anspannung verschwinden.

»Schädlicher Streß«

Im Gegensatz zu normalem Streß ist der schädliche gekennzeichnet durch eine übertriebene individuelle Reaktion auf eine Krise. Im allgemeinen wird dieser Zustand durch Streßsituationen verursacht, die sich sehr häufig wiederholen und so bewirken, daß der Organismus einen lang andauernden Zustand erhöhter Anspannung aufrechterhält. Streß wird auch durch das Gefühl verursacht, ein Problem nicht lösen oder eine Aufgabe nicht ausführen zu können, weil es/sie entweder unmöglich auszuführen ist oder die entsprechenden Kompetenzen fehlen.
Bei Menschen in dieser Lage dauert es lange, bis die in die Streßreaktion einbezogenen Organe in ihren Normalzustand zurückkehren. Manchmal verharren sie sogar für eine lange Zeit in erhöhter Anspannung – die Atmung bleibt unregelmäßig, der Herzschlag beschleunigt, der emotionale Bereich in einem hyperreaktiven Zustand. Der Stoffwechsel bleibt in anormaler Weise aktiviert und unausgeglichen. In der Folge entsteht eine große Müdigkeit, die normalerweise von Schlafstörungen, Magen-Darm- oder Allergieproblemen begleitet wird.

Bei den Übungen gegen Streß aktivieren wir die lunare, beruhigende Energie. Die Übungen helfen uns, die vegetativen Funktionen ins Gleichgewicht zu bringen und so den Rhythmus des Stoffwechsels zu normalisieren.

Im Rahmen des Yoga, insbesondere des Hormon-Yoga, haben wir folgende Mittel gegen den Streß:

- Svadhyaya (Selbstanalyse)
- Pranayamas
- Übungen für das vegetative System
- Hormonelle Übungen
- Übungen mit beruhigender Energie
- Entspannung und Visualisierungen – Yoga Nidra

Svadhyaya

In der Philosophie des Yoga bedeutet Svadhyaya »Studium«. Im Fall von Streß wird Svadhyaya das Studium unser selbst sein – eine Übung zur Selbsterkenntnis, die uns hilft, unsere Haltung dem Leben gegenüber zu analysieren, die Ursache von Streß und unseren sensibelsten emotionalen Punkt auszumachen. Wir werden Svadhyaya im meditativen Zustand (Alphazustand) ausführen, um eine tiefergehende Analyse durchzuführen.

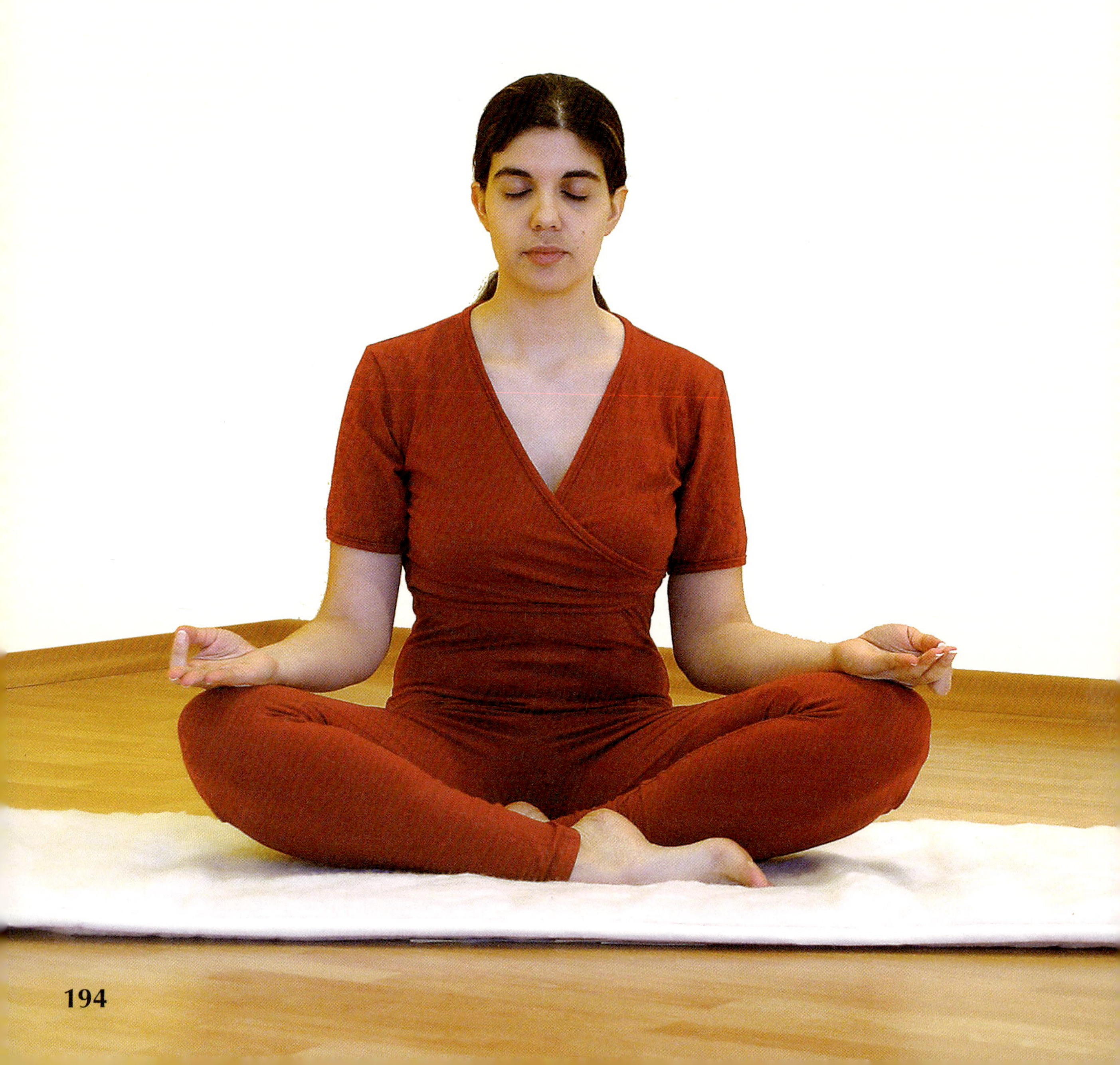

Meditation gegen Streß (Svadhyaya)

- Nehmen Sie die Meditationshaltung ein: Setzen Sie sich aufrecht hin, und drehen Sie die Hände in die geschlossene Jnana-Mudra-Haltung (der Zeigefinger berührt das Wurzelgelenk des Daumens). Die Augen bleiben halb geschlossen.

- Werden Sie ganz ruhig, indem Sie langsame Atemzüge in den Bauch machen und dabei sehr viel länger aus- als einatmen. Auf diese Weise werden Sie ruhig und gelangen in einen Zustand der Verinnerlichung.

- Erinnern Sie sich an kürzlich erlebte Situationen, in denen Sie emotional verwirrt, entrüstet, erniedrigt, beleidigt oder bedrängt waren und den Eindruck hatten, es gäbe keine Lösung für Ihre Probleme. Erinnern Sie sich an Situationen davor, die dasselbe beklemmende Gefühl in Ihnen hervorriefen. Überprüfen Sie, ob die Ursachen ähnlich waren.

In der Regel haben wir einen hypersensiblen emotionalen Bereich, der übertriebene Reaktionen auslöst, und wenn wir vor einer ähnlichen Situation stehen, verfallen wir in die immergleiche Art von emotionaler Antwort, wobei diese Reaktion von Mal zu Mal stärker wird.
Analysieren Sie sich ehrlich, und entdecken Sie, welche Situation oder welches fremde Verhalten Sie am stärksten aus dem Gleichgewicht bringt. Selbst wenn die Ursache des Stresses in unvermeidbaren Situationen liegt, ist es zunächst wichtig, sich der Ursache bewußt zu werden, sie zu erkennen.
Analysieren Sie Ihre Reaktion auf die Tatsachen. Ist sie ...

- emotional und übertrieben?
- eine Fluchtreaktion? Weil Sie sich nicht den Tatsachen stellen?

Allein die Tatsache, daß Sie sich beobachten und Ihre Reaktion analysieren können, versetzt Sie schon in eine günstigere Ausgangssituation, in der Sie besser gegen emotionale Verwicklungen geschützt sind.

Die Ausübung des Svadhyaya sollte nicht länger als 10 Minuten dauern, damit Sie nicht zu müde werden. Wenn Sie die Übung beenden, öffnen Sie langsam die Augen, atmen tief und nehmen Ihre normalen Tätigkeiten wieder auf.
Wiederholen Sie diese Selbstanalyse über einige Tage, bis sich Ihre Selbstkenntnis vertieft. Allmählich werden Sie sich selbst besser kennenlernen, und Sie werden den Moment herausfinden, in dem sich die verstörende Situation gewöhnlich einstellt. Sie werden den Zeitpunkt erkennen können, zu dem die Emotion in Ihnen aufwallt. Dies ist ein sehr wichtiger Schritt, denn durch diese Bewußtwerdung tritt die Emotion in den Hintergrund und verliert an Intensität.
Von dem Moment an, wo es Ihnen gelingt, sich zu beobachten, sagen wir gemäß der Philosophie des Yoga, daß eine weitere Etappe zurückgelegt ist:

»Du bist nun Beobachter deiner selbst.«

Das Wichtige auf dieser Stufe, die Sie nun erreicht haben, ist, daß die Emotion, die vorher in Streßsituationen das Kommando übernommen hatte, ihre Kraft verliert, nachdem sie erkannt wurde, und auf eine zweitrangige Ebene zurücktritt. Der emotionale Strudel kann Sie nun nicht mehr mitreißen. Sie kennen sich, stehen über der Situation und werden nun rational und reifer reagieren.

Pranayama

Neben Svadhyaya haben wir auch die Pranayama-Übungen, die eines der wirksamsten Mittel darstellen, uns in die Beobachterposition zu versetzen. Wir nennen hier lediglich zwei:

- Wechselatmung (Sukha Purvak)
- Quadratisches Pranayama (Samvritti)

Diese beiden Pranayamas haben eine beruhigende Wirkung und bringen Harmonie in unsere emotionalen Reaktionen. Praktizieren Sie Pranayamas täglich wenigstens 5 Minuten lang. Die beste Zeit ist abends vor dem Schlafengehen.

Tips gegen Schlafstörungen II

- Nehmen Sie abends möglichst nur eine leichte Mahlzeit zu sich. Essen Sie täglich Blattsalate und Äpfel, sie haben natürliche Wirkstoffe, die beruhigen.
- Ersetzen Sie Kaffee und schwarzen Tee durch beruhigende Tees (z.B. Zitronenmelisse und Kamille).
- Wenn irgend etwas in einer Angelegenheit, die Sie beschäftigt, von Ihnen abhängt, notieren Sie es in Ihrem Terminkalender, um es am folgenden Tag zu erledigen. Jetzt am Abend können Sie ohnehin nichts mehr machen.
- Denken Sie an angenehme Dinge, lesen Sie ein schönes Buch oder hören Sie entspannende Musik.
- Machen Sie schon im Bett liegend die Übung zur Energieharmonisierung (S. 169)

Samskaras

Es ist notwendig, verstärkt an unserer »emotionalen Routine« zu arbeiten, an dieser Tendenz, gegenüber einer bestimmten Art von Situation immer auf gleiche Weise zu reagieren.
Im Yoga nennen wir diese Prägungen, die vergangene Gedanken oder Emotionen in unserem Gemüt hinterlassen, Samskaras. Samskaras sind wie Rinnen auf einer rutschigen Straße: Wenn sich eine ähnliche Situation einstellt wie diejenige, die uns früher einmal verstört hat, werden wir wahrscheinlich wieder genauso reagieren wie damals und damit das Samskara (die emotionale Routine) verstärken.

Im Yoga wird dazu folgende Übung vorgeschlagen:
Wenn wir merken, daß wir im Begriff sind, in eine bestimmte emotionale Reaktion (Samskara) zu verfallen, sollten wir bewußt innehalten und uns überlegen, was eine

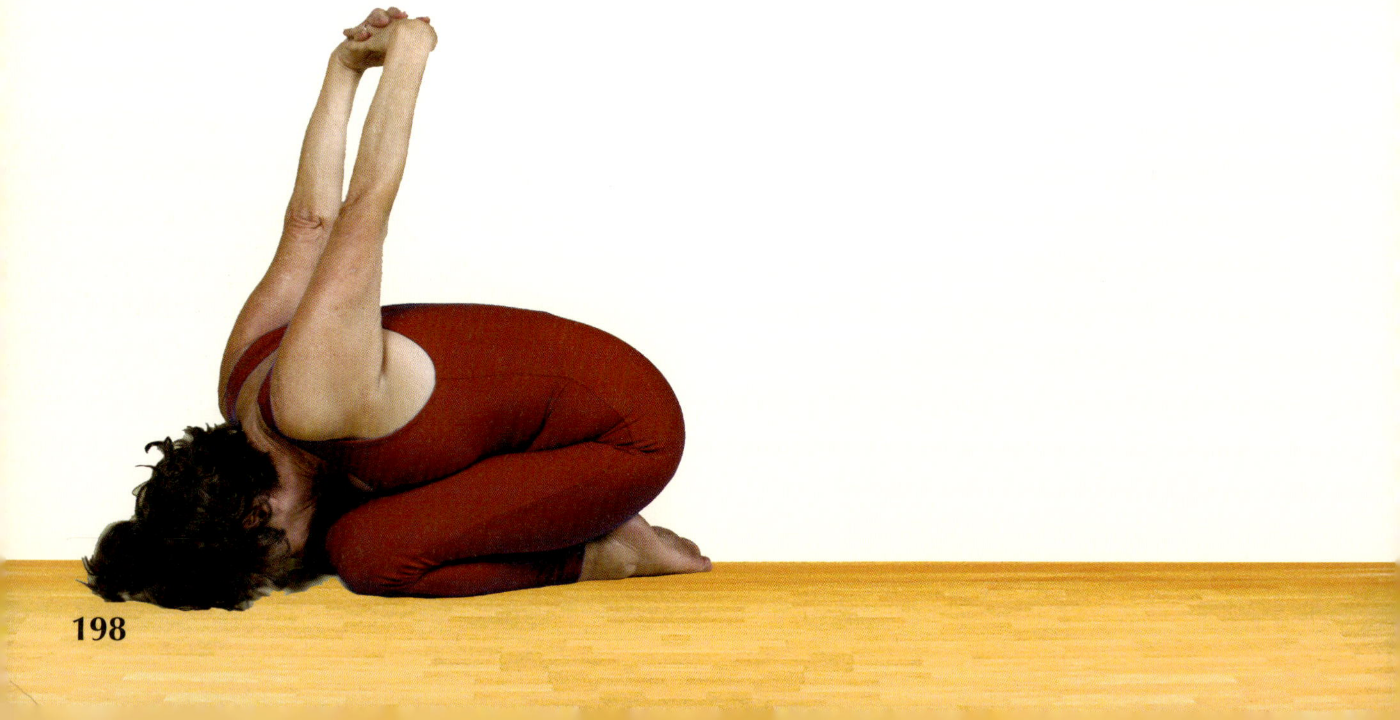

normale und ausgeglichene Reaktion in der Situation wäre. Wir sollten uns dann uns selbst dabei vorstellen (oder besser uns visualisieren), daß wir auf eine Weise reagierten, wie wir gerne reagieren wollten, auf eine ausgeglichene und vernünftige Weise. Allein die Tatsache, daß wir uns diese andere Art zu reagieren vorstellen, schwächt das Samskara schon ab.

Es gibt auch besondere Körperübungen gegen Streß. Sie können aus den nachfolgend vorgestellten diejenigen auswählen, die Ihnen am meisten zusagen. Doch beginnen Sie gleich mit dem Üben, wenn Sie merken, daß Sie gestreßt oder auch nur angespannt werden. Und machen Sie die Übungen täglich, bis Sie sich ruhiger fühlen.

Tip gegen Migräne

Wenn Sie den Anflug eines Migräneanfalls spüren, suchen Sie einen ruhigen kühlen und im Halbdunkel liegenden Ort auf. Der Aufenthalt dort wird den Blutstrom zum Kopf vermindern.

Übungen gegen Streß

Zur Beruhigung: SO-HAM

1. Sie sitzen in Vajrasana-Haltung (auf den Fersen mit geradem Rücken); Sie können sich aber auch auf einen Stuhl setzen. Beide Hände nehmen die geschlossene Jnana-Mudra-Haltung ein (der Nagel des Zeigefingers berührt das Wurzelgelenk des Daumens). Die Arme sind vor dem Körper weggestreckt, wobei die Handflächen nach oben zeigen.

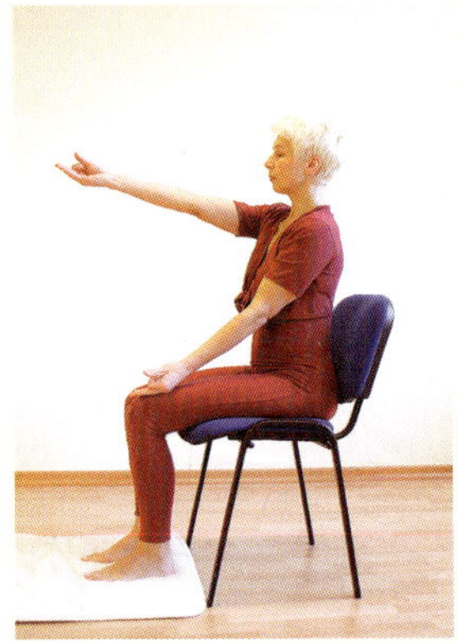

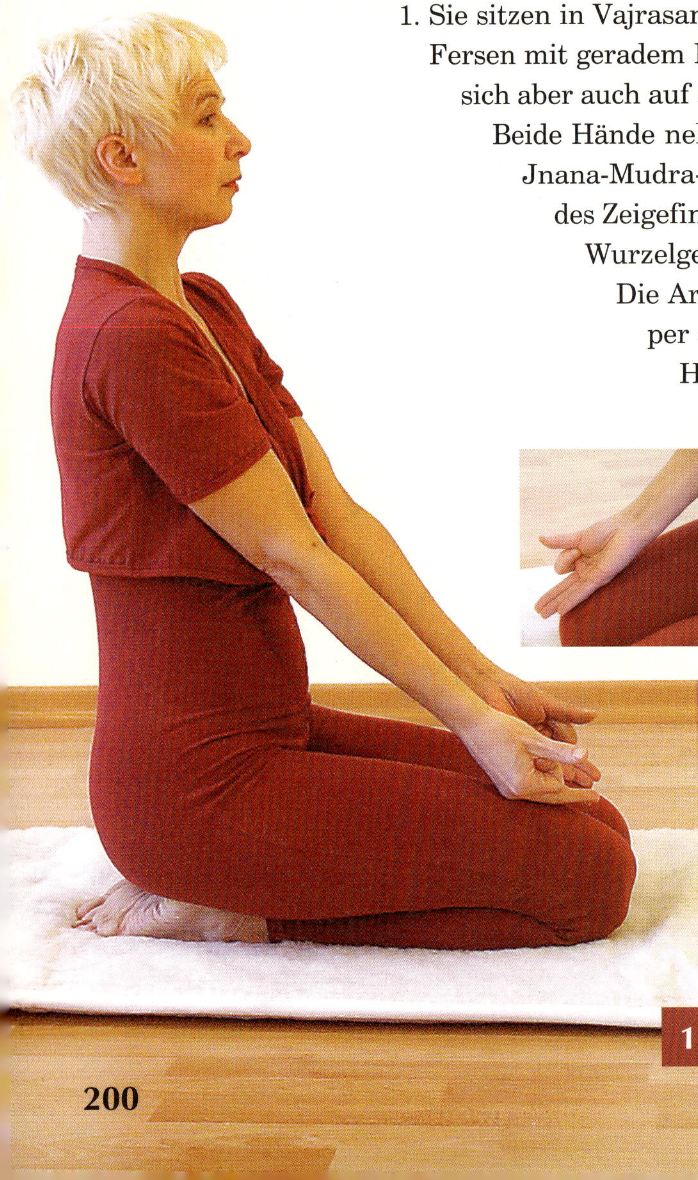

1

2. Beginnen Sie damit, einen Arm nah an die Knie zu bringen und den anderen diagonal darüber, in einer Neigung von 45°. Atmen Sie ein, und singen Sie »SO«, ohne die Arme zu bewegen. Während des Ausatmens wechseln Sie die Position der Arme (der untere geht nach oben und der obere nach unten) und singen ein langes »HAM«, wobei Sie die Bewegung der Arme so kontrollieren, daß die Bewegung mit der Atmung abschließt. Das Mantra sollte schön voll klingen.

Fahren Sie mit dem Intonieren des Mantras und dem Wechsel der Armpositionen fort. Spüren Sie der Energie nach, die durch Ihre Arme einströmt. Wiederholen Sie diese Übung, so oft Sie möchten.

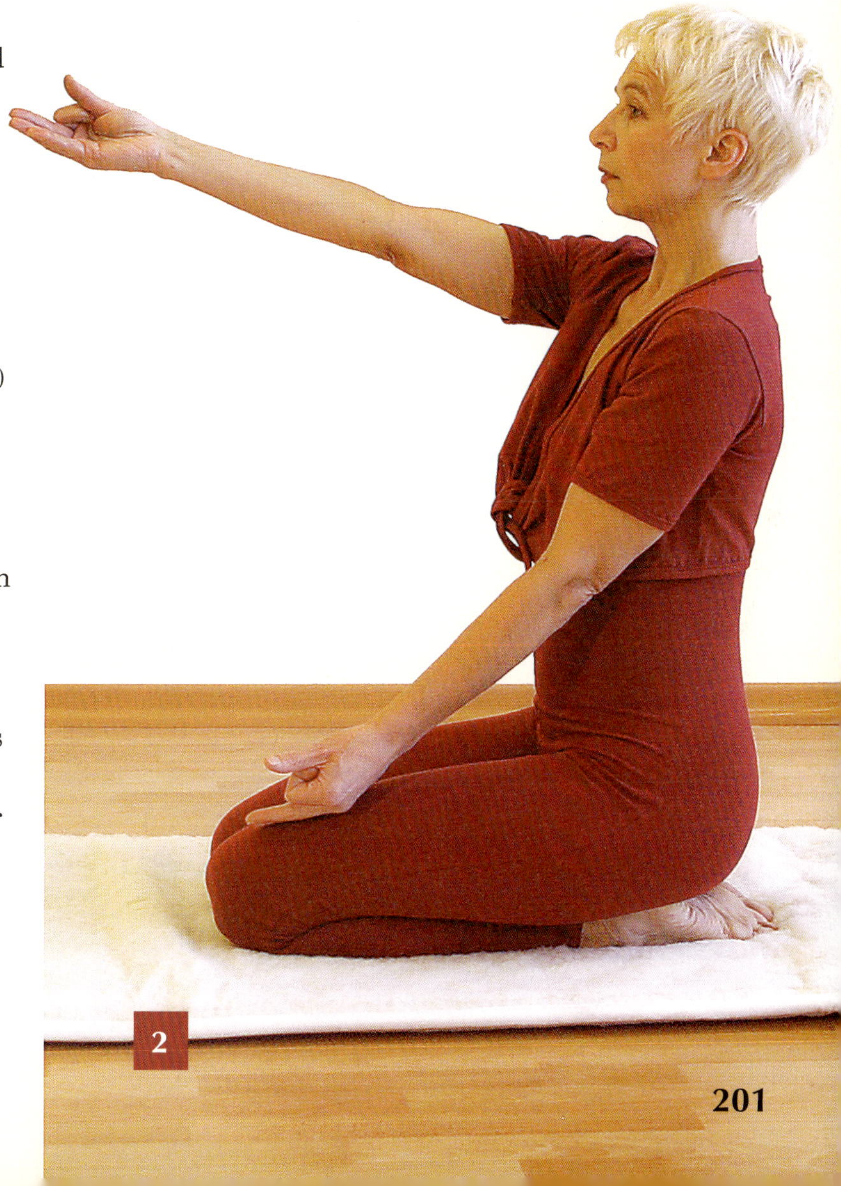

Einseitige Atmung – Chandra Bedhana

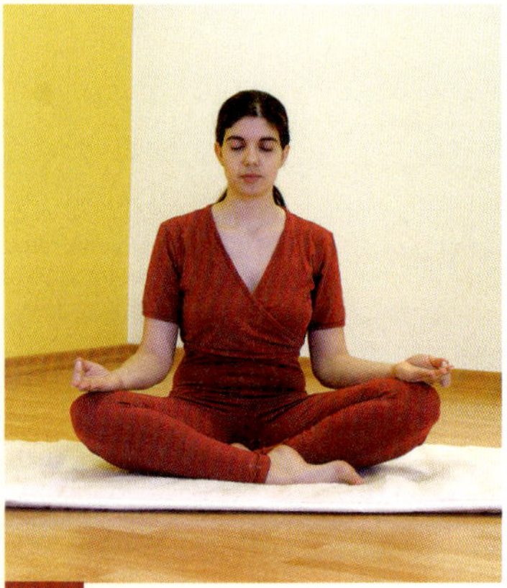

1

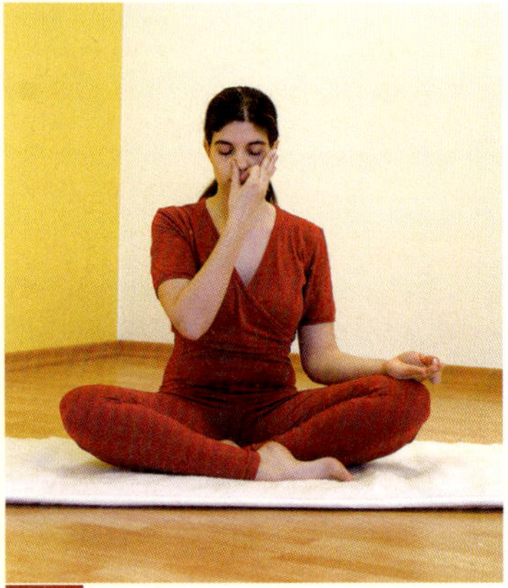

2

Setzen Sie sich mit geradem Rücken hin und halten Sie beide Hände in geschlossener Jnana-Mudra-Haltung. Die anderen Finger bleiben ausgestreckt und liegen aneinander. Legen Sie die linke Hand auf das linke Knie oder den Oberschenkel, mit der Handfläche nach oben.

Chandra Bedhana ist ein Pranayama, bei dem die Ein- und die Ausatmung langsam ist und nur über das linke Nasenloch geschieht. Dazu drücken wir das rechte Nasenloch mit dem rechten Daumen zu (wobei wir das geschlossene Jnana Mudra beibehalten). Konzentrieren Sie sich auf die linke Seite des Kopfes, 5 cm über und links vom Kopf. Dies ist der Bereich, wo sich das Chandra-Licht befindet. Atmen Sie dreimal ruhig, mit verlängertem Ausatmen. Fahren Sie mit der Übung fort, bis Sie sich ruhig fühlen.

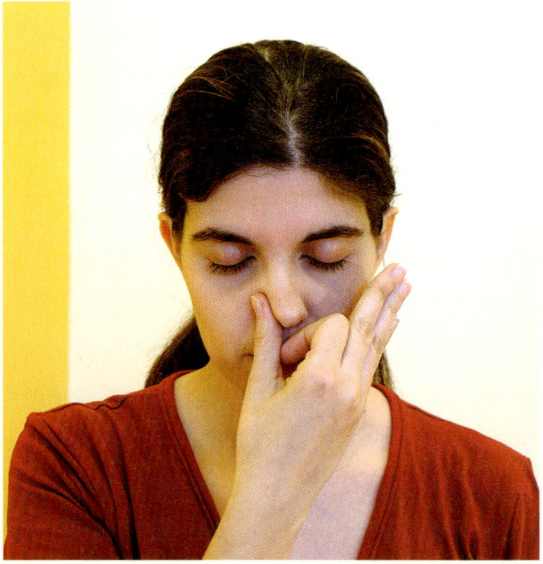

■ *Das Mantra der Umwandlung: OM NAMAH SHIVAYA*

In dieser Übung werden wir den Streß in Ruhe und emotionales Gleichgewicht umwandeln.
Ausgangsposition: Setzen Sie sich mit geradem Rücken auf den Boden oder auf einen Stuhl. Die Hände bleiben auf den Knien, in geschlossener Jnana-Mudra-Haltung, damit der lunare Bereich aktiviert wird. Atmen Sie in dieser Position ein, und intonieren Sie das Mantra mit viel Gefühl, so daß Sie seine Vibration spüren:

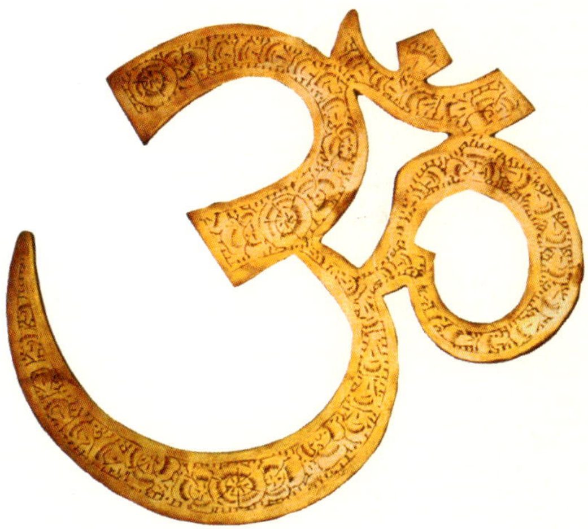

- »OM M M M M M M M« ... sehr lang ...
- »NAMAH« ...
- »SHI« ... spüren Sie der Vibration in Ihrem Gehirn nach.
- »VA« ... – Anahata (Bereich des Herzens) vibriert – ...
- »YAAAAA« ... fühlen Sie erneut die Vibration im Gehirn. Wiederholen Sie dies mehrere Male.

Wenn es nicht zu schwierig für Sie ist, singen Sie am Anfang »OM NAMAH SHI« in F, »VAA« dann in D und »YA» wieder in F.

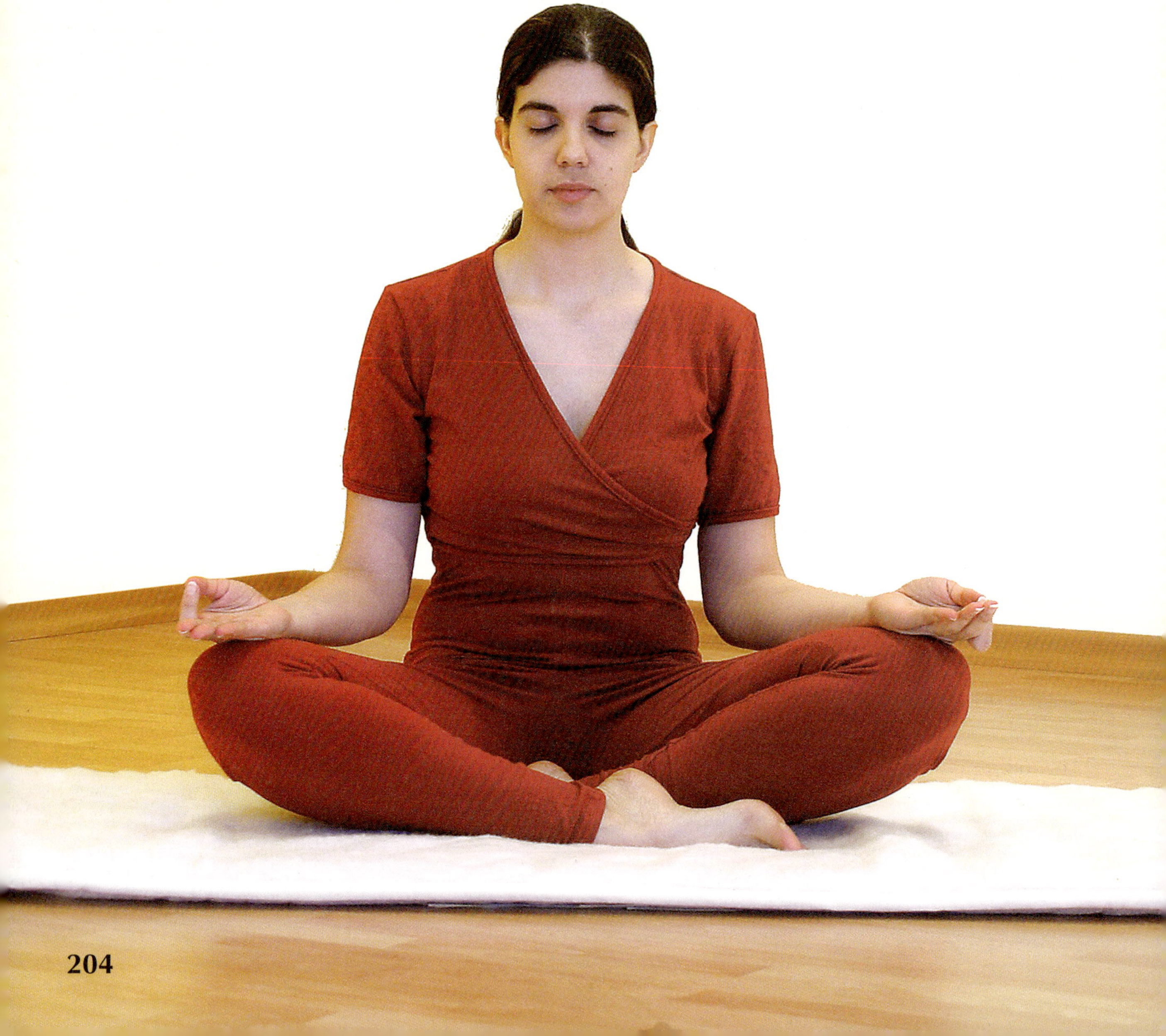

■ *Ozean des Friedens*

Setzen Sie sich in Sukhasana (im Schneidersitz und mit geradem Rücken), die Hände liegen auf den Knien mit den Handflächen nach oben. Es ist wichtig, daß die Wirbelsäule gerade ist und Sie bequem sitzen. Wenn es nötig ist, setzen Sie sich auf ein Kissen.

Wir intonieren nun ein Mantra des Friedens und Glücks: »AM« – »RI« – »TZA«. Amritza bedeutet göttlicher Nektar – ein unbeschreibliches Gefühl der Wonne.

Die Silbe »RI« muß ausgesprochen werden, indem die Zungenspitze an den Schneidezähnen vibriert. Die Daumen berühren, indem sie die Silben des Mantras begleiten, den Zeige-, Mittel- und Ringfinger: »AM« (1) – »RI« (2) – »TZA« (3), ... »AM« – »RI« – »TZA«, ... »AM«– »RI« – »TZA«, dreimal. Danach beginnen Sie beim Mittelfinger und gehen dann zum Ringfinger und kleinen Finger, dreimal, und Sie singen dabei »AM« (2) – »RI« (3) – »TZA« (4), ... »AM« – »RI« – »TZA», ... »AM« – »RI« – »TZA«. Dann berühren Sie wieder Zeige-, Mittel- und Ringfinger und so weiter.

Beginnen Sie damit, das Mantra in einer normalen Lautstärke zu intonieren, und werden Sie dann immer leiser, bis Sie schließlich stumm bleiben und nur noch die Finger bewegen und im Geiste mitsingen. Und tun Sie es bitte ohne Eile. Lassen Sie Ihren Geist und Ihr Gemüt in diesen Ozean des Friedens eintauchen.

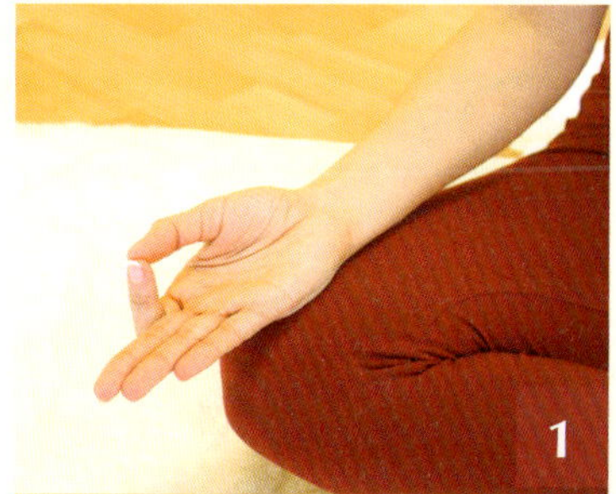

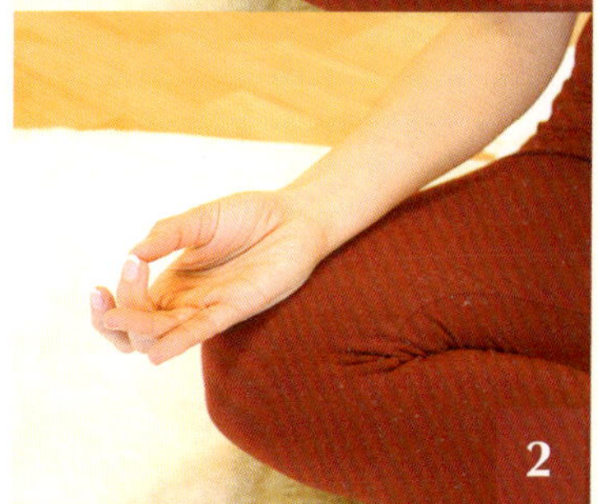

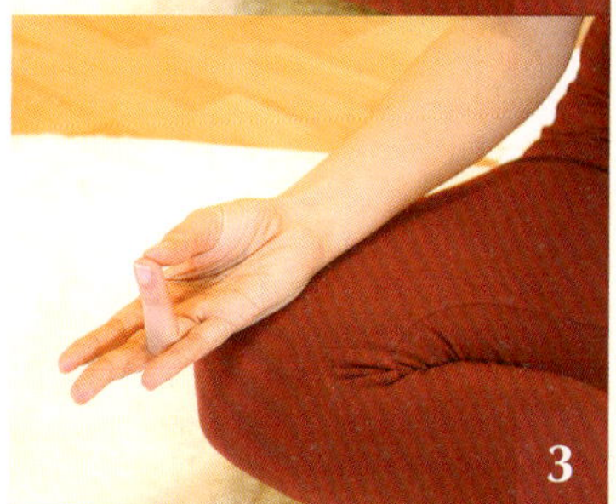

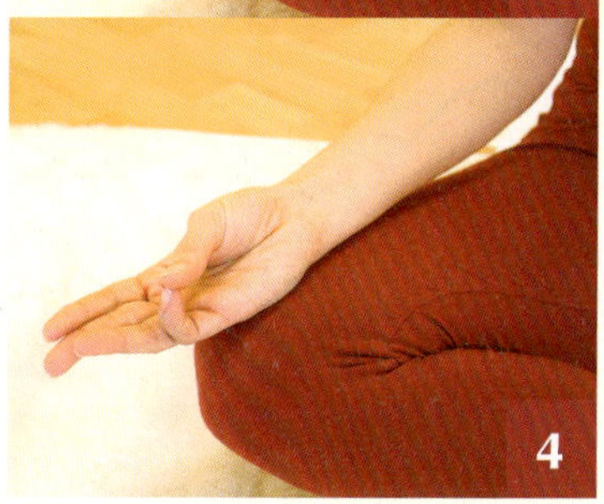

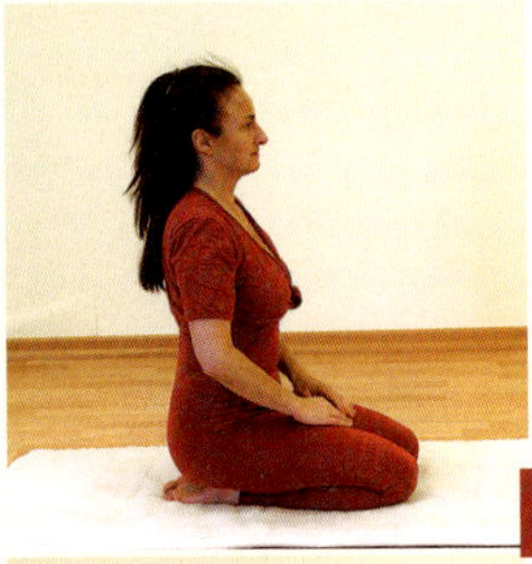

1

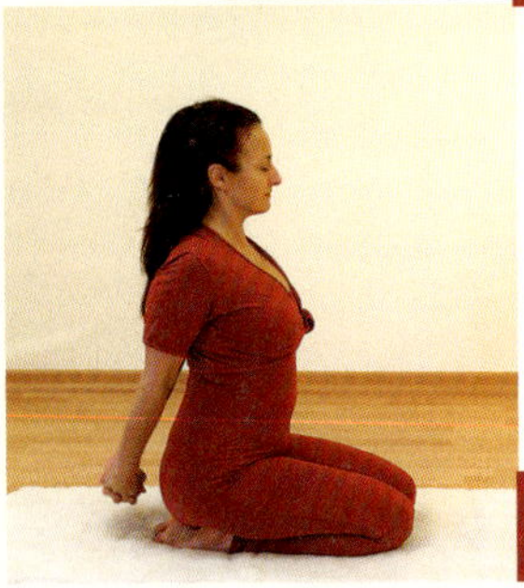

2

Mentale Ruhe (buddhistische Technik)

1. Setzen Sie sich auf die Fersen (wenn das nicht geht, bleiben Sie im Schneidersitz mit geradem Rücken sitzen).
2. Verschränken Sie die Hände mit ausgestreckten Armen hinter dem Rücken und weiten Sie die Brust. Die Augen sind halb geschlossen. Beobachten Sie Ihre natürliche Atmung, und beeinflussen Sie sie nicht. Beginnen Sie, die Atemzüge zu zählen:
3. Atmen Sie ein, indem Sie den Oberkörper nach unten beugen und die Arme hinter dem Rücken heben. Atmen Sie aus, indem Sie dabei den Oberkörper wieder aufrichten und die Arme wieder senken.

Machen Sie 10 Atemzüge – langsam und ohne Eile – ruhig und natürlich. Anschließend beginnen Sie wieder, 1 – eintatmen, 2 – ausatmen und so weiter bis 10, doch diesmal, ohne den Oberkörper und die Arme zu bewegen. Sollten Sie sich verzählen, beginnen Sie einfach wieder bei 1. Fahren Sie fort, indem Sie abwechselnd mit und ohne Bewegung zählen. Sie können diese Übung wiederholen, so oft Sie wollen.

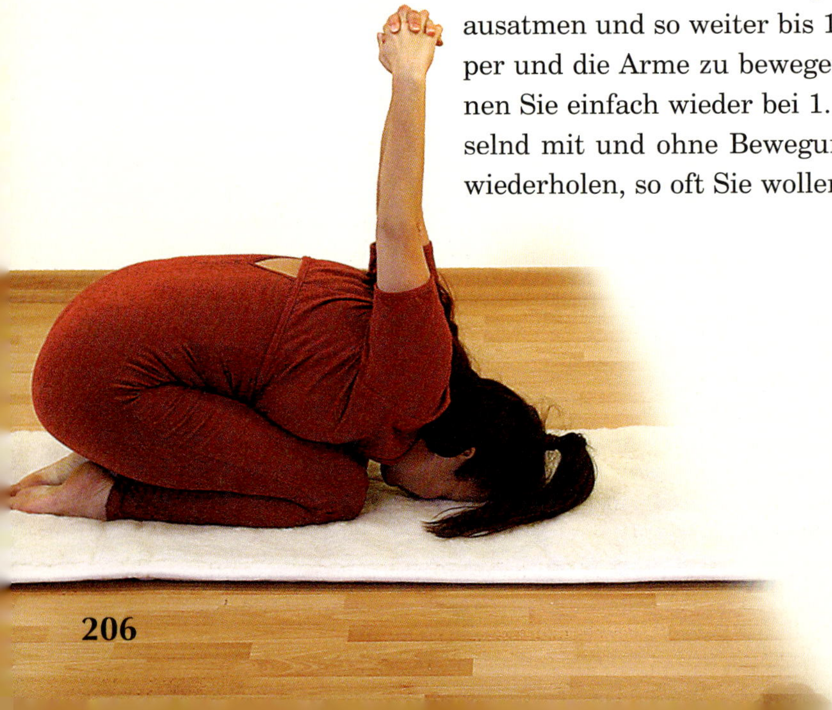

Am Ufer des goldenen Sees

(Die Übung sollte bei sanfter Musik durchgeführt werden.)
Setzen Sie sich mit halb geöffneten Augen in Sukhasana (Schneidersitz). Legen Sie die Hände locker auf die Knie mit den Handflächen nach oben. Der Daumen der linken Hand berührt leicht die Kuppe des Ringfingers; der Daumen der rechten Hand berührt leicht die Kuppe des Mittelfingers. Entspannen Sie sich, und gehen Sie in sich.
Seien Sie aufmerksam, achten Sie auf die vibratorische Wirkung der Musik, und spüren Sie, an welchen Stellen Ihres Körpers sie eindringt und vibriert oder Wärme erzeugt. Bleiben Sie einige Minuten lang entspannt und konzentriert. Nachdem Sie irgendeine Empfindung verspürt haben, atmen Sie tief, und öffnen Sie die Augen.

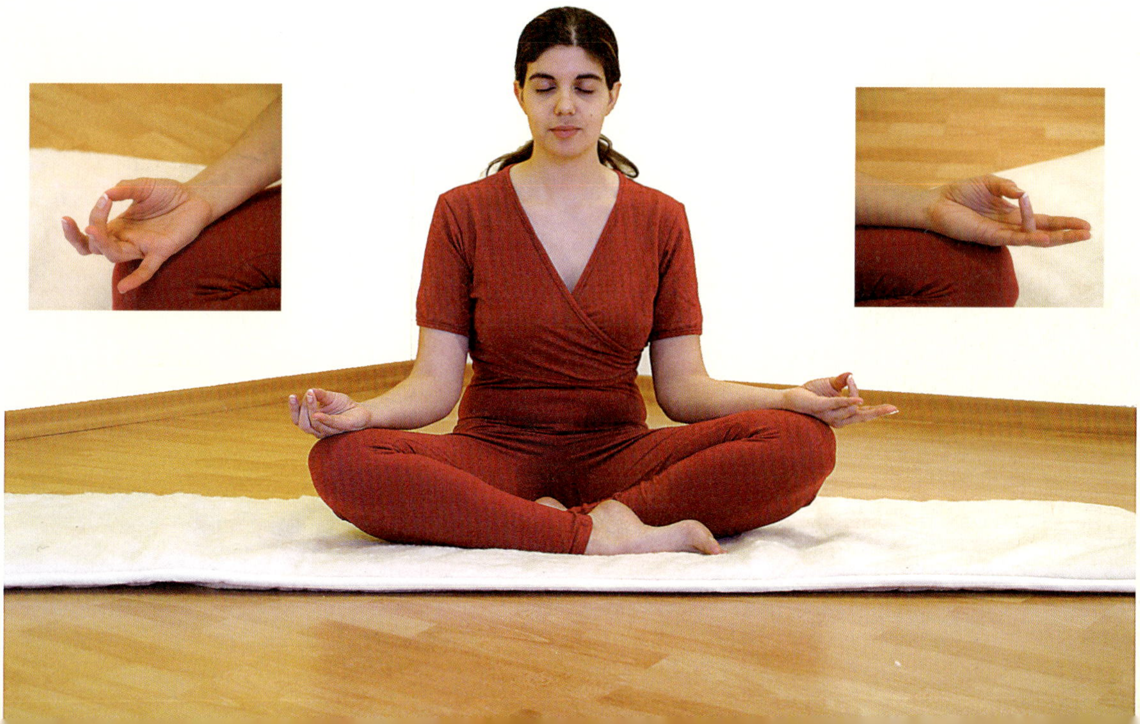

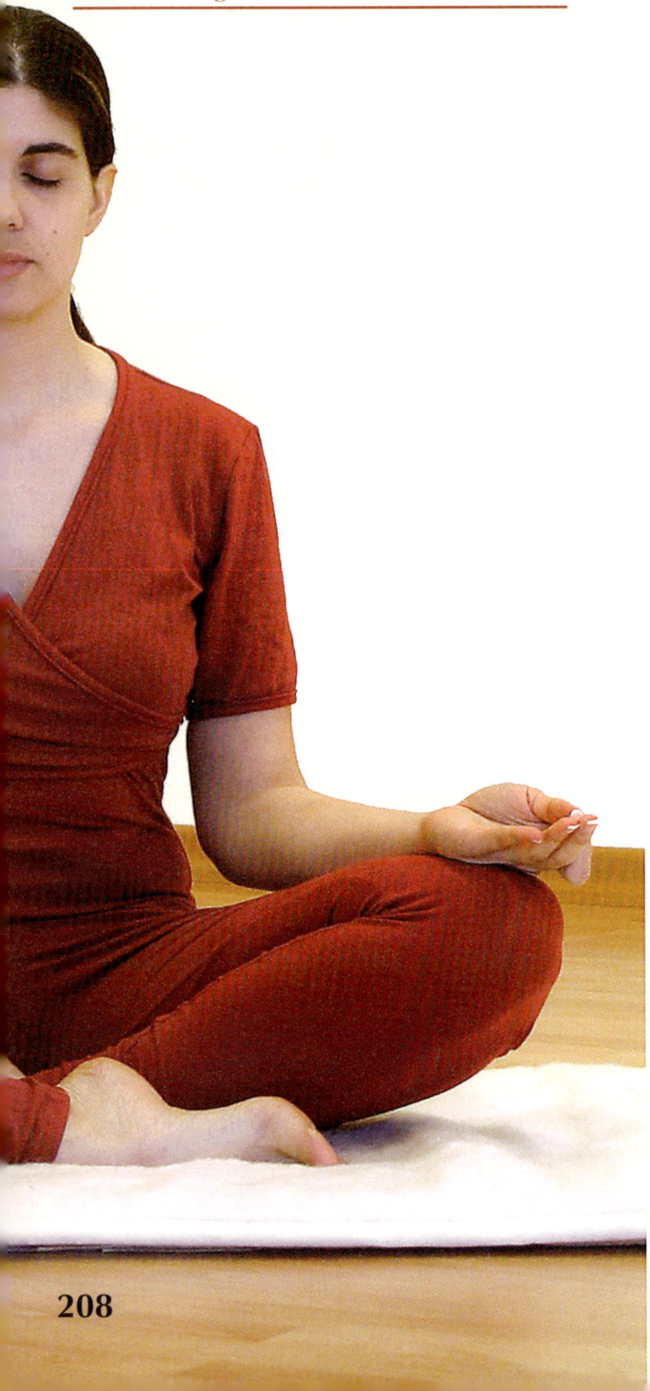

Visualisierung des Mondlichts (Chandra)

Bitte lesen Sie diese Übung aufmerksam. Setzen Sie sich mit geradem Rücken hin, die Hände in geschlossener Jnana-Mudra-Haltung. Konzentrieren Sie sich auf den Punkt zwischen den Augenbrauen (Ajna-Chakra). Stellen Sie sich vor, Sie befinden sich an einem Strand und es ist Nacht. Das Meer ist dunkel und der Nachthimmel voller Sterne. Nur die Gischt der Wellen ist weiß. Plötzlich erscheint am Horizont ein helles Licht. Es ist der aufgehende Vollmond, der die Landschaft in Mondlicht taucht.

Der Mond befindet sich direkt vor Ihnen, betrachten Sie ihn ... Atmen Sie langsam ein, und stellen Sie sich vor, daß das Mondlicht durch Ihre Stirn eindringt. Beim Ausatmen stellen Sie sich vor, wie sich dieses Licht in Ihrem Kopf ausbreitet. Konzentrieren Sie sich einige Sekunden auf diese Lichtenergie.

Wenn es nötig ist, atmen Sie fast unmerklich, während Sie nachspüren, wie die Strahlen der Mondenergie Ihren Kopf durchströmen. Es ist ein Licht des Friedens und der Ruhe.

Atmen Sie nun ein, indem Sie das Licht in einem einzigen Punkt im Zentrum Ihres Kopfes sammeln. Konzentrieren Sie sich auf diesen Punkt, und atmen Sie aus. Fühlen Sie, wie das Mondlicht Ihren ganzen Körper mit einem hellen weißen Licht umhüllt (Licht des Friedens und der Ruhe).
Wiederholen Sie diese Übung mehrmals:

- Visualisieren Sie erneut den Mond, die Landschaft im Mondlicht usw. ...

- Atmen Sie Licht ein.

- Atmen Sie im Zentrum Ihres Kopfes aus – visualisieren Sie schimmernde Lichtstrahlen.

- Atmen Sie ein, indem Sie das Licht in einem einzigen Punkt sammeln.

- Atmen Sie durch den Scheitelpunkt des Kopfes aus – und fühlen Sie sich dabei in Mondlicht getaucht.

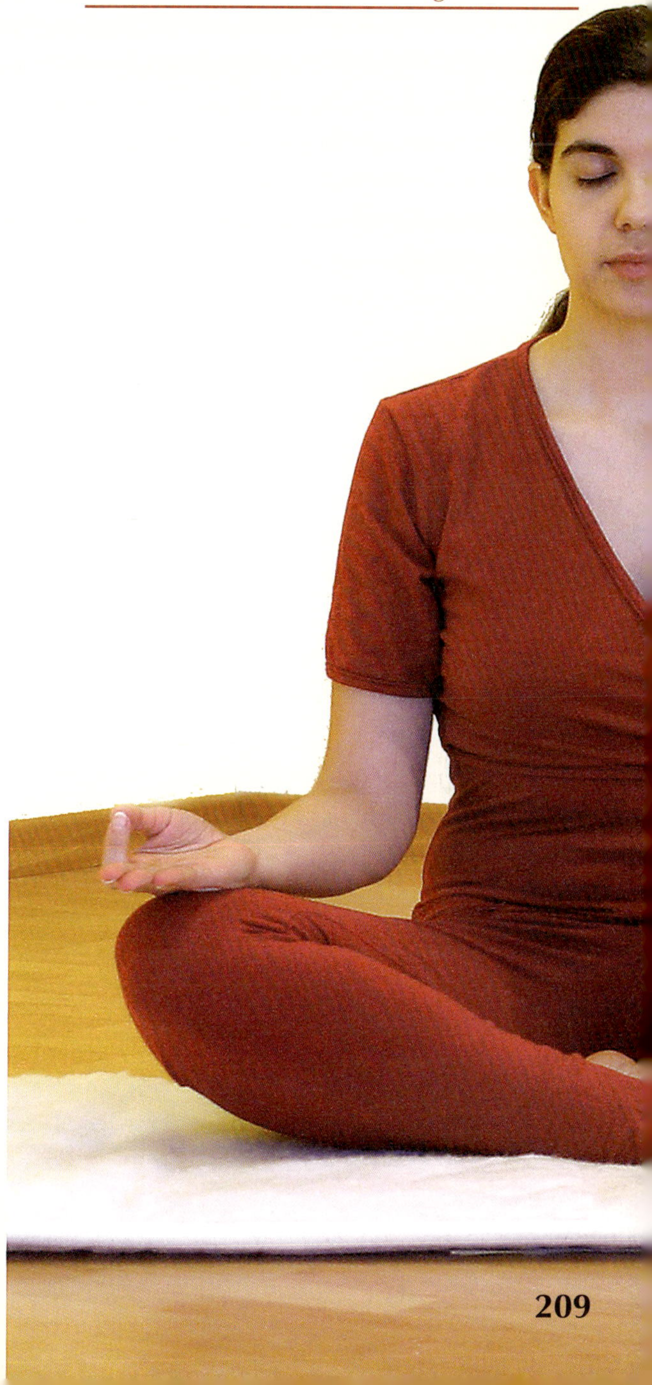

Krokodil – Suptavakrasana K.D.

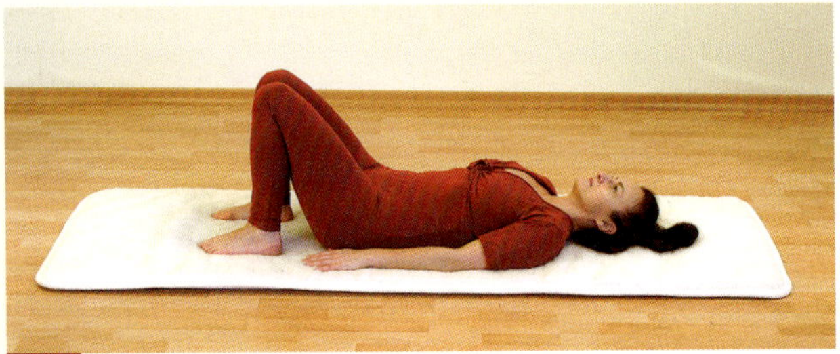

1

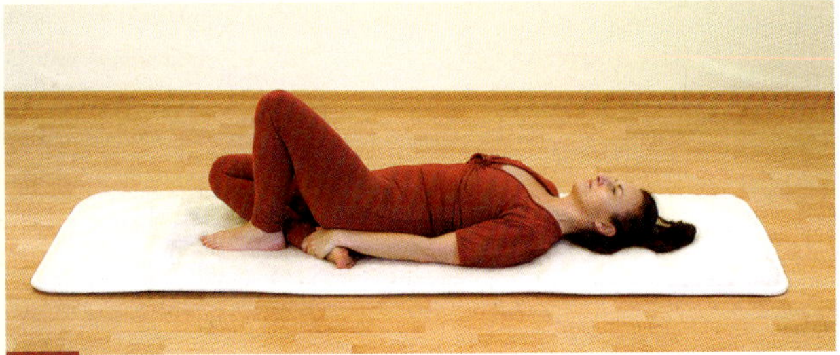

2

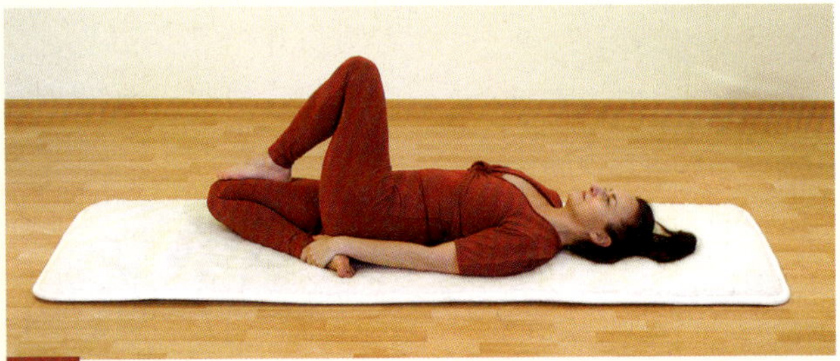

3

Diese Übung hat nicht nur eine besonders beruhigende Wirkung auf Ihre Psyche, sie tut auch Ihrer Wirbelsäule und den Nebennieren sehr gut.

Ausgangsposition: Legen Sie sich auf den Rücken.

1. Winkeln Sie die Beine an.
2. Führen Sie den rechten Fuß unter das linke Bein, und fassen Sie den rechten Fuß mit der linken Hand.
3. Stellen Sie den linken Fuß auf das rechte Knie.
4. Legen Sie die rechte Hand auf das linke Knie, und senken Sie das linke Knie zur rechten Seite, wenn möglich, bis zum Boden. Bleiben Sie entspannt, und wenn Ihr Drehungsvermögen gut ist, wird sich Ihr Knie immer mehr dem Boden nähern. Das Gesicht bleibt dabei möglichst der Zimmerdecke zugewandt.

Nun lassen Sie die Energie zirkulieren: Konzentrieren Sie sich auf die linke Hand, und atmen Sie ein, indem Sie die Energie zum Hals leiten. Atmen Sie aus, indem Sie die Energie durch den rechten Arm bis zum linken Knie, rechten Knie und rechten Fuß (den Sie mit der linken Hand gefaßt haben) leiten. Wiederholen Sie diesen Kreislauf mehrere Male.

Gehen Sie danach in die Ausgangslage zurück, indem Sie vorsichtig die Drehung auflösen. Machen Sie dann die Übung zur anderen Seite, doch achten Sie bitte darauf, daß Sie die Energiezirkulation beginnen lassen, indem Sie *auch hier wieder durch die linke Hand einatmen* bis zum Hals, und dann durch den rechten Arm, den linken Fuß, das linke Knie und das rechte Knie ausatmen. Wiederholen Sie auch diesen Zyklus mehrmals.

Machen Sie diese Übung so oft, wie es Ihnen beliebt. Denken Sie daran, immer gegen den Uhrzeigersinn zu arbeiten.
Wenn Sie bei dieser Übung Schwierigkeiten haben sollten, bitten Sie die ersten Male jemanden, Ihnen die Übung vorzulesen, oder ersetzen Sie sie durch die Übung der drei Entspannungswellen.

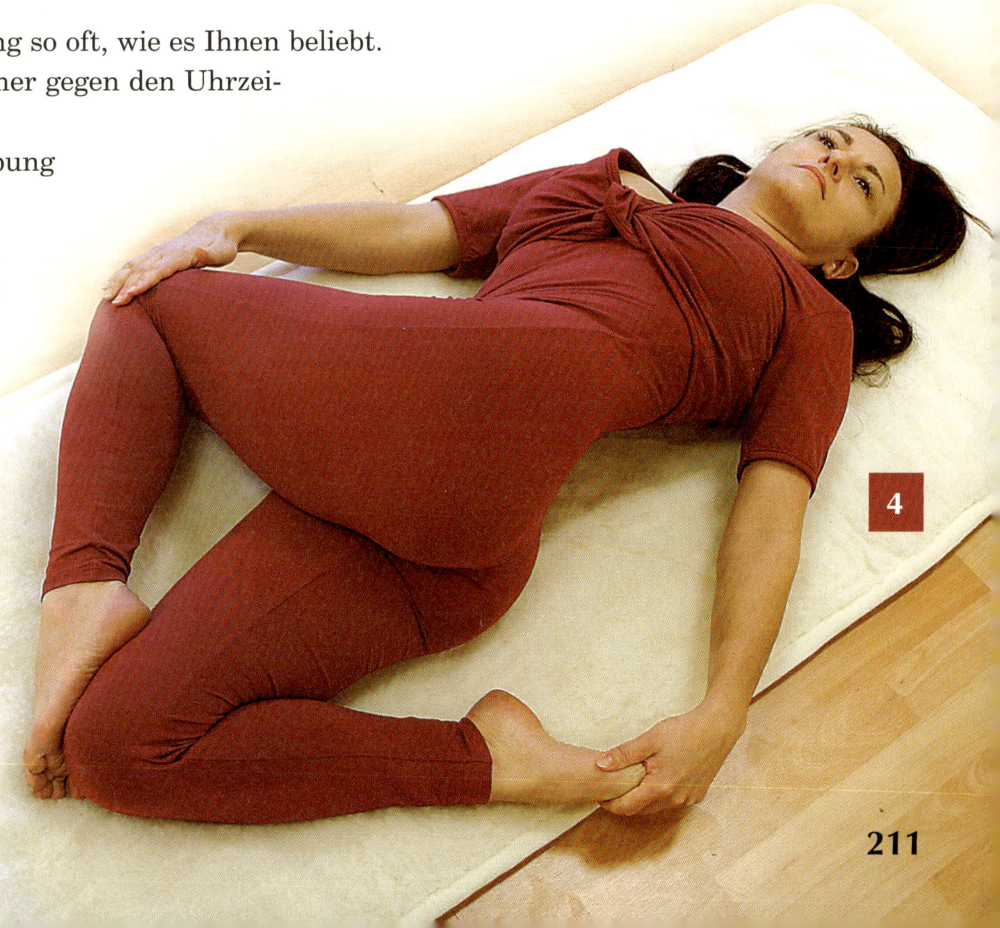

4

Paniksyndrom

Das sogenannte Paniksyndrom kann definiert werden als extreme Angst ohne objektive Ursache oder Begründung durch reale Fakten. Unter dieser Krankheit leiden sehr viele Menschen.
Die Panik kann verschiedene Ausmaße annehmen und in unterschiedlichen Formen auftreten, z.B. als Phobie, wie Angst vor geschlossenen Räumen (Klaustrophobie) oder vor sehr weiten Räumen wie Plätzen und großen Feldern (Agoraphobie), vor Höhe, allgemein als Schwindelgefühl bezeichnet, vor Blitzen, vor Donner, vor dem Sprechen in der Öffentlichkeit, vor Tieren usw.
In schwereren Fällen beginnt die betroffene Person plötzlich, zu zittern, Schwindel zu empfinden und Herzrasen zu bekommen, der Blutdruck steigt, und Todesangst tritt auf. Einige der Symptome ähneln denen eines Infarktes. Selbst nachdem der Arzt vollkommene Gesundheit diagnostiziert hat, empfindet die Person Scham und Furcht vor einem erneuten Panikanfall und fängt an, die Orte, an denen die Krisen auftraten, zu meiden, obwohl dort keine Ursache für die Panik entdeckt wurde. Das Paniksyndrom ruft nicht nur sehr viel Leid hervor, sondern schränkt einen Menschen in seinem täglichen Leben auch stark ein.
In extremen Fällen führt ein Panikanfall zu extremer Verzweiflung und kann sogar ein Auslöser für Selbstmord sein, falls keine medikamentöse Behandlung erfolgt.

Wie ein Panikanfall ausgelöst wird

In Augenblicken wirklicher Gefahr und in bedrohlichen Situationen reagiert unser Körper auf ganz bestimmte Weise, um sich auf einen Überlebenskampf vorzubereiten. Es beginnt in den Mandelkernen (Amygdalas) im Schläfenbereich, deren Funktion es ist, eine unmittelbare Gefahr zu signalisieren. Sie hängen eng mit dem limbischen System zusammen, dem Teil des Gehirns, in dem die Urängste gespeichert sind.
Der Hypothalamus, der unseren Stoffwechsel steuert, empfängt das Reizsignal der Mandelkerne und reagiert, indem er die Erzeugung von Adrenalin-, Noradrenalin- und Acetylcholin verstärkt, die verändernd auf verschiedene Bereiche unseres Körpers wirken.
Auch das Kreislaufsystem reagiert bei Gefahr: Adrenalin beschleunigt den Herzschlag und intensiviert so die Hirn- und Muskeltätigkeit. Zusammen mit dem beschleunigten Herzschlag verändert sich auch die Atmung, die unregelmäßiger und schneller wird, um das Blut mit mehr Sauerstoff anzureichern. Auch das Sehvermögen verändert sich. Die Pupillen erweitern sich, das visuelle Erkennen von Details wird vermindert und die Gesamtsicht verbessert.
Im Magenbereich kommt es bei Panikanfällen oft zu Schmerzen aufgrund der verstärkten Sekretion von Magensäften zur Beschleunigung der Verdauung und Umsetzung der Nahrung in Energie.
All diese Reaktionen dienen dem Zweck, uns auf die Bewältigung einer realen Gefahr vorzubereiten. Obwohl diese Gefahr bei einer Panikattacke nicht existiert, lösen die erfolgten Reaktionen die oben beschriebenen und typischen Empfindungen aus.

Übliche Behandlungsmethoden

Über die angemessene Behandlung des Paniksyndroms existieren unterschiedliche Ansichten, wobei es zwei hauptsächliche Methoden gibt:

1. In europäischen Ländern trifft die Psychoanalyse auf größere Akzeptanz. Diese Form der Therapie betrachtet die Panik als Ausdruck einer unbekannten und tiefsitzenden Angst, die zu Bewußtsein gebracht werden muß und durch eine langwierige Therapie behoben werden kann. Diese ist teuer und langwierig, zielt jedoch darauf ab, die Panik in ihrer Ursache zu bekämpfen und nicht nur die Symptome zu beseitigen, die nach Ansicht der Psychoanalytiker wahrscheinlich in einer anderen Form von Angst wiederkehren würden. Bei dieser Behandlungsart vermeidet man die Verwendung starker Medikamente zur Beruhigung.

2. Die gängigste Behandlung in den USA ist jene mit Medikamenten: Die Wissenschaftler versuchen zu bestimmen, welche Hirnregion für das hormonelle Ungleichgewicht verantwortlich ist, das charakteristisch für Panikanfälle ist. Ihre Methode zielt darauf ab, ein Medikament zu finden, das in dieser Region wirkt und die Störungen beseitigt. Parallel zur Medikation empfehlen sie Verhaltenstherapien und kognitive Therapien. Diese Behandlung ist einfacher und schneller als eine psychoanalytische Therapie, doch sie ist invasiv, arbeitet mit starken Medikamenten, deren Verabreichung von Nebenwirkungen begleitet wird.

Tips zur Vorbeugung gegen Panikanfälle

- *Ernährung*
  Vermeiden Sie anregende Nahrungs- und Genußmittel, wie Kaffee und schwarzen Tee vollständig, trinken Sie statt dessen beruhigende Kräutertees.
- *Lebensstil*
  Finden Sie ein Gleichgewicht zwischen Arbeit, Schlaf und Aktivitäten im Freien; halten Sie Kontakt mit der Natur (suchen Sie sich körperliche, aber nicht streßerzeugende Aktivitäten). Versuchen Sie, sich künstlerisch oder handwerklich zu betätigen.

Die natürliche Alternative

Wie sähe eine ideale Behandlung aus, ohne Medikamente? Eine der Techniken, die ich bei nervösen und gestreßten Menschen oder bei Personen mit Paniksyndrom anwende, ist das Pranayama (Atemtechniken des Yoga).
Wie wir wissen, gibt es einen engen Zusammenhang zwischen dem Kreislauf- und dem Atmungssystem. Indem wir diesen Zusammenhang nutzen, wirken wir auf das Atmungssystem ein, um den Herzschlag zu beruhigen. Dies ist nur möglich, weil das Atmungssystem sowohl vegetativ gesteuert wird als auch von unserem bewußten Willen gesteuert werden kann. In dem Moment, in dem wir einen beschleunigten und unregelmäßigen Herzschlag (Herzklopfen bzw. Paniksyndrom) wahrzunehmen beginnen, können wir bewußt eine Atemtechnik mit beruhigendem Rhythmus anwenden, die sozusagen unser vegetatives System »täuscht«. Das führt dazu, daß unser Herzschlag wieder regelmäßig und ruhig wird.
Vereinfacht können wir sagen, daß wir durch die Ausübung von speziellen Pranayamas auf das neurovegetative System einwirken und so die Reaktionen beruhigen können, die durch emotionale Erregung ausgelöst wurden. Doch um dauerhaft emotionales Gleichgewicht zu erreichen und Ängste, Phobien sowie vor allem die Panikanfälle zu beseitigen, empfehle ich Ihnen, diese Pranayamas zusammen mit speziellen Übungen zu praktizieren.
Unter den mehr als 600 Menschen, die mich aufgesucht haben, um Probleme des hormonellen Gleichgewichts zu behandeln, befanden sich einige Fälle mit Paniksyndrom. Die emotionalen Symptome bei Frauen hängen eng mit dem Hormonspiegel zusammen. Deshalb beschloß ich, den Betroffenen besondere Aufmerksamkeit zu widmen und eine Reihe von speziellen Übungen aus dem von mir entwickelten Hormon-Yoga zusammenzustellen, die einige Bereiche besonders stark betonen.
Das Ergebnis war sehr gut: Bei 90% der Betroffenen wurden die Paniksymptome vollkommen beseitigt, in den restlichen Fällen kam es zu einer Verminderung der Intensität und der Häufigkeit der Anfälle. Aus diesem Grund habe ich mich dazu entschlossen,

die Methode, die ich verwende, zu erläutern. Auf diese Weise kann eine größere Zahl von Personen daraus Nutzen ziehen, auch wenn ich keine bedeutsame Zahl von Fällen vorweisen kann.

Empfohlene Übungen

Praktizieren Sie täglich die Übungen des Hormon-Yoga und zusätzlich am Ende des Tages 10 Minuten Pranayamas. Das Durchführen dieser Übungen wird Sie emotional ins Gleichgewicht bringen und mental beruhigen.

•*Beruhigendes Pranayama*

Dieses Pranayama gehört zu den einfachsten und zugleich wirksamsten. Die Atemzüge sollten ausgedehnt sein, wobei die Ausatmung doppelt so lang dauern soll wie die Einatmung.

Ausgangsposition: Setzen Sie sich mit geradem Rücken hin, und entspannen Sie Ihr Gesicht.

- Atmen Sie ein, und zählen Sie dabei ›*1 und 2 und 3*‹.
- Atmen Sie aus, und zählen Sie ›*1 und 2 und 3 und 4 und 5 und 6*‹.

Dieses Pranayama wird Sie wohltuend entspannen, und Sie werden sich danach sehr gut fühlen. Sie dürfen diese Übung praktizieren, so oft Sie wollen, es sind keine Gegenanzeigen bekannt. Achten Sie beim Üben auf ein schönes, ruhiges Umfeld.

•*Pranayamas, die das vegetative System ins Gleichgewicht bringen*

Chandra Bedhana Pranayama (Einseitige Atmung, S. 202), Surya Bedhana Pranayama (Stoffwechselatmung, S. 85) und Sukha-Purvak Pranayama (Wechselatmung, S. 80), diese drei Pranayamas ergänzen sich sehr gut und entfalten Ihre Wirkung, indem sie das Gleichgewicht des vegetativen Systems fördern. Es gibt für diese Übungen keine Gegenanzeigen; sie können 10 Minuten oder länger praktiziert werden, je nachdem, wie lange Sie sich dabei wohl fühlen.

Nach dem Praktizieren von Pranayama fügen Sie ein oder zwei Übungen gegen Streß an, wie ich sie bei Streß vorgestellt habe. Ich empfehle Ihnen besonders das SO-HAM.

Falls Sie jetzt immer noch unruhig und angespannt sind, aber schon im Bett liegen, können Sie die Füße auseinander und die Arme entspannt neben den Körper legen. Wiederholen Sie die Übung der *Energieharmonisierung* – Übung 13 der täglichen Übungsreihe –, und Sie werden einen erholsamen Schlaf haben und sehr viel ruhiger und vitaler erwachen. Dies sollten Sie täglich praktizieren, um die notwendige Harmonie in Ihre emotionale Verfassung zu bringen.

Wenn Sie Fragen haben, egal welcher Art, oder eine Besserung verspüren, so bitte ich Sie, mit mir Kontakt aufzunehmen, denn ich helfe Ihnen sehr gern und benötige außerdem immer wieder Informationen zur Ergänzung meiner statistischen Nachforschungen.

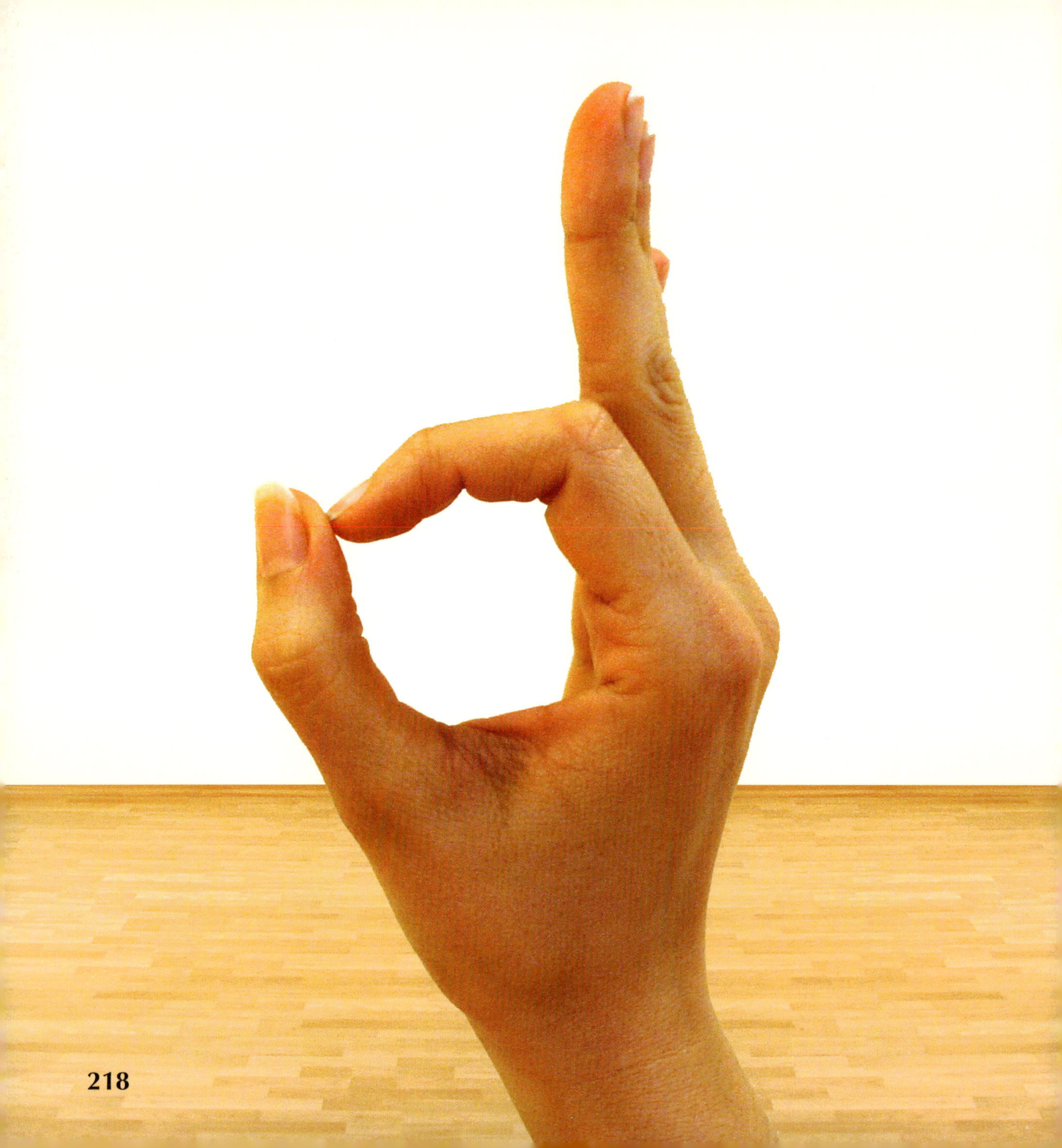

Auswertung

Hormonspiegel, Bewertung von Symptomen und Folgebeschwerden der Menopause, Hilfsmaßnahmen – Gesunde Ernährung – Fallberichte

Hormonspiegel

Bewertung von Symptomen und Folgebeschwerden der Menopause, Hilfsmaßnahmen

Wie in »Hinweise für eine wirkungsvolle Yoga-Praxis« erwähnt, ist es wichtig, eine Bestimmung des Hormonspiegels und eine Bewertung der Intensität und Schwere von Symptomen und Folgebeschwerden der Hormonsenkung durchzuführen. Nur so erhalten Sie einen Anhaltspunkt, von dem aus Sie Ihre Fortschritte bei der Übungspraxis überprüfen können.

FSH und Östradiol

Der Spiegel der Hormone Östradiol und FSH *(follikelstimulierendes Hormon)* müssen durch eine Blutuntersuchung bestimmt werden.

Symptome

Die Symptome werden monatlich anhand einer Tabelle bewertet, die wir im folgenden vorstellen werden. Damit Sie die erreichten Fortschritte mit der Übungshäufigkeit in Beziehung setzen können, empfehle ich üblicherweise, die Tage, an denen Sie üben, zu vermerken und die Anzahl der monatlichen Übungstage festzuhalten. Diese Kontrolle wird Ihnen zeigen, daß die erzielten Ergebnisse in einem direkten Verhältnis zur Anzahl der Übungstage stehen. Das heißt, wenn Sie, wie empfohlen, die Übungen täglich 30 Minuten praktizieren, werden Sie sehr wahrscheinlich doppelt so gute Ergebnisse erzielen, wie wenn Sie nur alle zwei Tage üben. Prüfen Sie es nach.

Folgebeschwerden

Die durch die Hormonsenkung verursachten Folgebeschwerden (Krankheiten) und der allgemeine Gesundheitszustand sollten regelmäßig vom Arzt kontrolliert und durch regelmäßige Labortests überprüft werden (vor allem Osteoporose, Cholesterinspiegel und Herzkrankheiten).

Einführung in die Bewertungstabelle

Die Intensität der Symptome, die durch die Hormonsenkung hervorgerufen werden, variiert von Frau zu Frau. Viele Frauen spüren nur einige davon, oder sie spüren sie nur mehr oder weniger schwach. Es gibt allerdings auch Frauen, die von äußerst ernsthaften Symptomen geplagt werden.
Ausgehend von der Tabelle, die Kupperman angibt, habe ich eine sehr viel umfassendere Liste der durch die Hormonsenkung bedingten Symptome zusammengestellt, anhand deren wir die Intensität der Symptome bewerten können.
Wer die Übungen des Hormon-Yoga praktiziert, sollte eine monatliche Bewertung durchführen, um festzustellen, ob es Fortschritte gegeben hat. (Die meisten der Teilnehmerinnen an meinen Kursen konnten innerhalb von 30 oder weniger Tagen spürbare Erfolge verzeichnen.) Die bei diesen monatlichen Bewertungen erhaltenen Daten haben es mir ermöglicht, eine Untersuchung zur Wirkung des Hormon-Yoga durchzuführen. Die Fallberichte in diesem Buch basieren ebenfalls auf diesen Daten.

Wie man die Tabelle verwendet

Die Bewertung ist wichtig, und Sie sollen genau das angeben, was Sie empfinden. Analysieren Sie in Ruhe jedes Symptom der Liste, und bewerten Sie seine Intensität.

Beispiel »Hitzewellen«:
Wer keine Hitzewellen spürt, gibt [0] an. Eine oder zwei pro Woche wäre [1], jeden Tag wäre [2], mehrere pro Tag mit Schweißausbrüchen und Erröten [3].

Beispiel »Depression»:
Sind Sie niemals depressiv, geben Sie [0] an. Sind Sie einmal im Monat depressiv: [1]. Fühlen Sie sich einige Wochen lang depressiv: [2]. Sie haben schon langandauernde Krisen gehabt (über Monate): [3].

Wiederholung der Bewertung

Für die Praktikantinnen des Hormon-Yoga gilt:

- Die Folgebeschwerden der Wechseljahre (Osteoporose, erhöhter Cholesterinspiegel etc.) müssen in Zeitabständen kontrolliert werden, die von Ihrem Arzt zu bestimmen sind.
- Die Symptome sollen – anhand des Fragebogens – monatlich neu bewertet werden.
- Die Kontrolle des Hormonspiegels (Blutuntersuchung: FSH und Östradiol) sollte alle 3 bis 4 Monate wiederholt werden.

Tabelle zur Bewertung der Symptome

Bitte geben Sie an, welche der nachfolgend aufgeführten Symptome Sie spüren, und bewerten Sie die Intensität mit 0, 1, 2 oder 3

0 = nicht vorhanden, 1 = schwach, 2 = mittel und 3 = stark

Hitzewellen	[____]	Migräne	[____]
Depression	[____]	Scheidenjucken	[____]
Trockenheit der Scheide	[____]	vermindertes sexuelles Verlangen	[____]
Schlafstörungen	[____]	emotionale Instabilität	[____]
Reizbarkeit	[____]	Beklemmung	[____]
Unruhe	[____]	Panik	[____]
Mattigkeit	[____]	Apathie	[____]
Lustlosigkeit	[____]	Gelenkschmerzen	[____]
Kopfschmerzen	[____]	Herzklopfen	[____]
Hautjucken	[____]	Hautkribbeln	[____]
Hautstechen	[____]	schwacher Geruchssinn	[____]
Gedächtnisschwächen	[____]	verlangsamtes Denkvermögen	[____]
Haarausfall	[____]	trockene Haut	[____]
brüchige Nägel	[____]	PMS (Prämenstruelles Syndrom)	[____]

Hilfsmaßnahmen zur Linderung von Symptomen

Zusätzlich zu den Übungen der täglichen Übungsreihe schlage ich Ihnen im folgenden einige Maßnahmen vor, die zur Linderung der häufigsten Symptome beitragen können. Doch denken Sie daran: Nur wer täglich Hormon-Yoga praktiziert, kann die Symptome am schnellsten mildern oder sogar ganz ausschalten.

Hitzewallungen

Was kann man tun, um sich etwas Erleichterung zu verschaffen?
Achten Sie auf eine gesunde Ernährung. Vermeiden Sie stark gewürzte Speisen, Zukker, zuviel Salz, sehr heiße Suppen und üppige Mahlzeiten. Reduzieren Sie den Kaffee- und Schwarztee-Konsum. Essen Sie mehr Zitrusfrüchte (Vitamin C) und Nahrungsmittel, die Vitamin E enthalten (Nahrungsmittelliste ab Seite 242).
Jüngsten Untersuchungen zufolge mildert Sojaprotein in einigen Fällen die Hitzewallungen. Doch sollten Sie es als Tofu zu sich nehmen, da es in dieser Form am besten vom Organismus aufgenommen wird. Medikamente auf Sojabasis sollten vom Gynäkologen verschrieben werden. Doch wie auch immer – Sojaprotein wird Ihr Problem nicht lösen, sondern lediglich lindern können. Die definitive Lösung besteht in der Reaktivierung Ihrer Hormonproduktion.
Bevorzugen Sie leichte Baumwollkleidung, welche die Schweißproduktion nicht zur sehr fördert. Wenn Sie spüren, daß die Hitze in Ihnen aufwallt, trinken Sie etwas Kaltes, vielleicht eine Limonade. Versuchen Sie, sich zu entspannen und an einen gut durchlüfteten Ort zu gehen. Machen Sie auch einige Pranayamas zur Beruhigung (z.B. Chandra Bedhana Seite 202) und Übungen zur Energieharmonisierung (z.B. Übung 13 auf Seite 164).

Austrocknung der Scheidenschleimhaut

Wie wir bei der Erläuterung der Symptome bereits erfahren haben, sind die Austrocknung der Schleimhäute, der Haut und der Nägel sowie der Rückgang des Zahnfleisches typisch für die Wechseljahre und werden, Forschungen zufolge (25), durch die Senkung des Kollagen- und Östrogenspiegels verursacht.
Neben den Übungen zur Erhöhung des Östrogenspiegels sollten Sie täglich, über den Tag verteilt, mindestens 2 Liter Wasser trinken.
Gegen die Austrocknung der Scheide empfiehlt die traditionelle Medizin Cremes. Diese können zwar lokal eine Besserung des Zustands bewirken, doch sie beheben das Problem nicht wirklich und enthalten außerdem Hormone.
Wenn Sie natürliche Methoden vorziehen, so kann ich Ihnen verraten, daß bei den Teilnehmerinnen an meinen Kursen dies das Symptom gewesen ist, bei dem durch das Praktizieren von Hormon-Yoga am raschesten eine Besserung eingetreten ist (etwa nach einer Woche oder weniger). Vermeiden Sie zudem enge Hosen, die zu Reizungen führen und die vaginale Feuchtigkeit absorbieren.

Haut

Lassen Sie sich von einem kosmetisch tätigen Hautarzt beraten, oder entdecken Sie selbst die Feuchtigkeitscreme, die sich für Ihren Hauttyp am besten eignet.
Verwenden Sie zudem einmal im Monat ein Peelinggranulat, um die Durchblutung zu stimulieren. Als natürliches Mittel können Sie für ein Peeling eine Mischung aus Zukker und Joghurt verwenden. Massieren Sie die Paste gut ein. Waschen Sie danach das Gesicht nur mit kaltem Wasser, und lassen Sie die Haut 15 Minuten lang atmen, bevor Sie ein Make-up auftragen.

Selbstgemachte Feuchtigkeitsmilch:

- 80% isotonische Kochsalzlösung
- 20% Ihrer bevorzugten Feuchtigkeitscreme

Flecken auf der Haut:

Durch die Hormonsenkung kommt es sehr häufig zu Flecken auf den Handrücken und im Gesicht. Diese Flecken werden bei Sonnenbestrahlung dunkler; verwenden Sie deshalb immer Sonnenschutzmittel.

Um die Flecken aufzuhellen, verwenden Sie den folgenden Aufguß:

- Nehmen Sie 8 gehackte Blätter vom Schwarzen Maulbeerbaum (Morus nigra – derjenige, dessen Früchte sehr dunkel und länglich sind)
- Geben Sie Alkohol hinzu, bis die Blätter leicht bedeckt sind.
- Vermischen Sie alles im Mixer, und lassen Sie es 7 Tage an einem lichtgeschützten Ort durchziehen.
- Tragen Sie diesen Aufguß abends auf die fleckigen Stellen auf.

Haare

Wie Sie wissen, muß schönes Haar gesund erhalten und gut gepflegt werden.

1. Verwenden Sie zum Waschen der Haare lauwarmes, fast kaltes Wasser und ein mildes Shampoo, das sie nicht austrocknet, und finden Sie heraus, welche Pflegespülung am besten zu Ihrem Haartyp paßt.
2. Vermeiden Sie Dauerwellen – vielleicht kann ein anderer Haarschnitt das Frisieren Ihrer Haare erleichtern.
3. Wenn die weißen Strähnen sich zu zeigen beginnen und Sie das stört, verwenden Sie Henna oder ein Tönungsshampoo als Spülung und danach eine Kur, welche die natürliche Geschmeidigkeit wiederherstellt. Verwenden Sie die Kur so oft, bis Ihr Haar eine gesunde Beschaffenheit annimmt.

4. Machen Sie täglich die folgende Massage, um die Durchblutung der Kopfhaut anzuregen:
   Spreizen Sie die Finger, und setzen Sie die Daumen jeweils an die Seite des Kopfes. Die übrigen Finger sitzen fest auf der oberen Hälfte des Kopfes. Entspannen Sie die Kopfhaut, indem Sie sie mit den Fingern vor und zurück bewegen. Wechseln Sie danach mehrmals die Stellen, wo die Finger oben auf dem Kopf aufsitzen, und bewegen Sie weiter die Kopfhaut. Machen Sie dies viermal am Tag. Diese Massage wird die Durchblutung Ihrer Kopfhaut verbessern und Ihr Haar kräftigen.

Nägel

In den Wechseljahren werden die Nägel weicher, brüchiger und sehr empfindlich gegenüber bestimmten chemischen Produkten. Benutzen Sie beim Abwaschen oder bei der Gartenarbeit immer Handschuhe. Es gibt einige sehr gute Pflegeprodukte, die wie ein Schutzmantel wirken und den Kontakt der Nägel mit Spülmitteln und anderen täglich benutzten chemischen Produkten verhindern. Und achten Sie darauf – weichere Nägel sind anfälliger für Pilzbefall.

Emotionale Probleme, Streß, Schlafstörungen und Depressionen

Außer den Übungen der täglichen Übungsreihe, die in diesem Zusammenhang exzellente Ergebnisse erbracht haben, können Sie abends 5 Minuten lang eine Atemübung zur Beruhigung und 2 oder 3 Übungen gegen Streß machen.
Gehen Sie so oft wie möglich an die frische Luft. Arbeiten Sie im Garten, oder gehen Sie spazieren, möglichst in Begleitung. Beginnen Sie mit irgendeiner Art von Handarbeit oder Kunsthandwerk, und treiben Sie Sport, etwas körperliche Ermüdung wird Ihnen gegen diese Symptome helfen.

Was die Schlafstörungen betrifft, so gibt es neben der täglichen Übungsreihe des Hormon-Yoga und den speziellen Übungen gegen Schlafstörungen noch einige Anregungen, die recht gut helfen:

- Nehmen Sie abends möglichst nur eine leichte Mahlzeit zu sich.
- Essen Sie täglich viel Blattsalat und Äpfel, sie haben natürliche Wirkstoffe, die beruhigen.
- Ersetzen Sie Kaffee und schwarzen Tee durch beruhigende Tees (Zitronenmelisse oder Kamille). Es ist sehr gut möglich, daß sich durch die Hormonsenkung Ihre Empfindlichkeit gegenüber Koffein erhöht, was Schlafstörungen und emotionale Instabilität verursacht.

Wenn Sie abends wach liegen, weil irgendeine Angelegenheit Sie innerlich beschäftigt oder besorgt, versuchen Sie, die Emotionen beiseite zu lassen und die Situation rational zu analysieren:

a. Wenn irgend etwas in der Sache von Ihnen abhängt, notieren Sie es in Ihrem Terminkalender, um es am folgenden Tag zu erledigen. Jetzt am Abend können Sie sowieso nichts mehr machen.
b. Wenn es nichts gibt, was Sie tun können, um das Problem zu lösen, versuchen Sie, die Situation zu akzeptieren und dem göttlichen Wirken zu überlassen.
c. Denken Sie an angenehme Dinge, lesen Sie ein schönes Buch oder hören Sie gute Musik. Machen Sie zum Abschluß, schon im Bett liegend, die Übung zur Energieharmonisierung (S. 170).
d. Und vergessen Sie nicht, täglich Ihr Einschlafritual auszuführen, wie ich es zusammen mit den Übungen empfohlen habe (S. 189).

Das Befolgen dieser Ratschläge dient einer Linderung der Symptome, so daß Sie möglichst auf beruhigende Medikamente verzichten können. Denn was Ihre Schlafstörungen wirklich beseitigen wird, ist der Anstieg des Hormonspiegels.

Geistige Symptome

Die Schwächung des Gedächtnisses ist in den Wechseljahren eine häufige Erscheinung – so häufig, daß man es schon fast als »normal für dieses Alter« betrachtet. Doch das Gedächtnis, das Denkvermögen und die Kreativität müssen bewegt und trainiert werden, genauso wie die Muskulatur, damit sie erhalten bleiben. Viel lesen und das Auswendiglernen z.B. von Gedichten, Liedtexten, Buchpassagen oder selbst Telefonnummern sind gute Übungen.

Die Verlangsamung des Denkens ist eine andere weitverbreitete Erscheinung in den Wechseljahren. Halten Sie Ihren Geist aktiv, indem Sie Schach oder Bridge spielen, oder durch Rätselraten und Kreuzworträtsel. Der Geist sollte ständig stimuliert und gefordert werden. Geben Sie sich nicht der geistigen Trägheit hin.

Die Übungen der Hormonellen Yoga-Therapie, insbesondere Viparita (S. 158), aktivieren die Durchblutung des Gehirns und verbessern so das Gedächtnis und das Denkvermögen. Versuchen Sie, die Zeit in dieser Haltung – oder auf einem geneigten Brett liegend – zu verlängern.

Kopfschmerzen und Migräne

Lassen Sie von einem Arzt Ihr Sehvermögen überprüfen. Während der Wechseljahre kann es passieren, daß die Sehkraft etwas nachläßt. Sie werden wahrscheinlich, zumindest zum Lesen, eine Brille benötigen.

Beobachten Sie sich, und kontrollieren Sie, ob Sie bei Ihren Arbeiten und Beschäftigungen eine tiefe Atmung beibehalten. Eine schlechte Sauerstoffversorgung des Gehirns ist die Ursache für 60% der Kopfschmerzen. Die Lebensperioden, in denen am häufigsten Migräne auftritt sind die Pubertät, kurz vor der Menarche, die Tage vor der Menstruation und das Klimakterium. Dies läßt vermuten, daß Faktoren, die Migräne hervorrufen, Hormonschwankungen bzw. -senkungen sind.

Schauen wir uns an, wie hiermit beim Yoga umgegangen wird: Wir beginnen mit Sva-

dhyaya, der Selbstbeobachtung (S. 195). Anstatt bloß Opfer zu sein, übernehmen Sie damit die Rolle des Beobachters. So können Sie herausfinden, was den Migräneanfällen vorangeht. Notieren Sie sich die Tage und Tageszeiten, an denen sie auftreten.
Häufig gibt es mehrere Ursachen, und die Migräne tritt nur auf, wenn zwei oder mehr davon gegeben sind. Laut Spezialisten ist der Streß die Hauptursache für Migräne, doch gewisse Nahrungsmittel, die Ihr Körper nicht gut aufnimmt – Alkohol, Koffein, fermentierter Käse, künstliche Süßstoffe – und die Pille können Auslöser für einen Migräneanfall bei Frauen sein, die eine genetische Veranlagung dazu haben. Meiden Sie diese Dinge. Wichtig ist auch, daß Sie die Qualität und Quantität Ihres Schlafs kontrollieren.
Wenn Sie den Anflug eines Migräneanfalls spüren, suchen Sie einen ruhigen, kühlen und im Halbdunkel liegenden Ort auf, um den Blutstrom zum Kopf hin zu mindern.
Bei den Übungen des Hormon-Yoga haben wir eine Übung mit Yoga Nidra, Pranayama und Energielenkung, die den Blutüberschuß vom Kopf zu den Füßen leitet und so eine gewisse Erleichterung herbeiführt (S. 169). Doch ohne Zweifel ist es das beste, das Problem an der Wurzel anzugehen und die Hormonerzeugung zu reaktivieren.

Karpaltunnel-Syndrom

Kennzeichen des Karpaltunnel-Syndroms sind Schmerzen in der Hand und in den Fingern, die manchmal auch auf den Unterarm übergreifen. In ernsteren Fällen kommt es zu einer Schwächung der Fingermuskulatur, wodurch Schwierigkeiten beim Fassen von Gegenständen und beim Schreiben entstehen (in diesem Fall spricht man volkstümlich auch von der »Schreiberkrankheit«).
Das Karpaltunnel-Syndrom tritt am häufigsten während der Schwangerschaft, in Fällen von Hormonsenkung und bei Frauen mit Schilddrüsenunterfunktion auf. Es hängt also mit hormonellen Veränderungen zusammen, so daß Hormon-Yoga hier sehr gut helfen kann. Allerdings können die Übungen während der Schwangerschaft aufgrund der starken Bewegung der Bauchmuskulatur nicht durchgeführt werden.

Gelenkschmerzen

Falls es sich um Schmerzen handelt, die typisch für die Wechseljahre sind, werden die Übungen der Hormonellen Yoga-Therapie, verbunden mit einer korrekten Ernährung, durch die Reaktivierung der Östrogenerzeugung sicher rasche Erleichterung bringen. Auch Isoflavon und die mexikanische Yam-Wurzel sind eine gute natürliche, phytotherapeutische Alternative. Doch lassen Sie von Ihrem Arzt überprüfen, ob bei Ihnen eventuell ein Vitaminmangel besteht, insbesondere an Vitamin B1.

Gewichtszunahme und Verlagerung der Fettpolster

Östrogen und Progesteron sind zwei Hormone, die von der Pubertät an die Weiblichkeit der Körperformen erzeugen und erhalten. Mit der Verminderung dieser Hormone wird die Steuerung schwächer, es können Stoffwechselveränderungen auftreten, und die Silhouette ändert sich – gewöhnlich kommt es zur Anhäufung von Fett in den Brüsten, an der Taille und am Bauch (31) (33). Was ist zu tun?
Reaktivieren Sie die Hormonerzeugung, indem Sie Hormon-Yoga praktizieren. Sie müssen sich im Klaren darüber sein, daß Ihnen Hormonergänzung (Medikation) nicht hilft, sondern Sie noch mehr zunehmen lassen wird (es gibt Fälle mit einer Gewichtszunahme von mehr als 8 kg). Die Lösung besteht in der Reaktivierung der natürlichen Östrogenproduktion in Ihren eigenen Eierstöcken.
Machen Sie regelmäßig und beständig, jedoch ohne zu übertreiben, Körperübungen für die betreffenden Zonen – Schwimmen und Wassergymnastik sind ausgezeichnet dazu geeignet, die Körperformen zu verbessern. Gewöhnen Sie sich an eine gesunde Ernährung und achten Sie darauf, nicht zuviel zu essen, der Appetit nimmt in den Wechseljahren üblicherweise zu. Sollte die Gewichtszunahme sehr groß sein, suchen Sie einen Arzt auf, denn Fettleibigkeit kann bei Personen mit genetischer Veranlagung Diabetes auslösen.

Osteoporose

Als begleitende Hilfsmaßnahmen: Ernähren Sie sich mit Nahrungsmitteln, die reich an Vitamin D sind (erhält die Gesundheit der Knochen und fördert die Aufnahme von Kalzium durch den Darm) sowie an Vitamin E und Kalzium. Essen Sie viel Fisch, viel Gemüse und andere Nahrungsmittel, die reich an Kalzium und Vitamin D und E sind. Verwenden Sie fettarme Milch und Magerquark.
Wiederholen Sie die Übungen für die Schilddrüse häufig, denn sie aktivieren auch die Nebenschilddrüsen, welche die Funktion haben, die Aufnahme und Verwertung des Kalziums zu steuern, das wir mit der Nahrung einnehmen. Bewegen Sie sich täglich an der frischen Luft (45 Min.).

Hoher Cholesterinspiegel und Gefäßprobleme

In diesem Falle empfehle ich:

- Halten Sie den Blutdruck unter 140/90 (Ernährung und Bewegung).
- Stabilisieren Sie den Gesamtcholesterinspiegel und den HDL-Wert auf einem günstigen Niveau (durch die Ernährung, Vitamin E und Bewegung).
- Vermeiden Sie Streß.
- Rauchen Sie nicht.
- Kontrollieren Sie Ihr Gewicht, und vermeiden Sie hohes Übergewicht.
- Verschaffen Sie sich regelmäßige Bewegung, durch Laufen oder andere Übungen (45 Minuten täglich). Eine Alternative ist, 45 Minuten lang zu tanzen, jedoch bei schnellem Rhythmus.
- Machen Sie eine Diät ohne Fett.

Phyto-Therapie

Es gibt auch Medikamente auf Pflanzenbasis (Ackerschachtelhalm, *Cassia rugosa, Macrosyphonia martii,* Kurkuma, Zitwer und Palisander), von denen gesagt wird, sie helfen, das Cholesterin zu senken. Doch betreiben Sie keine Selbstmedikation: Wenn Sie medizinisch wirksame Pflanzen benutzen wollen, wenden Sie sich an einen Fachmann.

Gesunde Ernährung

Unsere Nahrung ist eine wichtige Energiequelle, deshalb müssen wir unserer Ernährungsweise besondere Aufmerksamkeit widmen. Wir können viel essen und uns trotzdem schlecht ernähren oder sogar vergiften. Alles hängt von der Art der Nahrungsmittel ab, die wir zu uns nehmen, und davon, wie wir sie zubereiten.
Insbesondere ab dem 45. Lebensjahr, in der Phase der Hormonsenkung, ist es notwendig, sich bei der Auswahl der Nahrungsmittel nach den Bedürfnissen unseres Organismus zu richten. Durch eine korrekte Ernährung können wir alle Stoffe, die wir brauchen, aufnehmen, ohne dabei zuzunehmen. Es wird viel über Kalorien geredet, doch es ist auch wichtig, daß wir auf ihre energetische Qualität achten.

Vermeiden Sie:
- fetthaltige Nahrungsmittel
- fritierte Nahrung, Eier und Vollmilchprodukte
- Schweine- und Rindfleisch

Bevorzugen Sie:
- Fisch oder Hühnerfleisch ohne Haut
- Quark oder Frischkäse (Magerstufe)
- Erdbeeren, Auberginen und Zitrusfrüchte
- Haferfasern (Ballaststoffe) *
- gegrillte anstatt fritierte Nahrungsmittel
- Maiskeimöl, Sonnenblumen- oder Olivenöl

* Gemäß Forschungen von Dr. Aderson und anderen reduziert sich bei einer Ernährung, die eine Tasse Haferfasern enthält, das LDL-Cholesterin um 36%, und das HDL-Cholesterin (das »gute«) erhöht sich um 82% (37-38-39-40).

In dieser Hinsicht können wir die Nahrungsmittel in 3 Kategorien einteilen:

Nahrungsmittel der ersten Kategorie
Obst – Gemüse – Hülsenfrüchte – Joghurt – Gelee Royal – Pollen – Weizenkeime – Sprossen

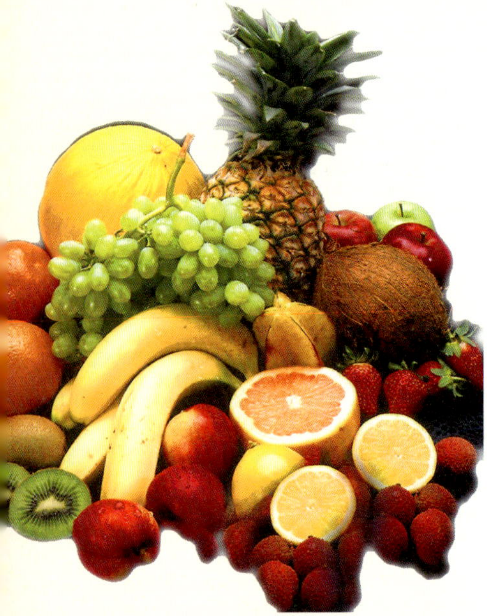

Zu dieser ersten Gruppe gehören die wertvollsten und förderlichsten Nahrungsmittel für Frauen, die sich in der Menopause oder im Klimakterium befinden. Diese Nahrungsmittel sollten zweit Drittel Ihrer Ernährung ausmachen.
Obst, Gemüse und Joghurt sind hochwertige Nahrungsmittel, die fast alle notwendigen Vitamine und Mineralien enthalten. Sie sind reich an Prana-Energie und leicht zu verdauen. Das Obst sollte gut gereift, das Gemüse frisch und unbehandelt sein. Doch damit der ganze Reichtum nicht vergeudet wird, müssen die Früchte und das meiste Gemüse roh verzehrt werden, denn beim Kochen geht ein großer Teil an Vitaminen verloren, wodurch die Nahrungsmittel unter die zweite Kategorie fallen.
Gelee Royal ist eine hervorragende Nahrungsergänzung. Es ist reich an Vitaminen, Aminosäuren, Hormonen, Mineralien und Enzymen (welche die Aufnahme der anderen Stoffe fördern). Außerdem wirkt es gegen Müdigkeit, weil es die Hirnfunktionen energetisiert und stimuliert.
Pollen sind reich am Wachstumshormon, das Forschungen zufolge die Ansprechbarkeit der Eierstöcke auf die Gonadotropine (von der Hypophyse gebildete Hormone) erhöht. Das Wachstumshormon trägt zur Östrogenerzeugung bei und wirkt positiv bei Fällen polyzystischer[1] und anovulatorischer[2] Eierstöcke und bei einigen Arten von Unfrucht-

1: polyzystisch = mit vielen Zysten
2: anovulatorisch = keine Eier produzierende

barkeit (13). Pollen erhält man in Kapseln oder als Granulat in Reformhäusern und Naturkostläden.

Sprossen und gekeimtes Getreide

Gleichsam als Krönung dieser ersten Kategorie haben wir die Sprossen und gekeimtes Getreide, die ausgezeichnete Nahrungsmittel sind. Sie sind reich an Prana-Energie, und ihre Aufnahme ermöglicht eine wirksame Erneuerung der Zellen unseres Körpers. Keimendes Getreide hat einen stark erhöhten Gehalt an pflanzlichen Hormonen, Vitaminen, Enzymen und Mineralien.
Als Beispiel zitiere ich hier eine Untersuchung Dr. Paul Burholders von der Universität Yale (USA), der die Erhöhung des Vitamingehalts bei Hafer nach 5 Tagen Keimung gemessen hat:

Niacin*	500%
Biotin	50%
Pantothensäure	200%
Pyroxin (B6)	500%
Folsäure	600%
Inositol	100%
Thiamin (B1)	10%

Eine Tasse gekeimtes Soja enthält soviel Vitamin C wie 6 Gläser Orangensaft. 100 g gekeimter Weizen haben einen höheren Nährwert als Weißbrot aus Mehl von einem Kilo Weizenkörnern. Gekeimte Sonnenblumensamen sind reich an natürlichem Östro-

*Dr. Altschul zufolge kann Niacin den Cholesterinwert durch seine starke Wirkung auf die Leber senken, indem es die VLDL-Erzeugung vermindert und folglich auch die LDL-Erzeugung (LDL = Lipoprotein, VLDL = Lipoprotein geringer Dichte).

gen. – Es ließen sich unzählige Beispiele anführen, allerdings heben sich die Alfalfa-Sprossen durch ihren Reichtum an Vitaminen A, B, C, D, E, G, K, U, B-Komplex, Enzymen, Kalium und Kalzium (wesentlich für die Knochendichte) besonders hervor.

Gekeimtes Getreide

Getreide zur Keimung zu bringen ist ganz einfach: Wählen Sie zunächst das Samenkorn, welches Sie keimen lassen wollen. Es gibt eine große Auswahl an Arten, die verwendet werden können: Weizen-, Haferkörner, Linsen, Kichererbsen, Sonnenblumensamen etc.

In Reformhäusern und Naturkostläden erhalten Sie Keimboxen, die speziell zum Keimen von Samenkörnern dienen, doch es gibt auch eine hausgemachte Lösung, die sehr gut funktioniert. Dazu benötigen Sie nur ein Glas mit einer weiten Öffnung und einem Fassungsvermögen von etwa 500g, ein Stück Mull, Gaze, Tüll oder feines Plastiknetz und ein Gummiband.

- Nehmen Sie gesunde Körner, die nicht mit Pflanzenschutzmittel behandelt wurden (d.h., kaufen Sie die Körner zum Keimen nicht in Samenhandlungen).

- Waschen Sie die Samen oder Getreidekörner, und geben Sie sie in das Glas, in einer Schicht, die nicht höher als 3 cm sein sollte.

- Füllen Sie das Glas bis 5 cm über die Körner mit Wasser auf.

- Lassen Sie die Körner 6 bis höchstens 10 Stunden einweichen, damit sie die nötige Menge Wasser aufnehmen.

- Waschen Sie die Körner anschließend mehrmals. Lassen Sie das Wasser abtropfen, bedecken Sie die Öffnung des Glases mit dem Tüll bzw. einer Netzfaser, und fixieren Sie es mit dem Gummi.

- Nun brauchen Sie eine Stütze, damit das Glas kopfüber mit einer Neigung von 45º stehen bleibt. Die Körner bleiben auf diese Weise nicht im Wasser, sondern werden nur befeuchtet.
- Lassen Sie das Glas an einem gut durchlüfteten und lichtgeschützten Ort ruhen (Sie können es mit einem Tuch bedecken).

- Befüllen Sie das Glas zweimal am Tag mit Wasser, und lassen Sie die Körner wieder abtropfen.

Je nach der Art der Samenkörner werden sie innerhalb von 3 bis 4 Tagen gekeimt sein. Ein Tip: Richten Sie 2 oder 3 Keimboxen ein, und säen Sie mit einem Abstand von einigen Tagen, damit Sie kontinuierlich frische Keime zur Verfügung haben.

Vollkorngetreide

Vollkorngetreide, -fasern und -kleie sind ebenfalls reich an Vitaminen und fördern die Tätigkeit des Darms, was für eine gute Gesundheit wesentlich ist. Vermeiden Sie poliertes und veredeltes Getreide, denn es hat einen großen Teil seines Nährwerts verloren.

Sprossen

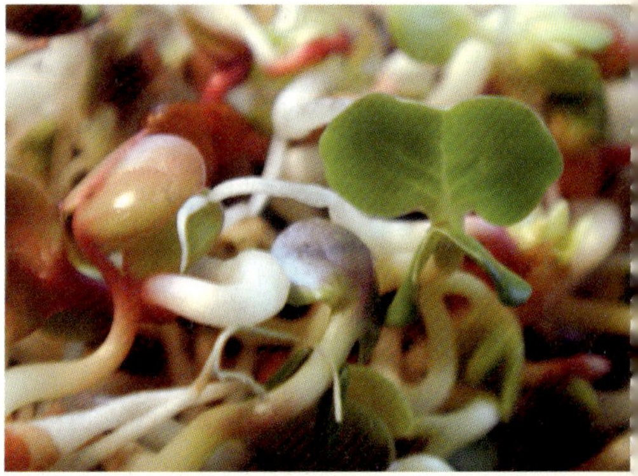

Was ist der Unterschied zwischen gekeimtem Getreide und Sprossen?

Die gekeimten Körner werden verzehrt, sobald eine Wurzel und ein Sproß von 3 bis 4 mm gekeimt hat. Die Sprossen hingegen lassen wir bis ca. 4 cm wachsen, bis zwei kleine Blätter entstehen. Dann müssen wir sie für einige Stunden dem Sonnenlicht aussetzen, damit sie grün werden, denn damit erhöht sich ihr Nährwert. Alfalfa-, Bohnen-, Klee- und Kressesprossen findet man übrigens auch in Supermärkten.

Diese Kategorie von Nahrungsmitteln sollte an Ihrem Salat bzw. bei wenigstens einer der täglichen Mahlzeiten nicht fehlen. Sie sind wie ein Edelstein, der eine gesunde Mahlzeit krönt.

Nahrungsmittel der zweiten Kategorie
Gekochte und im Kühlschrank aufbewahrte Lebensmittel

Werden die Nahrungsmittel gekocht und anschließend lange im Kühlschrank aufbewahrt, verlieren sie einen großen Teil ihrer Prana-Energie. Diese Nahrungsmittel sind nicht mehr in der Lage, die Regeneration der Zellen zu begünstigen, die wesentlich ist für die Erhaltung der Gesundheit und Jugendlichkeit. Essen Sie deshalb Ihre Nahrungsmittel möglichst frisch zubereitet und das Gemüse möglichst roh.

Nahrungsmittel der dritten Kategorie
Zucker und andere gesundheitsschädliche Nahrungsmittel

Zucker
Zucker im Übermaß ist nicht nur während der Menopause sehr schädlich. Er bewirkt Hormonschwankungen in der Bauchspeicheldrüse, die zur Östrogensenkung führen. Außerdem wirkt er sich schädlich auf die Nebennieren aus, indem er die Zirkulation der chemischen Elemente der Hormone verlangsamt und so ebenfalls zur Östrogensenkung beiträgt.
Das Verlangen nach Zucker ist eine Sucht, doch man kann sich leicht davon befreien. Das Geheimnis besteht darin, den Zucker völlig zu streichen. Ist der Verzicht total, werden Sie sich innerhalb einer Woche oder nach höchstens zehn Tagen völlig von dem Verlangen befreit haben, Süßes zu essen. Denken Sie daran, daß die meisten Brote und

Soßen mit Zucker zubereitet werden. Lesen Sie das Kleingedruckte auf den Verpackungen, um nicht Zucker zu konsumieren, ohne es zu wissen.
Um sich diese Umstellung zu erleichtern, achten Sie darauf, immer reifes Obst zu Hause zu haben, mit dem Sie das Verlangen nach »etwas Süßem« befriedigen können. Probieren Sie es aus, und Sie werden sich sehr gut dabei fühlen. Sie werden Leichtigkeit und Vitalität empfinden, Ihre Verdauung wird schneller arbeiten, und es wird leichter für Sie sein, ein bißchen von diesem Bäuchlein zu verlieren, das typisch für die Wechseljahre ist. Sie werden merken, daß Sie die Situation kontrollieren können, und aufhören, ein Spielball in der Hand Ihrer Eßlust zu sein (in diesem Fall der Lust auf Süßigkeiten). Doch wenn Sie Süßspeisen allzusehr mögen, bereiten Sie einen mit Honig gesüßten Nachtisch für sich zu: gekochte Äpfel mit etwas Honig oder gekochte schwarze Pflaumen ohne Zucker – ein Genuß. Honig in kleinen Mengen wird Ihre Zuckerabstinenz nicht beeinträchtigen. Wer nicht ganz auf Zucker verzichten will, kann den Zuckerkonsum wenigstens reduzieren.

Und denken Sie daran:

- Der Organismus braucht keinen zusätzlichen Zucker.
- Aus Obst und Getreide erhalten wir die Energie, die unser Organismus benötigt.

Tiefgekühltes und Wurstwaren

In der dritten Kategorie finden wir auch tiefgekühlte Lebensmittel und Wurstwaren. Diese gelten als schädlich, weil durch den Verarbeitungsprozeß, die Konservierungsstoffe, die künstlichen Farbstoffe, die chemischen Zusätze und die Tiefkühlung ihre gesamte Prana-Energie zunichte gemacht wird.
Meiden Sie, soweit es nur geht, Konserven und Fleischwaren wie Schinken, Wurstwaren usw. Diese Nahrungsmittel schwächen unsere natürliche Abwehrkraft, belasten unseren Organismus und begünstigen das Auftreten gewisser Krankheiten wie Rheuma, Diabetes, Herzgefäßkrankheiten, Fettleibigkeit und Cellulitis.

Anhand dieser Aufstellung können wir erkennen, daß ein und dasselbe Nahrungsmittel einen sehr unterschiedlichen Wert haben kann, je nach Zubereitungsweise.
Nehmen wir als Beispiel einen Apfel: Roh und frisch ist er ein Nahrungsmittel, das reich an Vitaminen und Prana-Energie ist. Ein gekochter Apfel hat schon einen großen Teil seiner Vitamine und Prana-Energie verloren, ist aber immer noch ein gutes Nahrungsmittel. Ein gekochter *und* tiefgekühlter Apfel ernährt nur noch unseren physischen Körper, denn er hat all seine Prana-Energie verloren. Und industriell erzeugter Apfelsaft, mit Farb- und Konservierungsstoffen, ist schädlich.

Dies sind die allgemeinen Regeln hinsichtlich des energetischen Wertes der Nahrungsmittel. Gestalten Sie Ihre Ernährung selbst.

Verbessern Sie Ihre Ernährung allmählich

Wenn Sie Ihre Ernährung verbessern wollen, nehmen Sie keine drastischen Umstellungen vor, da Ihr Organismus darauf mit Verstimmungen reagieren kann. Die Umstellungen sollten allmählich geschehen:

Ersetzen Sie nach und nach:

gemahlenes Getreide	durch	Vollkorngetreide
Erfrischungsgetränke	durch	natürliche Fruchtsäfte
Fritiertes	durch	Geschmortes, Gegrilltes oder Gekochtes mit viel Gemüse als Beilage
Vollmilch	durch	Magermilch (falls Sie erhöhtes Cholesterin haben)
raffinierten Zucker	durch	Honig (Rohzucker ist reicher an Vitaminen, doch ist er ebenso schädlich wie raffinierter Zucker, weil er sehr konzentriert ist)
Süßigkeiten und Süßspeisen	durch	süßes Obst oder auch gekochtes Obst ohne Zuckerzusatz

Verwenden Sie chemische Süßstoffe nur, wenn Sie Diabetikerin sind. Lesen Sie die Angaben auf den Verpackungen der Produkte, die Sie kaufen, sorgfältig, um zu erfahren, ob diese chemische Zusätze oder Zucker enthalten oder ob das Verfallsdatum schon überschritten ist.

Eine gute Regel besteht darin, ein Drittel der Nahrungsmittel roh zu essen, und um die Verdauung zu erleichtern. Drehen Sie zudem die gewohnte Reihenfolge um: Beginnen Sie mit dem Obst, essen Sie danach Salat und dann erst die gekochten Speisen. Wenn Sie diese Regeln einhalten, werden Sie sich leicht, voller Energie und gesund fühlen. Kauen Sie die Nahrung außerdem gut, um die Verdauung zu erleichtern, und auch, weil die Prana-Energie hauptsächlich über die Zähne und die Zahnhöhlen aufgenommen wird (7).

Ernährung in den Wechseljahren

Bitte beachten Sie, daß jede Frau ihren Ernährungsplan individuell auf den eigenen Gesundheitszustand abstimmen muß. Und bevor Sie Entscheidungen über Ihre Ernährung treffen, schauen Sie noch einmal auf die Empfehlungen hinsichtlich: Cholesterin, Osteoporose etc. (S. 232).

Das größte Problem in der Menopause ist der Rückgang der Östrogenerzeugung, der die Hauptursache für die Wechseljahrsymptome ist und für Krankheiten wie Osteoporose, für die Erhöhung des Cholesterinspiegels sowie das daraus folgende Risiko für Herzkrankheiten. (30) (40) Die ideale Lösung wäre deshalb, den Östrogenspiegel zu erhöhen.
In dieser Lebensphase sind Vitamin A, der B-Komplex, die Vitamine C, D und E von großer Bedeutung. In den meisten Fällen wird es auch notwendig sein, Kalzium, Magnesium und einige andere Mineralien zu ergänzen. Sprechen Sie darüber mit Ihrem Arzt.

Vitamin E

Vitamin E ist sehr wichtig in dieser Lebensphase, da es den Östrogenspiegel stabilisiert. Außerdem wirkt es gegen Schlafstörungen, emotionale Instabilität, Reizbarkeit, Herzklopfen und Atemnot. Wenngleich es in einigen Nahrungsmitteln vorkommt, können Sie Ihre Vitamin-E-Versorgung mit Weizenkeimöl verstärken oder mit Vitaminpräparaten. In letzterem Fall sollten Sie jedoch ärztliche Betreuung hinzuziehen, um keinen Überschuß zu erzeugen.

Nahrungsmittel, die bei Ihren Mahlzeiten nicht fehlen dürfen

Schauen wir uns an, welches die wichtigsten Nahrungsmittel sind, mit denen wir den Bedarf während der Menopause decken können.

Natürliches Östrogen

Viele Pflanzen sind nicht nur reich an Vitaminen und Mineralien, sondern enthalten auch sogenannte »natürliche Östrogene«, Substanzen, die dem Östrogen ähnlich sind. Dazu gehören: Möhren – Sesam – Pflaumen – Knoblauch – Alfalfa-Sprossen – Kürbis – Fenchel – Leinsamen – Rotklee – Kleesprossen – Äpfel – grüne Bohnen – Hopfen – Rhabarber – Roggen – Soja – Sojasprossen – rote Bete – Weißkohl – Radicchio – Süßholz – Kirschen – Papaya –Olive – Mais – Petersilie – getrocknete Erbsen – Gurken – Kartoffeln – Yamswurzel.

Hafer, Weizen, Gerste, Vollkornreis, Sonnenblumensamen und verschiedene andere Samen können als Keime verzehrt werden. Sie haben in diesem Zustand einen sehr viel höheren Nährwert als in gekochtem.

Andere wichtige Nahrungsmittel und deren Vitamingehalt

Weizenkeime	B1, B2, B3, B5, B6, B7, B9 und Vitamin E
Bierhefe	B1, B2, B3, B5, B6, B7, B9 und B12
Reiskleie	B1 und B3
Vollkorngetreide	B1
gekeimtes Getreide	B1, B3, B9, B12, D, E
grünes Gemüse und Alfalfakeimlinge	B2, B3, B7, B9
Pollen	A, B1, B2, B5 (und Wachstumshormon)
getrocknete Aprikosen	A
Fisch	B12 und D
Algen	B12
Obst und Gemüse	C und Lecithin für die Löslichkeit des Cholesterins
Lebertran	D
Sesam und Safran	senken den Cholesterinspiegel

Nun folgt eine detaillierte Liste, die Ihnen zeigt, in welchen Nahrungsmitteln Sie die einzelnen Vitamine finden können und was ihre vorteilhaften Wirkungen sind. Sie können dann Ihre Ernährung auf Ihre Symptome abstimmen.

Vitamine und Mineralien

Wo Sie die Vitamine und Mineralien finden, die Sie brauchen

Die folgenden Angaben basieren auf den Studien der Spezialistin für Ernährung Swami Sadhana, die sie u. a. in *Apprendre à se nourrir* (Genf) veröffentlicht hat.

Vitamin A

- Milchprodukte
- Mohrrüben
- grünes Gemüse
- Brunnenkresse
- Petersilie
- Aprikosen
- Alfalfasprossen
- Pollen

Wirkungsbereiche (Organe/Beschwerden)

- Augen
- Haut
- Schleimhäute
- Hitzewallungen

Vitamin B1 – (Thiamin)

- Bierhefe
- Weizenkeime
- Nüsse
- Reiskleie und Vollkorngetreide
- gekeimte Körner und Sprossen
- Pollen

Wirkungsbereiche (Organe/Beschwerden)

- Nervensystem allgemein
- Reizbarkeit, emotionale Instabilität, Schlafstörungen
- Beklemmung, Streß und Depression
- Entzündungen des Ischiasnervs

Vitamin B2 – (Riboflavin)

- Weizenkeime
- Vollkorngetreide
- Soja
- Pilze
- Nüsse
- Bierhefe
- gekeimte Alfalfa-Samen
- Milchprodukte
- Pollen

Wirkungsbereiche (Organe/ Beschwerden)

- Haut – Falten und Ekzeme
- Haar

Vitamin B3 – (Niacin)

- Bierhefe
- Weizenkeime
- Reiskleie
- gekeimte Körner und Sprossen
- Eigelb

Wirkungsbereiche (Organe/ Beschwerden)

- Arthritis
- Nervensystem (natürliches Beruhigungsmittel)
- Depression und Schizophrenie Haut – reinigend

Vitamin B5 – (Pantothensäure)

- Weizenkleie
- Pollen
- Hefe
- Gemüse
- Obst
- Eigelb

Wirkungsbereiche (Organe/ Beschwerden)

- Asthma, Rheuma und Arthritis
- anregend für die Sekretion des natürlichen Kortisons
- wirkt gegen Streß und Depression
- stimuliert die Nebennieren

Vitamin B6 – (Pyroxin)

- Bierhefe
- Weizenkleie
- Orangen
- Bananen
- Weißkohl

Wirkungsbereiche (Organe/ Beschwerden)

- natürliches Beruhigungsmittel
- Schlafstörungen und Alpträume
- Haut – Akne und Ekzeme
- harntreibend
- Muskelenergie
- stärkt die Kopfhaut

Vitamin B7 – (Inositol)

- Weizenkeime
- Bierhefe
- gekeimte Alfalfa-Samen
- Melonen
- Nüsse und Joghurt

Wirkungsbereiche (Organe/ Beschwerden)

- Cholesterinspiegel
- wirkt gegen Fettleibigkeit
- natürliches Beruhigungsmittel
- stärkt das Haar, hilft bei Haarausfall

Vitamin B8 oder H – (Biotin)

- gekeimtes Soja
- Hefe
- Sprossen
- Eigelb
- *Rapadura*-Vollrohrzucker

Wirkungsbereiche (Organe/ Beschwerden)

- Fettstoffwechsel
- Proteinstoffwechsel
- gegen Haarausfall

Vitamin B9 – (Folsäure)

- Hefe
- Weizenkeime
- gekeimte Alfalfa-Samen
- gekeimte Körner und Sprossen
- grünes Gemüse
- Pilze

Wirkungsbereiche (Organe/ Beschwerden)

- hormonelles Gleichgewicht
- erhält die natürliche Haarfarbe
- vermehrt die roten Blutkörperchen

Vitamin B12 – (Cyanocobalamin)

- Meeresfrüchte und Fisch
- Algen
- Milchprodukte
- Hefe
- Blattsalat
- Sprossen
- Eigelb

Wirkungsbereiche (Organe/ Beschwerden)

- hormonelles Gleichgewicht
- wirkt auf die Nervenzellen (Schmerzen und Entzündungen)
- rote Blutkörperchen
- verbessert den Zustand der Haut

Vitamin B13

- Molke
- rohes Gemüse

Wirkungsbereiche (Organe/ Beschwerden)

- hilft bei der Behandlung von Multipler Sklerose
- Regeneration der Zellen

Vitamin B15

- Aprikosenkerne
- Vollkornreis
- gekeimte Körner
- Bierhefe

Wirkungsbereiche (Organe/ Beschwerden)

- Verjüngung
- gegen Mattigkeit
- Zellatmung
- Leberentgiftung

B-Komplex

- Hefe
- gekeimte Körner

Wirkungsbereiche (Organe/ Beschwerden)

- Depression und Reizbarkeit
- natürliches Beruhigungsmittel
- Zucker-, Fett- und Proteinstoffwechsel
- fördert die Gesundheit der Haut und die Vitalität

Vitamin C

- Gemüse
- Zitrusfrüchte
- getrocknete rote Paprika

Wirkungsbereiche (Organe/ Beschwerden)

- Zahnfleisch
- Streß und Alterung
- Blutgefäße
- entgiftend

Vitamin D

- Fisch und Lebertran
- gekeimte Körner
- Soja und Eigelb

Wirkungsbereiche (Organe/ Beschwerden)

- Nervensystem
- Haut und Zähne
- Kalziumstoffwechsel

Vitamin E

- Weizenkeime
- Weizenkeimöl
- gekeimte Körner

Wirkungsbereiche (Organe/ Beschwerden)

- Verjüngung
- stabilisiert den Östrogenspiegel
- aktiviert die Erzeugung weiblicher Hormone
- verleiht allgemein mehr Energie
- erhöht die Muskelkraft
- beugt Herz- und Kreislaufproblemen vor
- ist sehr nützlich bei Konvaleszenz

Vitamin F

- Öle mit ungesättigten Fettsäuren
- Avocado
- gekeimte Sonnenblumensamen

Wirkungsbereiche (Organe/ Beschwerden)

- Cholesterinspiegel

Vitamin P – (Bioflavonoide)

- Orangen
- Limonen
- Grapefruit
- Petersilie

Wirkungsbereiche (Organe/ Beschwerden)

- vermindert Gelenkschmerzen
- hilft bei Diabetes
- Krampfadern und Hämorrhoiden
- vermindert Zahnfleischbluten
- stärkt die Wände der Adern und Haargefäße
- Gelenkschmerzen

Eisen

- Algen
- Kohl und Spinat
- Gemüse
- *Rapadura*-Vollrohrzucker
- Eigelb
- rote Bete
- getrocknetes Obst

Wirkungsbereiche (Organe/ Beschwerden)

- Mattigkeit
- Verstopfung
- erhöht die Zahl der roten Blutkörperchen
- natürliches Beruhigungsmittel

Kalium

- Algen
- Gemüse und Obst
- Avocado
- grüne Bohnen
- getrocknetes Obst

Wirkungsbereiche (Organe/ Beschwerden)

- beseitigt überschüssiges Salz
- harntreibend
- entgiftend

Kalzium

- Milchprodukte
- Weißkohl
- Algen
- Mandeln
- Körner

Wirkungsbereiche (Organe/ Beschwerden)

- Knochen und Zähne
- entgiftend
- natürliches Beruhigungsmittel
- fördert die Widerstandsfähigkeit allgemein

Lecithin

- gekeimtes Soja
- rohes Gemüse

Wirkungsbereiche (Organe/ Beschwerden)

- verhärtete Adern
- erhöht die Löslichkeit des Cholesterins
- verbessert die Gesundheit der Haut und wirkt gegen Mattigkeit

Magnesium

- Gemüse
- getrocknetes Obst
- Honig
- Nüsse

Wirkungsbereiche (Organe/ Beschwerden)

- natürliches Beruhigungsmittel
- entzündungshemmend
- Knochen, Zähne und Haar
- vorbeugend gegen Nierensteine
- vorsorgend gegen Krebs

Schwefel

- Knoblauch, Brunnenkresse
- Zwiebeln
- Himbeeren
- Weißkohl, Radieschen
- Spinat und Gemüse allgemein

Wirkungsbereiche (Organe/ Beschwerden)

- Haar, Haut und Nägel
- erhöht die Zahl der roten Blutkörperchen

Fallberichte

Im folgenden werde ich einige Beispiele für Ergebnisse anführen, die von den Praktizierenden des Hormon-Yoga erzielt wurden. Bei allen handelt es sich um reale Fälle, wenngleich die Initialen zum Schutz der Privatsphäre der Personen geändert wurden.

Wissenschaftliche Untersuchungen

Im Jahr 2001 führte ich eine wissenschaftliche Untersuchung durch, in der ich die Resultate von 116 Frauen, die Hormon-Yoga praktizierten und mir regelmäßige Informationen über die jeweils erreichten Ergebnisse lieferten, auswertete.

Dabei ergaben sich folgende Schlußfolgerungen:

- Nach durchschnittlich 4 Monaten Übungspraxis an wechselnden Tagen trat bei allen Frauen eine Erhöhung der Hormonwerte ein und eine Besserung oder völlige Beseitigung der Symptome. In durchschnittlich 4 Monaten erhöhten sich die Hormonwerte um 254% (41).
- Die Häufigkeit der Übungspraxis (Tage pro Monat) und die Dauer der Praxis (Monate insgesamt) stehen in direktem Verhältnis zum Anstieg der Hormonerzeugung und zur Beseitigung der Symptome.
- Das Praktizieren von Hormon-Yoga für die Wechseljahre reaktiviert die Hormonerzeugung und führt zu einem beträchtlichen Anstieg des Hormonspiegels.
- Das Praktizieren der Hormonellen Yoga-Therapie beseitigt zudem die Symptome oder verringert zumindest merklich deren Intensität.

Erhöhung des Östrogenspiegels und Besserung der Symptome bei Frauen über 66

Fall Nr. 1

Name: E.D.S.

Alter: 66 Jahre

Status: Menopause vor 15 Jahren

Anfangssituation: Östrogenwerte unter 10 pg/ml

Symptome: Intensität 18

- Gereiztheit und Schlafstörungen
- Austrocknung der Scheidenschleimhaut
- Verringerung des sexuellen Verlangens – Intensität 1

Beginn des Praktizierens von Hormon-Yoga

Übungspensum: 3- bis 4mal pro Woche (während 9 Monaten)

Monat 9: Östrogenwerte stiegen von <10 pg/ml auf 23 pg/ml.

Symptome: Intensität 3

- starke Besserung beim sexuellen Verlangen – Intensität 2
- völliges Verschwinden von Reizbarkeit und Schlafstörungen
- ebenso Regeneration der Scheidenschleimhaut

Praktizierende fühlt sich wohl, vital und ist gut gelaunt

Monat 10: Bei anhaltender Übungspraxis blieb der Östrogenspiegel auf dem erhöhten Niveau von 22 pg/ml

Symptome: völlig abgeklungen

Monat 17: Praktizierende wird 67 Jahre alt; keine neuen Laboruntersuchungen. (Es ist anzunehmen, daß der Hormonspiegel auf dem gleichen Niveau geblieben ist.)

Die Intensität der Symptome blieb bei 0.

Monat 20	Nach drei Monaten ohne das Praktizieren von Hormon-Yoga: Östrogenwerte sanken auf 14,2 pg/ml – (Niveau der Menopause.) Die Intensität der Symptome stieg von 0 auf 10. • Rückkehr der Hitzewallungen • Rückkehr von Reizbarkeit und Schlafstörungen • Rückkehr Trockenheit der Scheide
Monat 21	Wiederbeginn mit dem Praktizieren von Hormon-Yoga, 6mal pro Woche.
Monat 24	Nach 3 Monaten Übungspraxis bei 6mal pro Woche: Östrogenwerte stiegen von 14,2 pg/ml auf 30,0 pg/ml *Symptome:* Die Intensität sank von 10 auf 0. völliges Verschwinden von: • Hitzewallungen • Trockenheit der Scheidenschleimhaut • Reizbarkeit und Schlafstörungen Praktizierende verspürt erhöhtes sexuelles Verlangen, ist gut gelaunt, heiter und fühlt sich vital. Das Haar ist kräftiger und gesünder geworden.
Monat 29	Praktizierende jetzt 68 Jahre alt; Beibehalten der täglichen Übungspraxis während 5 Monaten: Östrogenwerte stiegen von 30 pg/ml auf 39,6 pg/ml. *Symptome:* Intensität 0

Anmerkungen zu diesem Fall:

Obwohl E.D.S. bei Beginn der Übungspraxis schon 66 Jahre alt war, waren die Auswirkungen des Hormon-Yoga bei ihr sehr zufriedenstellend. Die Erhöhung des Östrogenspiegels hängt direkt von der Übungshäufigkeit ab, und selbst 10 Jahre nach der Menopause hat E.D.S. damit erfreuliche Ergebnisse erzielt.

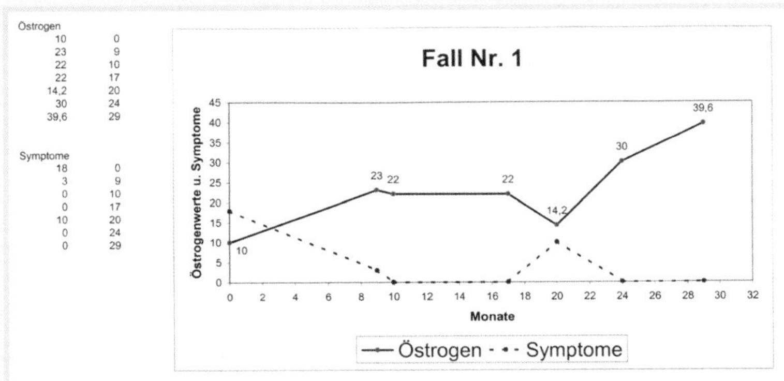

Vergleichen wir die erzielten Resultate mit der Übungshäufigkeit:

- Bei 3,5 Tagen pro Woche stieg der Östrogenspiegel von <10 pg/ml auf 23 pg/ml.
- Bei 0 Tagen pro Woche sank der Östrogenspiegel von 22 pg/ml auf 14,2 pg/ml.
- Bei 6 Tagen pro Woche stieg der Östrogenspiegel von 14,2 pg/ml auf 39,6 pg/ml.
- Bei einer Häufigkeit von 3 bis 4 Tagen pro Woche stieg der Östrogenspiegel um 130%.
- Nach dreimonatiger Unterbrechung der Übungspraxis sank der Östrogenspiegel um 35%.
- Bei einer Übungshäufigkeit von 6mal pro Woche stieg der Östrogenspiegel um 179%.

Auch die Besserung der Symptome variierte in Abhängigkeit von der Übungshäufigkeit und der Erhöhung des Östrogenspiegels.

Erhöhung des Östrogenspiegels und Besserung der Symptome

Fall Nr. 2
Name: N.K.N.
Alter : 49 Jahre
Status: Prä-Menopause

Anfangssituation: Östrogenwerte bei 17,0 pg/ml.

Symptome: Intensität: 16

- Unregelmäßigkeiten bei der Menstruation: manchmal gering, manchmal verstärkte Blutungen mit geronnenen Tropfen oder Klumpen
- Ausbleiben der Menstruation
- Lustlosigkeit
- Migräne
- Verringerung des sexuellen Verlangens
- emotionale Instabilität und Gereiztheit
- Kopfschmerzen
- schwacher Geruchssinn und schwaches Gedächtnis
- dünnes Haar

Beginn des Praktizierens von Hormon-Yoga

Übungspensum: bei 6mal pro Woche (während 16 Monaten)

Monat 16 Östrogenwerte bei 367 pg/ml
Symptome: völlig abgeklungen
normalisierte Menstruationen
Die Frau fühlt sich wohl, vital und ist gut gelaunt.

Anmerkungen zu diesem Fall:

N.K.N. war in der Prämenopause und zeigte einen niedrigen Östrogenspiegel (Menopausen-Niveau). Sie begann mit einer intensiven Praxis von 6 Übungsreihen pro Woche. Nach 16 Monaten intensiver und tadelloser Übungspraxis erlangte sie eine außerordentliche Erhöhung der Östrogenwerte um 258%. Nachdem sie keine Symptome mehr verspürte, ging sie dazu über, die Übungen zum Erhalt des erreichten Stands nur noch 2mal pro Woche zu praktizieren.

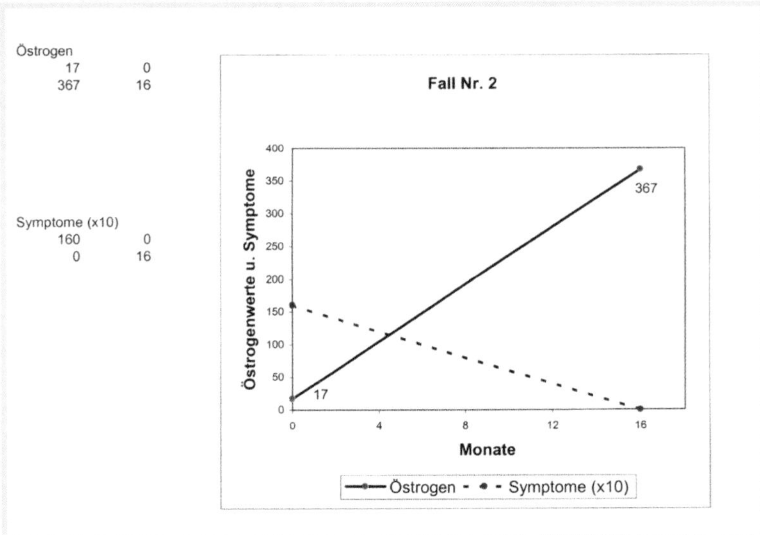

Reversion der verfrühten Wechseljahre – Erhöhung des Östrogenspiegels und Besserung der Symptome

Fall Nr. 3

Name :	C.C.
Alter:	39 Jahre und 9 Monate
Status:	verfrühte Menopause mit 38 Jahren und 9 Monaten

Vorgeschichte: Sehr gestreßte und hyperreaktive Persönlichkeit, ressentimentbeladen und unzufrieden; verschärfender Umstand: übermäßiges Körpertraining

Anfangssituation: Östrogenwerte: 13,2 pg/ml. (Menopausen-Niveau) erhielt Hormonergänzungstherapie (Medikation), menstruierte einmal, doch Östrogenspiegel blieb niedrig, die Menstruation blieb danach weiterhin aus

Symptome:

- sehr starke Hitzewallungen
- benötigt Medikamente gegen starke Migräne
- Trockenheit der Scheide
- Reizbarkeit

Beginn des Praktizierens von Hormon-Yoga

Übungspensum: täglich (setzte Hormonergänzung ab)

Monat 2: Östrogenwerte bei 79,0 pg/ml

Symptome:

- Menstruation ohne hormonelle Medikation
- geringe Trockenheit der Scheide
- seltene Hitzewallungen, Intensitätsgrad von 2 auf 1
- Besserung hinsichtlich der Gereiztheit

- die Migräneanfälle verringerten ihre Intensität und Häufigkeit (ohne Medikamente)
- straffere Brüste

Monat 3 Sie durchlief eine länger andauernde Streßphase bei der Arbeit. Wahrscheinlich aufgrund der schädlichen Auswirkung des Stresses sanken die Östrogenwerte erneut auf 13,6 pg/ml.

Anmerkungen zu diesem Fall:

Bei C.C. gab es zwei Faktoren, die sich schädlich auf die Östrogenproduktion auswirkten:

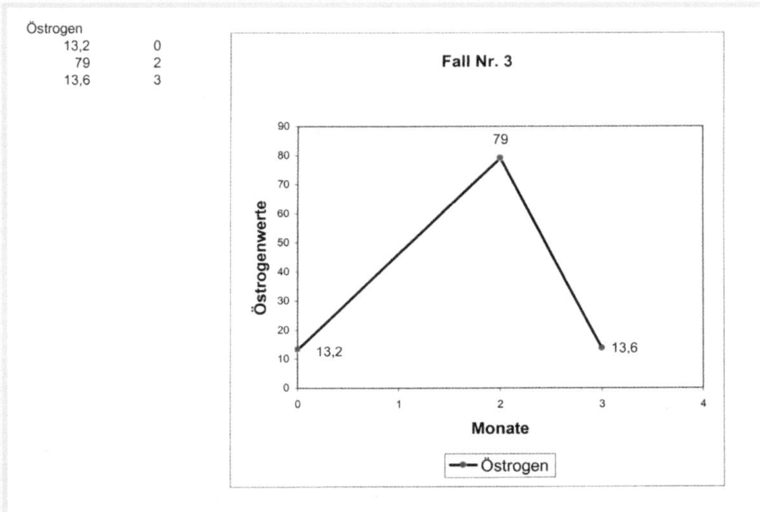

- Übermaß an Körpertraining (täglich 900 m Schwimmen)
- angespannte und ressentimentbeladene Persönlichkeit

Durch eine tägliche Übungspraxis erlangte sie jedoch selbst unter diesen Umständen sehr gute Resultate:

- eine Erhöhung der Östrogenwerte um 498%
- starke Besserung bei der Intensität der Symptome
- Menstruation ohne Medikation

In diesem Fall zeigte sich der negative Einfluß einer Streßphase (3 Monate) auf die Östrogenerzeugung deutlich, die in dieser Zeit erneut auf <13,6 pg/ml sank.

Verfrühte Menopause

Fall Nr. 4
Name: L.L.
Alter: 35 Jahre
Status: verfrühte Menopause – mit 25 Jahren

Vorgeschichte: L.L. ist gesund, betreibt jedoch im Übermaß körperliches Training.
Anfangssituation: Hormonwerte bei 28,1 pg/ml

Symptome:

- Unruhe und Beklemmung.
- emotionale Instabilität
- Reizbarkeit
- Mattigkeit, Apathie und Lustlosigkeit
- Schlafstörungen
- Verringerung des sexuellen Verlangens
- Austrocknung der Scheidenschleimhaut
- Haarausfall

Beginn des Praktizierens von Hormon-Yoga

Empfehlung: allmählich das Sporttraining auf eine Stunde pro Tag zu reduzieren

Monat 2: Besserung bei den emotionalen Symptomen (Beklemmung, Reizbarkeit, Lustlosigkeit etc.)

Symptome:

- seltener Nächte mit Schlafstörungen
- Scheidenschleimhaut schon etwas feuchter

Monat 6: Östrogenwerte stiegen von 28,1 pg/ml auf 83,0 pg/ml (=Niveau der reproduktiven Phase) – eine Erhöhung um 33,8%

Symptome:

- L.L. fühlt sich gut und voller Vitalität,
- ist emotional ausgeglichen,
- hat keine Schlafstörungen mehr,
- Mattigkeit und Lustlosigkeit verschwanden,
- die Scheidensekretion hat sich normalisiert.

Anmerkungen zu diesem Fall:
Bei L.L. trat die verfrühte Menopause wahrscheinlich aufgrund des Übermaßes an Sport (9 Stunden pro Tag) ein. Das Praktizieren von Hormon-Yoga reaktivierte die Östrogenerzeugung und ließ sie vom Menopausen-Niveau auf das der reproduktiven Phase ansteigen.

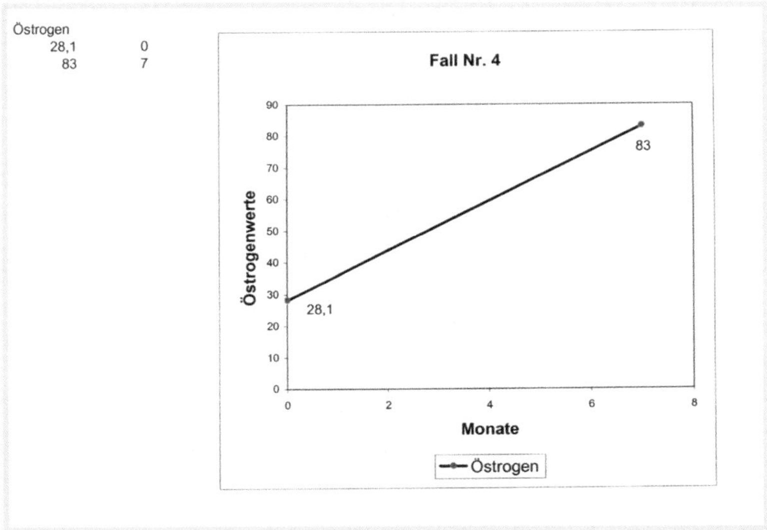

Erhöhung des Östrogenspiegels
Depression, Migräne und andere Symptome

Fall Nr. 5

Name:	M.N.B.
Alter :	46 Jahre
Status:	Prä-Menopause

Anfangssituation: Der Östrogenspiegel wurde nicht bestimmt.

Symptome: Intensität 54

- Ausbleiben der Menstruation
- Depression und Schlafstörungen
- Hitzewallungen
- emotionale Instabilität und Reizbarkeit
- Lustlosigkeit und Apathie
- Kopfschmerzen und Migräne mit Magenbeschwerden
- Schmerzen in den Gelenken
- Austrocknung der Scheidenschleimhaut
- Rhinitis
- schwaches Gedächtnis

Beginn des Praktizierens von Hormon-Yoga

Übungspensum: 3- bis 4mal pro Woche

Monat 2: Östrogenwerte bei 43,2 pg/ml

Symptome: bereits Besserung bei einigen eingetreten:

- menstruiert monatlich in etwas unregelmäßigen Abständen
- Gedächtnis funktioniert besser

Monat 5 — praktiziert weiterhin 3- bis 4mal pro Woche
Östrogenspiegel wurde nicht bestimmt
Intensität der *Symptome* sank von 54 auf 23
(57% Besserung):

- Beendigung der depressiven Krisen
- Verschwinden der Migräneanfälle (ohne Medikation)
- Menstruation einmal pro Monat in regelmäßigen Abständen
- Besserung hinsichtlich Gedächtnisleistung, Gereiztheit, Unruhe, Beklemmung und Lustlosigkeit

Monat 6 — Intensität der Symptome sank von 23 auf 18 (21,7%), Besserung seit Beginn: 66%

Anmerkungen zu diesem Fall:
Obwohl es in der Anfangsphase keine Daten zu den Östrogenwerten gab, konnte bei M.N.B. festgestellt werden, daß das Praktizieren von Hormon-Yoga die Intensität der Symptome in 4 Monaten um 57% senkte und nach 5 Monaten Praxis nochmals um 21% (Besserung der Symptome insgesamt: 66%).

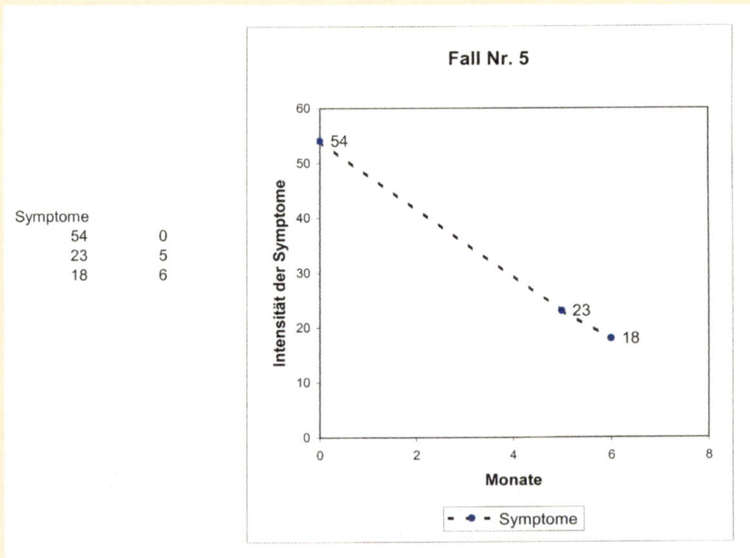

Depression und Migräne

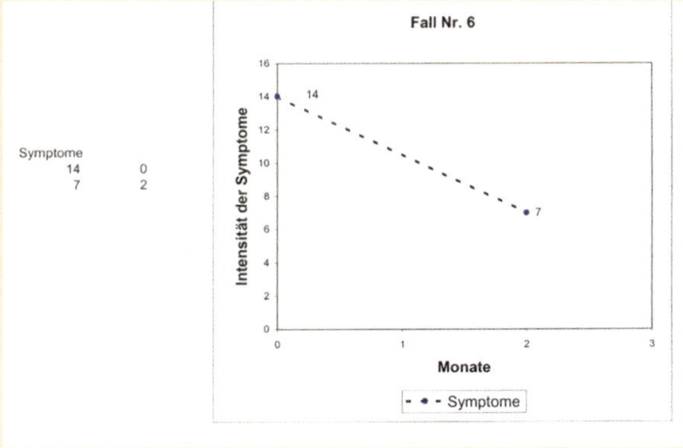

Fall Nr. 6
Name: F.N.
Alter : 47 Jahre
Status: Menopause

Anfangssituation: gute Östrogenwerte bei 104 pg/ml, trotzdem Symptome

Symptome: Intensität 14
• Migräne • Depression • Lustlosigkeit
• Beklemmung • Reizbarkeit

Beginn des Praktizierens von Hormon-Yoga

Übungspensum: 5mal pro Woche

Monat 1 Intensität der Symptome sank von 14 auf 7
- Verschwinden der Migräneanfälle
- Ende der depressiven Krisen
- Die Frau fühlt sich wohl und vital, ist emotional ausgeglichen und ruhig.

Anmerkungen zu diesem Fall:
In einigen Fällen können die typischen Symptome der Menopause auch auftreten, obwohl die Östrogenwerte noch relativ gut sind. Das Praktizieren von Hormon-Yoga senkte bei F.N. die Intensität der Symptome merklich (50%) und wirkte ausgezeichnet gegen Migräne und Depression.

Depression, Migräne und Panik

Fall Nr. 7
Name: F.E.Q.T.
Alter: 56 Jahre
Status: Menopause seit einem Jahr

Anfangssituation: Östrogenwerte: 21 pg/ml

Symptome: Intensität 45

- Depression: Intensität 3 (stark)
- Migräne: Intensität 3 (stark)
- ärztliche Diagnose des Paniksyndroms
- Lustlosigkeit, Beklemmung und Schlafstörungen
- schwaches Gedächtnis
- Hitzewallungen: Intensität 2
- Trockenheit der Scheidenschleimhaut
- Gelenkschmerzen

Beginn des Praktizierens von Hormon-Yoga

Übungspensum: 6mal pro Woche

Monat 3½ merkliche Besserung des allgemeinen Gesundheitszustands

Symptome: Intensität von 45 auf 32

- seltenere Migräneanfälle – Intensität von 3 auf 1
- keine weiteren Panikanfälle
- depressive Zustände vereinzelt – Intensität von 3 auf 1
- nur noch gelegentlich Hitzewallungen – Intensität von 2 auf 1
- Besserung des Zustands der Scheidenschleimhaut (weniger trocken).

- stabileres emotionales Gleichgewicht
- geringere Reizbarkeit und Beklemmungsgefühle
- stark gestiegenes sexuelles Verlangen
- Besserung bei der Skoliose der Wirbelsäule

Praktizierende fühlt sich vital und ist gut gelaunt.

Anmerkungen zu diesem Fall:
Das Praktizieren der Übungen an 6 Tagen pro Woche senkte bei F.E.Q.T. die Intensität der Symptome um 28,8%. Im physischen Bereich kam es zu einer Besserung der Skoliose. Obgleich kein neuer Labortest vorlag, können wir aufgrund der starken Besserung bei den Symptomen schließen, daß ein Anstieg des Östrogenspiegels erfolgt ist.

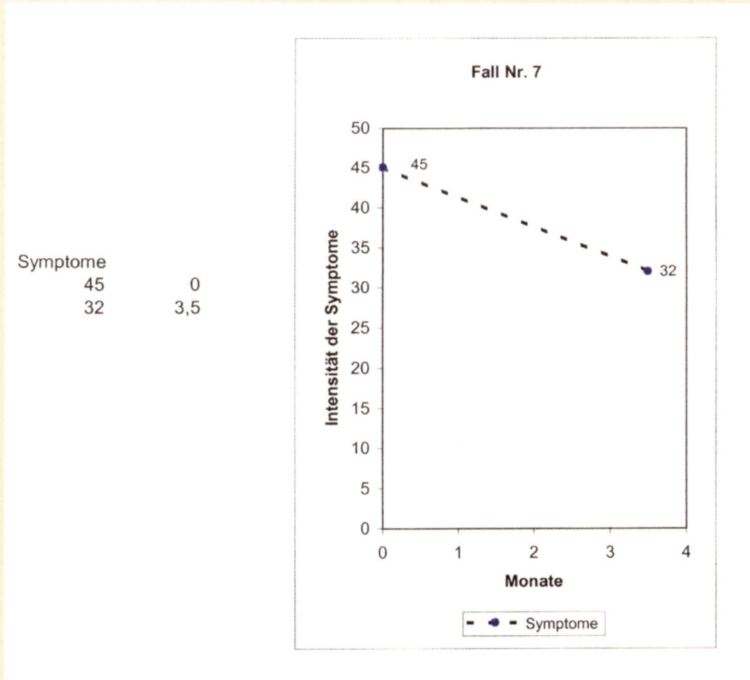

Depression und andere Symptome

Fall Nr. 8

Name:	J.N.G.
Alter:	53 Jahre
Status:	Menopause mit 51 Jahren und 6 Monaten, Gebärmutterentfernung ohne Entfernung der Eierstöcke

Anfangssituation: *Symptome:*

- Depression
- Hitzewallungen
- emotionale Instabilität, Reizbarkeit
- Beklemmung
- Lustlosigkeit

Beginn des Praktizierens von Hormon-Yoga

Übungspensum: 27 Tage pro Monat

Monat 5: Mit einer als täglich einzustufenden Übungspraxis erzielte J.N.G. folgende Resultate:

Symptome: folgende verschwanden vollständig:

- Depression
- Hitzewallungen
- Reizbarkeit
- Beklemmung
- Lustlosigkeit

Anmerkungen zu diesem Fall:

Vier Monate täglicher Übungspraxis beseitigten bei J.N.G. alle Symptome der Menopause, einschließlich der Depression.

Unfruchtbarkeit und Schwangerschaft

Fall Nr. 9
Name: F.U.L.Q.
Alter: 28 Jahre

Vorgeschichte:	• polyzystische Eierstöcke seit dem 16. Lebensjahr • Akne (in Zusammenhang mit den polyzystischen Eierstöcken) • Streß • unregelmäßige Menstruation seit der Menarche, starkes PMS • mehrmonatige Zeitspanne ohne Menstruation • seit dem 23. Lebensjahr versuchte sie ohne Erfolg, schwanger zu werden
Juni 1994:	• Ultraschallbefund: beide Eierstöcke kleiner als normal • linker Eierstock mit Mikrozysten in höherer Zahl als gewöhnlich (Ultraschallbefund) • 3 Monate ohne Menstruation
März 1995:	• erneute Diagnose: Eierstöcke mit erhöhter Zahl an Mikrozysten (Ultraschallbefund)
Beginn des Praktizierens von Hormon-Yoga im Mai 1995	
Monat 2	Juli 1995 – Östrogenwerte: 183 pg/ml • Eierstöcke mit normalem Gewebe (Ultraschallbefund) • Normale Menstruation ohne Medikation • sehr schwaches PMS

Monat 7	Dezember 1995 – Schwangerschaftsdiagnose Geburt des Kindes im August 1996

Anmerkungen zu diesem Fall:

Nach 7 Monaten Praxis des Hormon-Yoga erzielten wir die folgenden Resultate:

- Normalisierung des Eierstockgewebes
- Normalisierung der Menstruationen
- Stabilisierung des emotionalen Gleichgewichts bei Streßvermeidung
- Schwangerschaft

Verfrühte Menopause – Unfruchtbarkeit und Schwangerschaft

Fall Nr. 10

Name: N.D.Q.P.

Alter : 36 Jahre

Vorgeschichte:	N.D.Q.P. ist gesund, kann jedoch nicht schwanger werden.
1980:	Diagnose mikropolyzystischer Eierstöcke
1981:	Schwangerschaft mit Hilfe von Medikation und Geburt des ersten Kindes
1981 bis 1984:	Menstruation blieb aus, Diagnose: verfrühte Menopause Auch mit hormoneller Medikation kann N.D.Q.P. nicht wieder schwanger werden.

1990:	Diagnose, daß der rechte Eierstock normales Gewebe aufweist, eine Schwangerschaft blieb trotzdem aus
Beginn des Praktizierens von Hormon-Yoga August 1994	
Monat 2	September 1994 – normale Menstruation Diagnose, daß beide Eierstöcke normales Gewebe (ohne Zysten) aufwiesen
Monat 7	März 1995 – nach 7 Monaten Übungspraxis machte sie eine Ultraschalluntersuchung mit dem folgenden Ergebnis: »Befund: Schwangerschaft in Anfangsphase (5. Woche)«
Monat 14	November 1995 – Geburt des Kindes

Anmerkungen zu diesem Fall:

Da die Hormonelle Yoga-Therapie eine ganzheitliche Behandlung bietet, ersetzte sie in diesem Fall die Hormonergänzungstherapie wirksamer, indem sie folgendes erreichte:

- Normalisierung des Gewebes beider Eierstöcke
- Rückführung der verfrühten Menopause zu regelmäßiger Menstruation
- Wiederherstellung von Bedingungen, die die Schwangerschaft ermöglichten

Falls Sie nicht weiterhin das gesamte Übungspensum praktizieren wollen, sichern Sie den erreichten Stand mit 2 oder 3 Übungstagen pro Woche oder bei täglicher Praxis, aber mit weniger Wiederholungen.

Migräne und andere Symptome

Fall Nr. 11

Name:	X.G.M.
Alter:	47 Jahre
Status:	Prä-Menopause

Anfangssituation: Östrogenwerte: 1,7 pg/ml

Symptome: Intensität 18

- unregelmäßige Menstruation, mit Ausbleiben oder
- verstärkten Blutungen
- Migräne
- Reizbarkeit
- Unruhe
- Herzklopfen
- emotionale Instabilität
- schwaches Gedächtnis
- Verringerung des sexuellen Verlangens
- Gelenkschmerzen

Beginn des Praktizierens von Hormon-Yoga – März 1996

Übungspensum: 18 Tage pro Monat

Monat 8 November 1996 – Intensität der Symptome von 18 auf 7

Praktizierende fühlt sich vital und in guter Stimmung.

- Menstruation mit geringer Unregelmäßigkeit, Blutungen normal

Besserung bei:

- Beklemmung, Gereiztheit, Unruhe und Herzklopfen
- Qualität des Schlafs

	Verschwunden:
	• Migräne
	• hervorstehende Rückenwirbel (Beginn einer Kyphose)
Monat 10	Januar 1997 – Einstellen der Übungspraxis
	Rückkehr einiger Symptome:
	• sporadisches Ausbleiben der Menstruation
	• Schlafstörungen
Monat 12	März 1997 – Wiederaufnahme der Übungspraxis
	Praktizierende ist guter Dinge und fühlt sich voller Energie.s
	• geringere Reizbarkeit
	• Besserung bei den Gelenkschmerzen
	• verbessertes Gedächtnis
	stark erhöhtes sexuelles Verlangen
	Verschwunden:
	• Beklemmung
	• Migräne

Anmerkungen zu diesem Fall:
Mit einer täglichen Übungspraxis erzielte X.G.M. ein sehr gutes Ergebnis bei der Linderung der Symptome (61%). Die Migräne, die ihr sehr zu schaffen machte, verschwand völlig.
Wie bei diesem und mehreren anderen Fällen zu beobachten war, darf das Praktizieren der Hormonellen Yoga-Therapie im Klimakterium nicht völlig aufgegeben werden, sobald Besserungen zu verspüren sind. Das ist notwendig, weil in dieser Lebensphase vom Organismus her eine natürliche Tendenz zum Rückgang der Östrogenerzeugung besteht.

Anstieg von Hormonspiegel und Libido, Verschwinden der Symptome

Fall Nr. 12
Name: Dr. L.F., Endokrinologin
Alter: 38 Jahre

Anfangssituation: Östrogenwerte: 5 pg/ml
Progesteronwerte: 0,8 ng/ml
Symptome: Intensität 18

- Verringertes sexuelles Verlangen: Intensität 3
- Trockenheit der Scheidenschleimhaut: Intensität 1
- Schlaflosigkeit: Intensität 2
- Reizbarkeit und Ängstlichkeit: Intensität 2
- Prämenstruelles Syndrom: Intensität 3
- Müdigkeit und Mutlosigkeit: Intensität 2
- Haarausfall: Intensität 3
- Brüchige Nägel: Intensität 2

Beginn des Praktizierens von Hormon-Yoga – August 2003

Übungspensum: 10 Tage pro Monat das volle Programm
5 Tage pro Monat Entspannungstechniken und Yoga-Nidra-Therapie

Monat 4: November 2003 – Östrogenwerte: 107 pg/ml (gestiegen von 5 pg/ml)
Symptome: normalisierte Libido
Verschwunden:

- Trockenheit der Scheidenschleimhaut
- Müdigkeit und Ängstlichkeit
- Haarausfall und brüchige Nägel

Verringerte Intensität:

- Schlaflosigkeit und Reizbarkeit: Intensität 1 (gesunken von 2)
- Prämenstruelles Syndrom: Intensität 1 (gesunken von 3)

Monat 7 Februar 2004 – Dr. L.F. praktizierte weiterhin das festgelegte Pensum. Östrogenwerte: 261 pg/ml (weiter gestiegen von 107 pg/ml) Progesteronwerte: 10,7 ng/ml (gestiegen von 0,8 ng/ml)

Anmerkungen:

Selbst nachdem Dr. F.L. das Übungspensum reduziert hatte, blieben die Werte hervorragend. Insgesamt führte die Yoga-Praxis zu einer Reaktivierung der Hormonproduktion: Die Östrogenwerte stiegen von 5 pg/ml zunächst auf 107 pg/ml 261 pg/ml.

Verschwinden nahezu aller Symptome. Intensität sinkt von 18 auf 2. Die Libido, die nahe null war und die Beziehung von Dr. L.F. gefährdete, stieg auf Normalniveau.

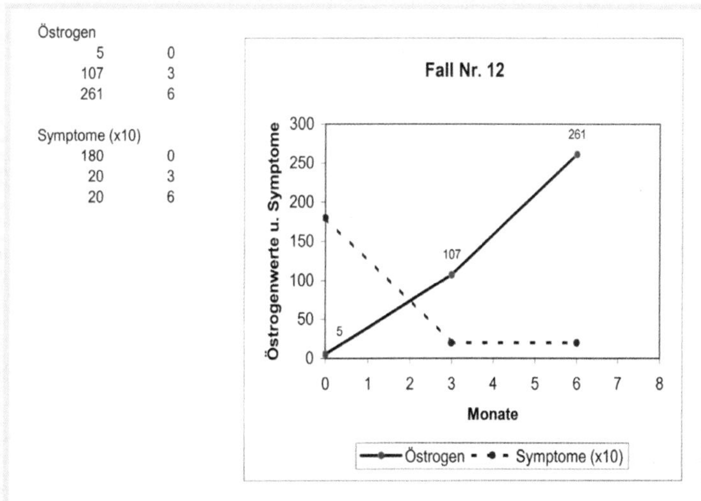

Unfruchtbarkeit und Schwangerschaft

Fall Nr. 13
Name: A.O.A.D.
Alter: 32 Jahre

Anfangssituation:	Es lag kein Testergebnis mit Hormonwerten vor. Nach mehreren Monaten medizinischer Behandlung gegen Unfruchtbarkeit war noch immer keine Schwangerschaft möglich.

Beginn des Praktizierens von Hormon-Yoga – August 2004

	Östrogenspiegel: 32,0 pg/ml
Monat 4	November 2004 – Diagnose: Schwangerschaft!
Monat 14	September 2005 – Geburt des Kindes

Anmerkungen:
Nach nur drei Monaten Ausübung der hormonellen Yoga-Therapie konnte A.O.A.D. ihre Hormonproduktion wieder aktivieren und das Niveau auf einen Pegel einstellen, der es ihr ermöglichte, schwanger zu werden.

Anhang

Persönliches und Danksagungen

Ich wurde am 13. Mai 1927 in São Paulo geboren. An der geistes- und naturwissenschaftlichen Fakultät der Universität von São Paulo schloß ich ein Studium der Philosophie und Psychologie mit Diplom ab.
Seit meiner Jugend habe ich gerne Sport getrieben und verschiedene Arten von Gymnastik praktiziert, immer auf der Suche nach derjenigen Form, die am besten zu meiner Persönlichkeit paßt. Eines Tages dann, vor etwa 40 Jahren, schrieb ich mich, mehr aus Neugier, für einen Kurs in Hatha-Yoga ein. Meine erste Lehrerin war Celeste Castilho, zu der sich eine enge Freundschaft entwickelte und der ich dankbar verbunden bin für das viele, was ich von ihr gelernt habe. Ich fühlte bald, daß Yoga das war, was ich gesucht hatte, und begann, mich für breitere und tiefere Studien der verschiedenen Richtungen des Yoga zu interessieren.
Einige Jahre später kam ich zum Yoga-Institut Narayana, das von Maria Helena de Bastos Freire geleitet wurde und Yoga-Unterricht von hervorragender Qualität anbietet. Noemia Marini war damals viele Jahre lang meine Lehrerin. Auch dieser Freundin und Meisterin gilt mein Dank. Und gleichfalls danke ich dem Meister und Freund Jean Pierre Bastiou.
In dem Bestreben, meine Kenntnisse zu erweitern, habe ich viele nationale und internationale Kongresse besucht, Erfahrungsberichte großer Yoga-Meister gehört, außerdem in verschiedenen Ländern Buchhandlungen und Antiquariate auf der Suche nach seltenen und vergriffenen Büchern durchstöbert.
Nachdem ich schon über lange Jahre hinweg Yoga praktiziert hatte, ließ mein Frauenarzt eines Tages die Bemerkung fallen, daß mein Hormonspiegel ausgezeichnet sei. Ich war zu diesem Zeitpunkt 65 Jahre alt. Ganz spontan bemerkte ich darauf, daß das sicher auf meine Yoga-Praxis zurückzuführen sei. Er war erstaunt, denn es war ihm nicht bekannt, daß Yoga einen Einfluß auf den Hormonhaushalt hat. Ich wies ihn darauf hin, daß es sogar möglich wäre, eine speziell auf weibliche Hormone ausgerichtete Übungsreihe zusammenzustellen, in derselben Weise, wie wir Übungen für Diabetes haben.

Daraufhin forderte mich Dr. Luciano Marcondes Nardozza dazu auf, diese Übungsreihe für Hormone zu konzipieren, was später den Anstoß zur Entwicklung meiner Technik der Hormonellen Yoga-Therapie und schließlich zu diesem Buch gab. Dies geschah 1992, und ich danke Dr. L. M. N. für den von ihm gesetzten Impuls.
Damals begann ich meine Nachforschungen auf diesem Gebiet zu intensivieren. Ich hatte schon viele Kurse besucht und viel über Yoga-Therapie im allgemeinen gelesen, richtete aber nun meine Studien auf die Physiologie der Wechseljahre aus und zog dazu hauptsächlich Forschungsreihen heran, die in den USA und Europa durchgeführt worden waren, wo dieses Thema im wissenschaftlichen Bereich großes Interesse weckt.
Zu dieser Zeit hatte ich schon damit begonnen, intensiv Pranayama*, Qi Gong (eine buddhistische Energietechnik) und Kundalini Yoga zu praktizieren, alles Techniken, die den individuellen Energiehaushalt harmonisieren. Zudem lernte ich nun andere hochrangige Lehrer kennen, die mich motivierten, meine Studien fortzusetzen, vor allem hinsichtlich der Anwendung tibetischer Energietechniken in der Yoga-Therapie. Indem ich Kenntnisse zusammenführte und Techniken anwendete, die aus verschiedenen Richtungen des Yoga stammen, entwickelte ich meine Technik der Hormonellen Yoga-Therapie. Seit Ende 1992 gebe ich nun Kurse in Hormon-Yoga und überprüfe die Resultate anhand von alle 4 Monate durchgeführten Untersuchungen der Hormonwerte sowie mit Hilfe von Fragebögen zur monatlichen Bewertung der Symptome.

An dieser Stelle möchte ich besonders meinen Schülerinnen danken, die mit Disziplin und Ausdauer die Übungen der Yoga-Therapie praktiziert und so die Daten geliefert haben, ohne die meine Forschungen nicht möglich gewesen wären. Ich bedanke mich auch für die positiven Rückmeldungen über erste Anzeichen der Besserung; sie erfüllten mich stets mit Freude.
Maria Lucia M., die einer der ersten Gruppen der Hormonellen Yoga-Therapie angehörte, danke ich für ihr Engagement und ihre Bereitschaft, Yoga-Unterricht zu erteilen, wobei sie meiner Methode der Ergebniskontrolle folgte und so mit wertvollen Daten zu meiner Forschungsarbeit beigetragen hat.

*Zum einen die Bezeichnung für die Technik als ganzes, aber auch der Name für die einzelnen Übungen

Mein Dank gilt weiterhin den Yoga-Lehrerinnen Maria Avelar G. sowie Márcia M. F. Ayroza und Luiza Rem Pereira, die mir bis heute Ergebnisdaten liefern und es mir so ermöglichen, den Umfang meiner Forschungsarbeit noch zu erweitern.
Was die Entscheidung betrifft, dieses Buch zu schreiben, danke ich besonders meinem Sohn Júlio, der immer mit großem Enthusiasmus darauf drängte, daß ich über Yoga-Therapie schreibe, und zudem das Video zu den Übungen der Hormonellen Yoga-Therapie für die Wechseljahre produzierte (Anfragen zum Video über die Website der Autorin: www.dinahrodrigues.com.br).
In Anbetracht der positiven Ergebnisse bei meinen Kursteilnehmerinnen und auch durch die Motivation seitens meiner Tochter Laura habe ich mich also zum Schreiben entschlossen. Ziel war, meine Übungstechnik zur Erleichterung von Problemen in den Wechseljahren, die eine Therapie mit natürlichen Mitteln darstellt, einem breiteren Publikum zugänglich zu machen.
Von Beginn an hatte ich die volle Unterstützung meines Mannes Alberto, der mir bei der Arbeit immer zur Seite stand, das Manuskript gegenlas, die Fotos [der brasilianischen Ausgabe] anfertigte und sich später der nicht eben leichten Aufgabe unterzog, die Übersetzung ins Englische vorzunehmen. Ihm gilt mein liebevoller Dank.
Meinem Sohn und meinen Enkeln Pedro Paulo und João Francisco danke ich für ihre große Hilfe in Computerfragen, und schließlich danke ich meiner Tochter Silvia, die, obwohl sie in einer anderen Stadt wohnt, immer bereit war zu helfen, wann und wo immer es nötig war.
Meinen lieben Enkeln Yara Louise, George Leonardo, Hermes und Ciro danke ich für die Begeisterung, mit der sie die Veröffentlichung dieses Buches begleitet haben. Dankbar bin ich weiterhin Margot Chariarse und der GGF Yogaschule Düsseldorf sowie Kirsten Glück für ihr Interesse an der Hormonellen Yoga-Therapie.
Ihnen allen bin ich unermeßlich dankbar, besonders Laura, für ihre Orientierungshilfen und ihre konstruktive und erhellende Kritik, die mir bei der Forschung und bei der Organisation des Buches sehr geholfen haben.

Die Ergebnisanalyse wurde gemäß den Vorgaben meiner Tochter Laura Rodrigues durchgeführt, die in England an der London University ihre Ausbildung zum MSc. [Magister der Naturwissenschaften] und PhD. [Doktor der Philosophie] absolviert hat. Ich erkläre jedoch, daß jede Verantwortung für alle wissenschaftlichen Feststellungen gänzlich bei mir liegt.

Bibliographie

(1) *Research on Menopause. Geneva, Switzerland: World Health Organization, 1981 (*World health Organization technical report series 670*)*

(2) *Maos, B.:* The perception of menopause in five ethnic groups in Israel *(Doctoral thesis). Leyden, Netherlands: University of Leyden 1976*

(3) *Lock, M.:* Contested meanings of menopause. *Lancet 1991; 337–2: 1270–3*

(4) *Fantl, A.: Wyman Jf, Anderson Rl, et al.* Postmenopausal urinary incontinence: comparison between non-estrogen-supplemented and estrogen-supplemented women. *Obstetrics & Gynecology 1988: 883–8*

(5) *Treloar, AE/Boyton, RE/Behn, BG et al.* Variation of the menstrual cycle through reproductive life *12; 77–126. Int J Fertil 1970*

(6) *Lysebeth, Andre van:* Pranayama – La Dynamique du Souffle. *Flamarion 1971*
Deutscher Titel: »Die große Kraft des Atems – Schule des Pranayama.« München, 1978

(7) *Sri Swami Sivananda:* Kundalini Yoga. *dist, Tehri-Garhwal. India 1980*

(8) *Wentz, Evans:* Yoga Tibetano y Doctrinas Secretas. *editorial Kier, S.A. 1971*
Deutscher Titel: »Geheimlehren aus Tibet. Yoga und der Pfad des Mahayana Buddhismus.« Basel 1987

(9) *McKinlay, J. B./McKinley S. M./Branbilla, D.:* The relative contributions of endocrine changes and social circumstances to depression in mid-aged women. *J. Health Soc Behav. 1987; 28: 345–63*

(10) *Dennerstein, L.:* Depression in the menopause. *Obstetrics & Gynecology Clin. North Am 1987; 14: 33–48*

(11) *Kronenberg F.:* Hot flashes: epidemiology and physiology. *Acad Sci 1990; Ann N Y 592: 52–86, Discussion 123–33*

(12) *Iyengar, B. K. S.:* Light on Yoga. *Yoga Dipika. The Aquarian Press 1991*
Deutscher Titel: »Licht auf Yoga.« Bern 1993

(13) *Ruutianinen, K./Seppala, M.:* Polycystic ovary syndrome: evolution of a concept. *Curr. Obstetrics & Gynecology 1991: Jun;3(3): 326–35*

(14) *Hamilton-Fairley, D./Franks, S.:* Common problems in induction of ovulation. *Baillieres-Clin-Obstetrics & Gynecology 1990: Sep;4(3): 609–25*

(15) *Honore, L. H.:* Pathology of female infertility. *Curr-Opin-Obstetrics & Gynecology 1994: Aug;6(4): 364-71*

(16) *Goh, H. H./Ratnam, S. S.:* The gonadotrophin surge in humans: its mechanism and role in ovulatory funtion – a review. *Ann-Acad-Med-Singapore 1990: Jul;19(4): 524-9*

(17) *Sri Swami Sivananda:* Srimad Bhagavad gita. *General Printing Works Private Ltd. 83, Old China Bazar Street, Calcutta-India*
Deutscher Titel: »Bhagavad Gita – Zwiesprache mit der Ewigkeit«. Lautersheim 1998

(18) *Sri Swami Sivananda:* Ciencia Del Pranayama. *Editorial Kier S.A. Buenos Aires*
Deutscher Titel: »Die Wissenschaft des Pranayama«. Oberlahr 1995

(19) *Sri Swami Sivananda:* Concentration and Meditation. The energy of the inner man and application in daily life. *The Yoga Vedanta Forest Academy U.P. Himalayas India*

(20) *Harishi, Johari:* Chakras – Energy Centers Of Transformation. *Ed. Destiny Books Rochester Vermont USA*
Deutscher Titel: »Chakras – Körperzonen der Transformation«. Basel 1992

(21) *Utian, W.:* The place of oestriol therapy after menopause. *Acta Endocrinol Suppl (Copenh)1980; 233: 51–6*

(22) *Neugarten, B./Kraines, R.:* Menopausal symptoms in women of various ages. *Psychosom Med 1965; 27:266–73*

(23) *Hennemann, D.:* Effect of estrogen on in vivo and in vitro collagen biosynthesis and maturation in old and young female guinea pigs. *Endocrinology 1968; 83:678–90*

(24) *Smith, Q./Allison, D.:* Changes of collagen content in skin, femur and uterus of 17-beta-estradiol benzoate-treated rats. *Endocrinology 1966; 79: 486–92*

(25) *Uitto, J.:* Connective tissue biochemistry of the aging dermis. Age related alterations in collagen and elastin. *Dermatol Clin 1986; 4: 433–46*

(26) *Brincat, M./Kabalan S./Studd J. et al.:* A study of the decrease of skin collagen content, skin thickness, and bone mass in the postmenopausal woman. *Obstetrics & Gynecology 1987; 70: 840–5*

(27) *Brincat, M./Yuen A./Studd J.: et al.:* Response of skin thickness and metacarpal index to estradiol therapy in postmenopausal women. *Obstetrics & Gynecology 1987; 70: 538–41*

(28) *Khaw, K.:* Epidemiology of the menopause. *Br Med Bull 1992; 48: 249–61*

(29) Stoppard, M.: Menopause. *London, UK*
Deutscher Titel: »Menopause – Problemlos durch die Wechseljahre«. Starnberg 2002

(30) Parrish, H./Carr, C./Hall, D. et al. Time interval from castration in premenopausal women to development of excessive coronary atherosclerosis. *Am J. Obstetrics & Gynecology 1967; 99: 155–62*

(31) Ley, C./Lees, B./Stevenson, J.: Sex – and menopause associated changes in body-fat distribution. *Am J Clin Nutr 1992; 55: 950–4*

(32) Willet, W./Stampfer, M./Bain, C. et al.: Cigarette smoking, rel. weight, and menopause. *Am J Epidemiol 1983; 117: 651–8*

(33) Wing, R./Matthews, K./Kuller, L. et al.: Weight gain at the time of menopause. *Intern Med 1991; 151: 97–102*

(34) Aloia, J./McGowan, D./Vaswani, A. et al.: Relationship of menopause to skeletal and muscle mass. *Am J Clin Nutr 2001; 53: 1378–83.*

(35) Block, J./Smith R./Glueer, C. et al.: Models of spinal trabecular bone loss as determined by quantitative computed tomography. *J Bone Miner Res 1989;* 4: 249–57

(36) Kuller L./Meilahn E./Gutaj, J. et al. Lipoproteins, estrogens, and the menopause. *In: Korenman SG, Ed. The menopause: Biological and clinical consequences of ovarian failure: evolution and management. Norwell, MA: Serono Synposia U.S.A. 1990; 179–97*

(37) Kowalski R.: 8 Week Cholesterol Cure. *Harper Collins Publishers 1990*
Deutscher Titel: »Die 8–Wochen–Cholesterinkur«. München 2002

(38) Anderson, J. et al.: Hypocholesterolemic Effects of Oat Bran or Bean Intake for Hypercholesterolemic Men. *American Journal of Clinical Nutrition 1984*

(39) Anderson, J. et al. Cholesterol-Lowering Properties of Oat Products. *In press 1982*

(40) Kinosian, B./Eisenberg, J.: Cutting into Cholesterol. Cost Effective Alternatives for Treating Hypercholesterolemia. *Journal of American Medical Association 1988*

(41) Rodrigues, D.: Avaliação do efeito da prática de Yoga-Terapia-Hormonal para Menopausa. *Madras Editora 2002*

Die Modelle

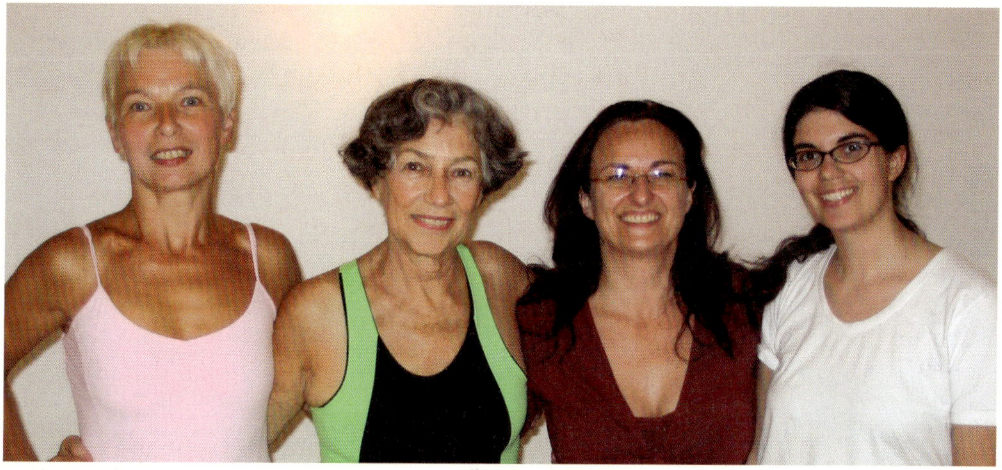

Amba Anna Popiel-Hoffmann, Jahrgang 1953, Leiterin des Yoga Vidya Centers in Darmstadt-Arheilgen.

Dinah Rodrigues, die Autorin dieses Buches, Jahrgang 1927.

Kirsten Glück, Jahrgang 1964, Lektorin dieses Buches und seit 15 Jahren aktiv auf dem Yoga-Weg.

Eleni Efthimiou, Jahrgang 1976, Ko-Lektorin dieses Buches und in der Ausbildung zur Yoga-Lehrerin in der Tradition von Babaji.

Kontakt
Dinah Rodrigues
Telefon: (Brasilien: 00 55) 11 3742 1167
E-mail: Yogaterapiahormonal@dinahrodrigues.com.br
Website: www.dinahrodrigues.com.br

Hormonal Yoga Therapy
Ausbildungen und Seminare in Deutschland:

GGF Yogaschule Düsseldorf
Gesellschaft für Geisteswissenschaftliche Fortbildung e.V.
Yoga – Meditation – Philosophie
Hausadresse: Ulmenstraße 87, 40476 Düsseldorf
Telefon: 0211-483497, Fax 0211-481025
Email: info@ggfyoga.de
Website: www.ggfyoga.de

Die tägliche Übungsreihe im Überblick

1. Vereinfachtes Matsyendrasana

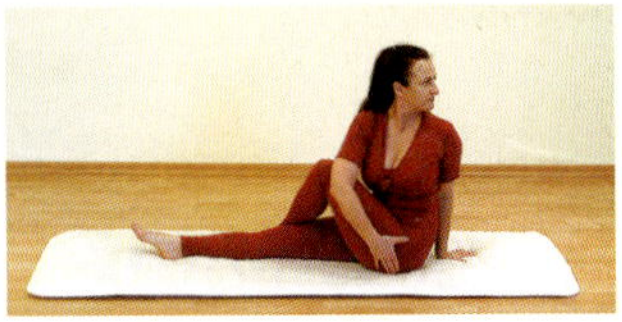

2. Mahasana

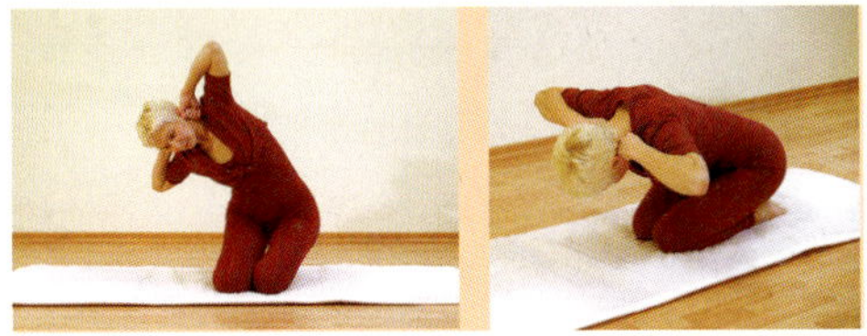

3. Muslimische Gebetshaltung

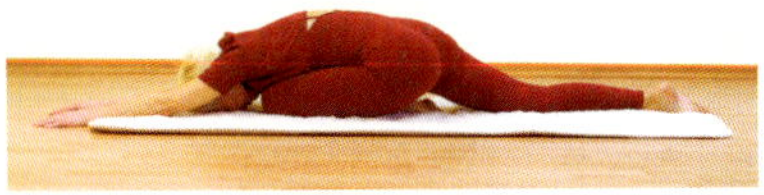

4. Vereinfachter Diamantschlaf oder vollständiger Diamantschlaf mit Bauchkontraktion

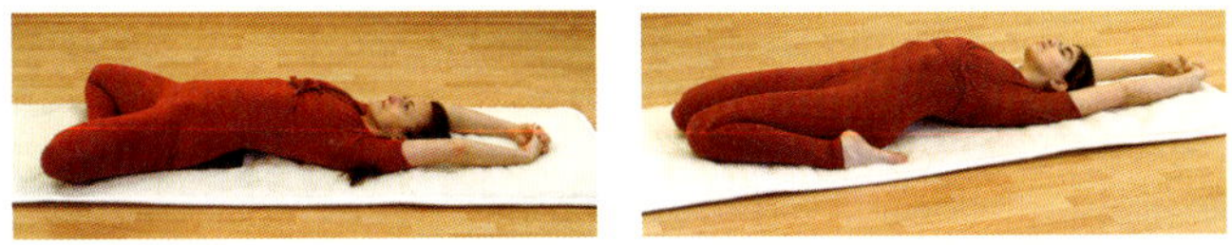

5. Schönheit des Gesichts – 5 Prana-Wellen

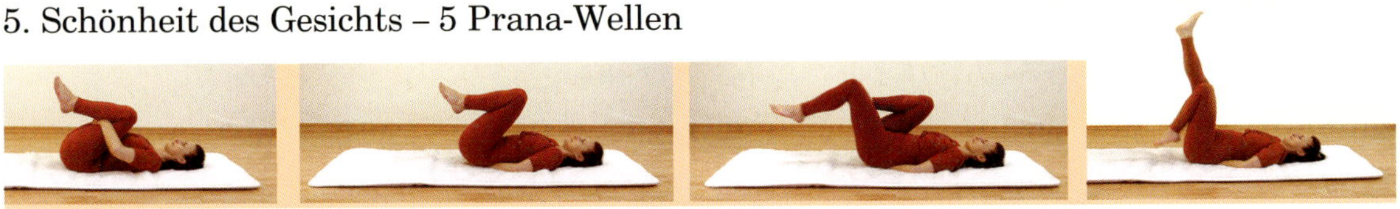

6. Kleine Entspannungsübung mit Energiefluß zu Schilddrüse und Eierstöcken

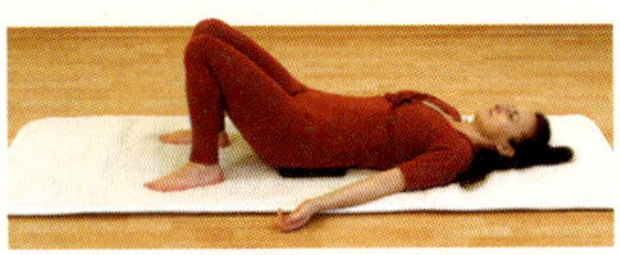

7. Dynamisches Vilomasana

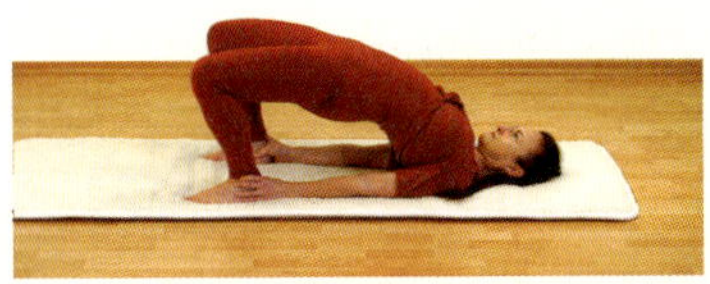

8. Matsyasana

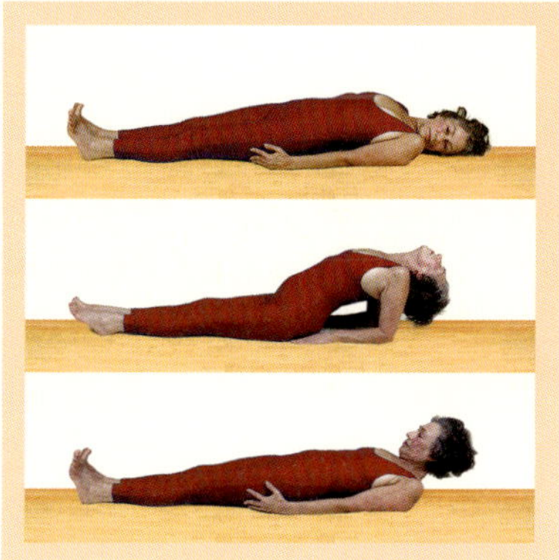

9. Dynamisches Sthambhasana

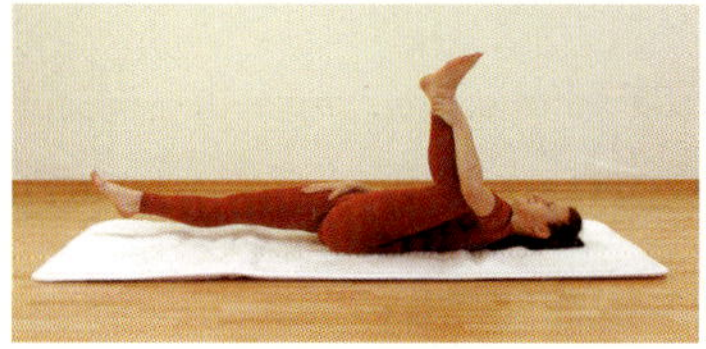

10. Suryabedhana mit Dehnung

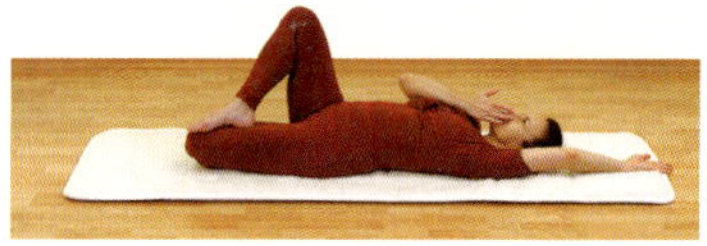

11. Viparita-Übungsreihe

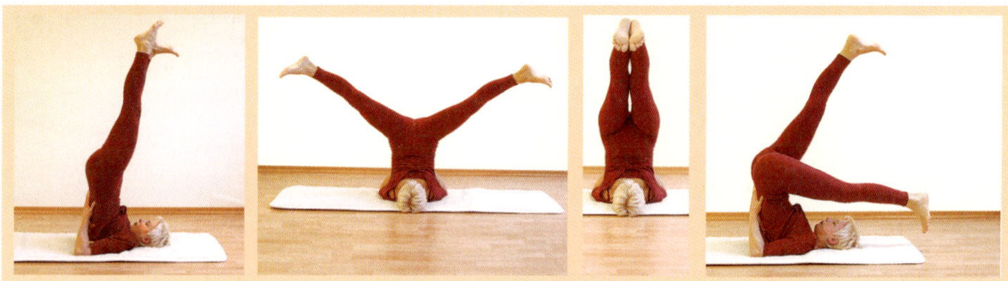

12. Energieharmonisierung – Eierstöcke, Schilddrüse und Hypophyse

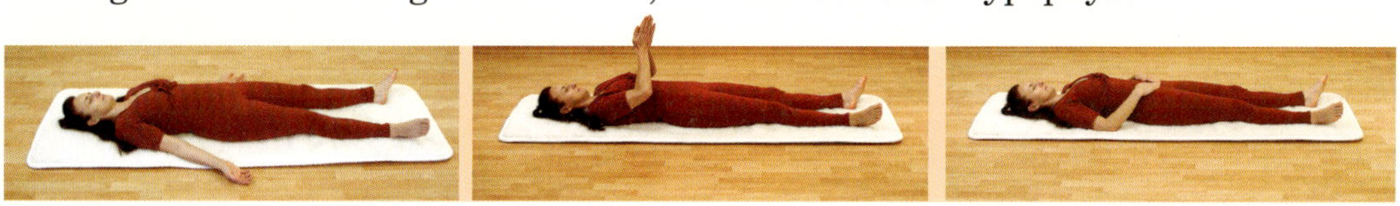

13. Harmonisierung – die beiden Pole
und der ganze Körper

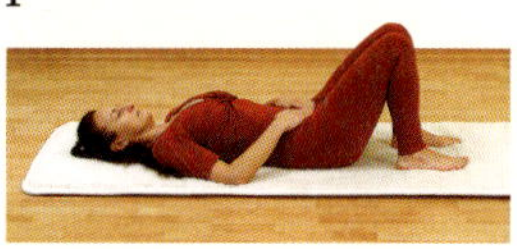

14. Entspannung und Energiefluß
zu Händen und Füßen

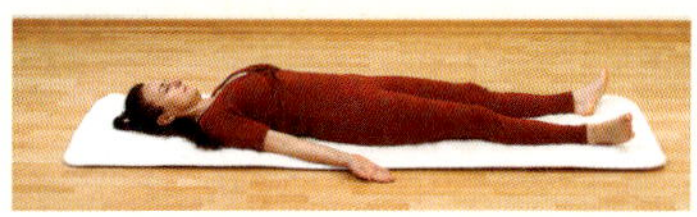

Jonn Mumford

Verjüngung

Dieses Yoga-Arbeitsbuch für Praktizierende und Lehrer gibt dem Leser ein 12-Wochen-Programm an die Hand, mit dem er angefangen beim stofflichen Körper alle Ebenen bis hin zum hochenergetischen spirituellen Energiefeld aktivieren und beherrschen lernen kann. Selbstverständlich erklärt der Autor ausführlich und gut verständlich, wie all diese verschiedenen Bewußtseinebenen wirken, wie sie aufgebaut sind und welche Besonderheiten sie haben. Ein ausführliches Sanskrit-Glossar rundet dieses reich bebilderte Arbeitsbuch ab.

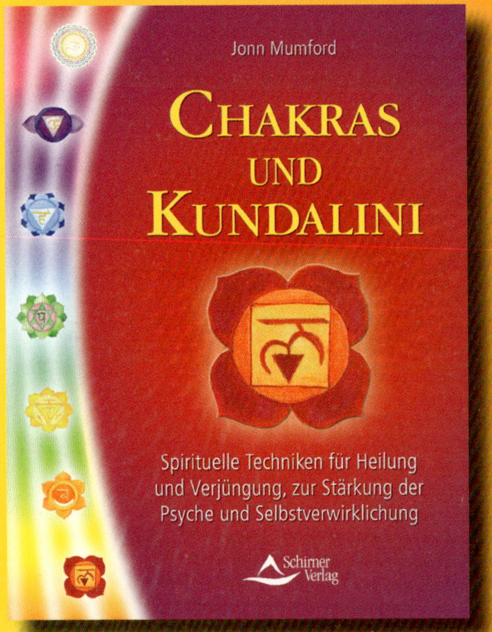

Jonn Mumford
Charkas und Kundalini
Spirituelle Techniken für Heilung und Verjüngung, zur Stärkung der Psyche und Selbstverwirklichung
320 Seiten, s/w-illustriert
ISBN 978-3-89767-255-0

lesen, fliegen, landen
Schirner Verlag
www.schirner.com